KURSBUCH

KOSMETIK

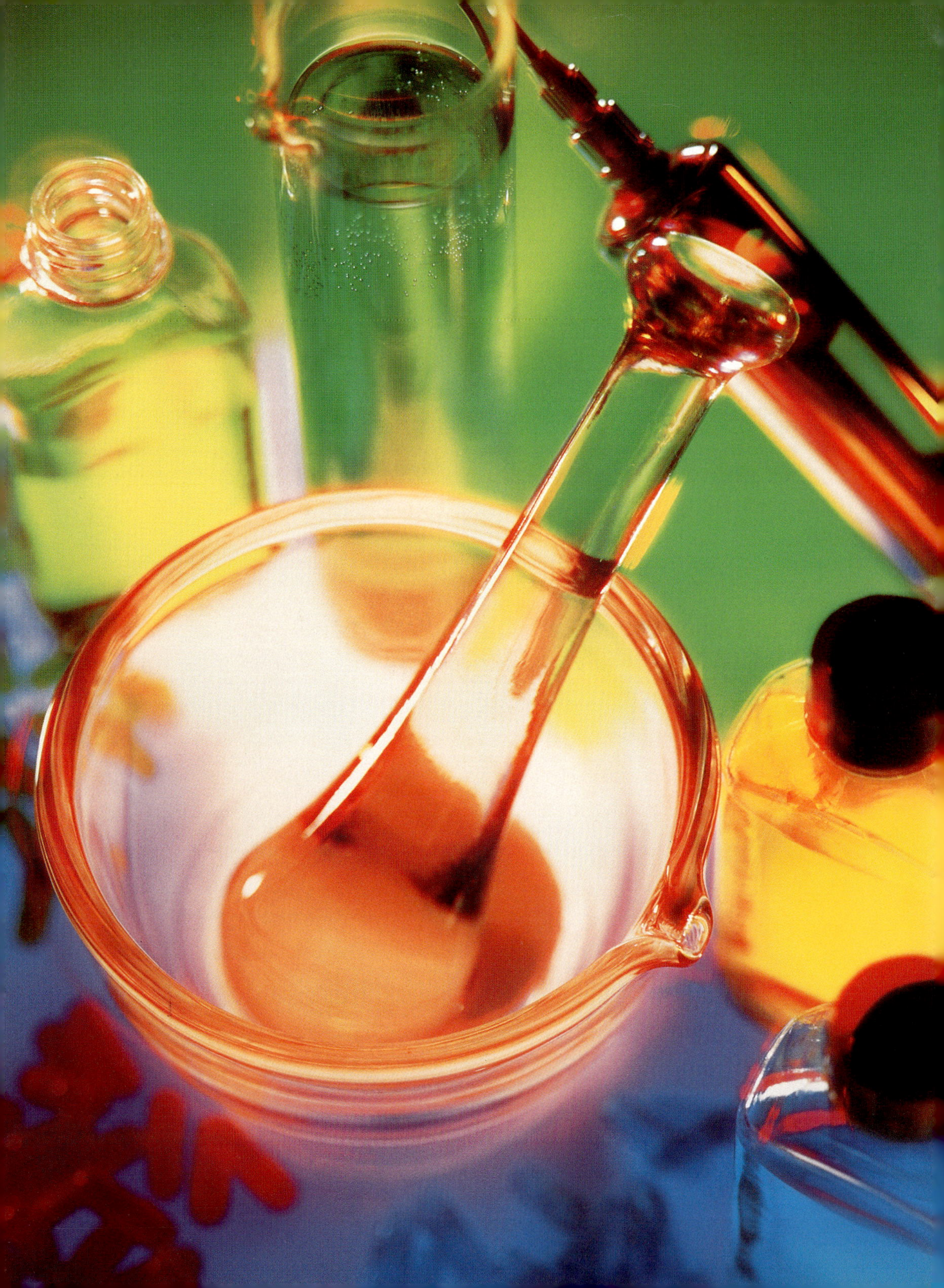

Rita Stiens

KURSBUCH KOSMETIK

Schönheits- und Pflegemittel
kritisch geprüft

SÜDWEST

INHALT

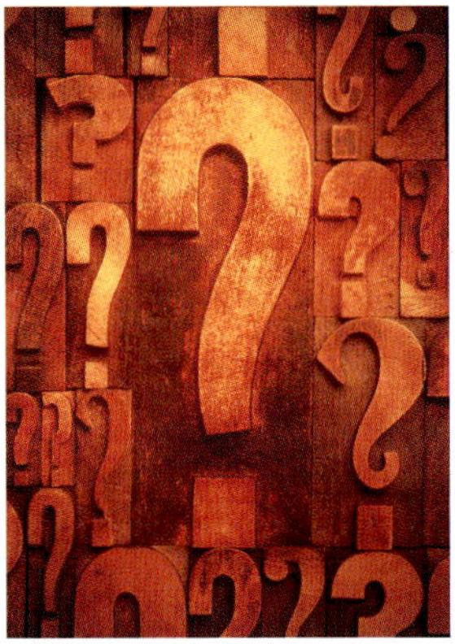

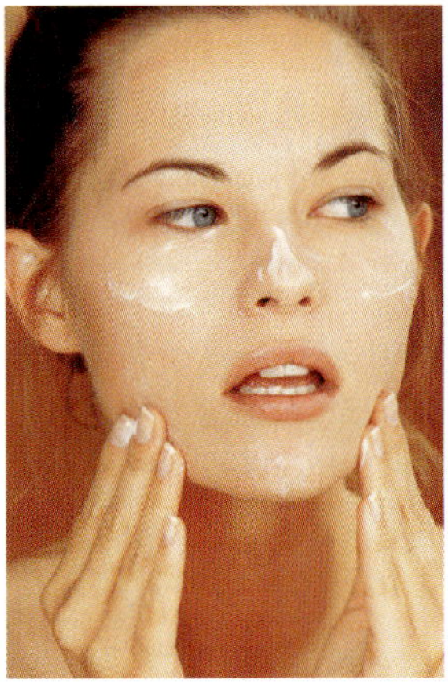

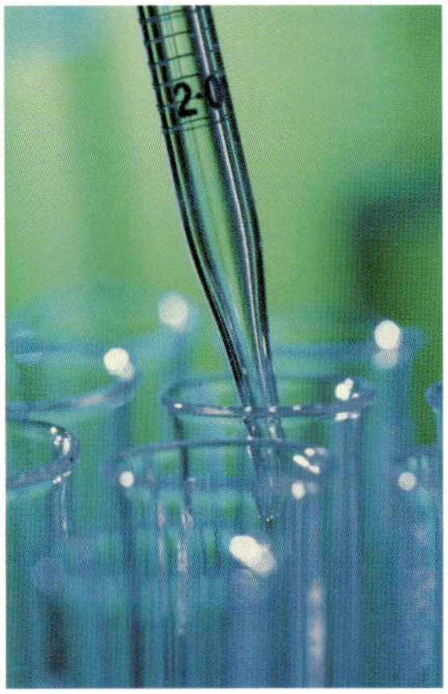

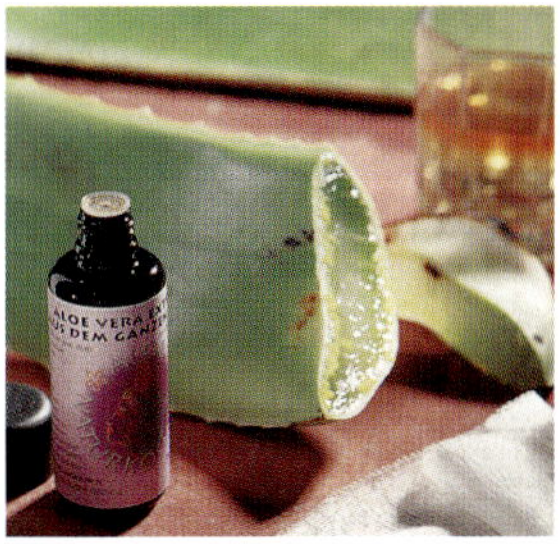

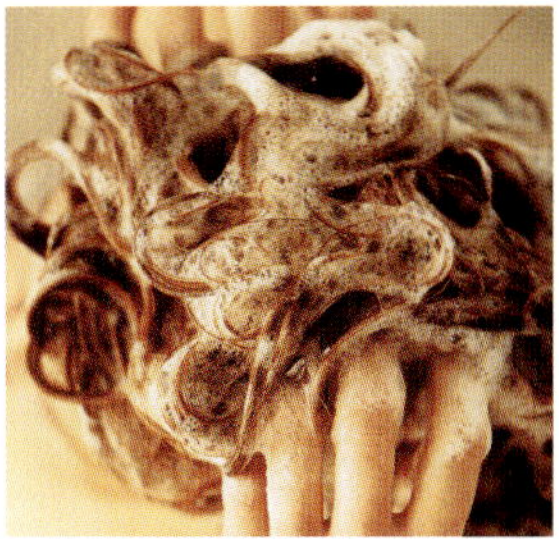

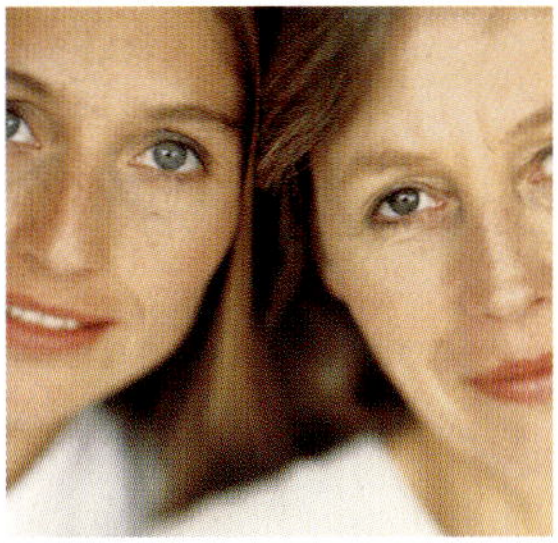

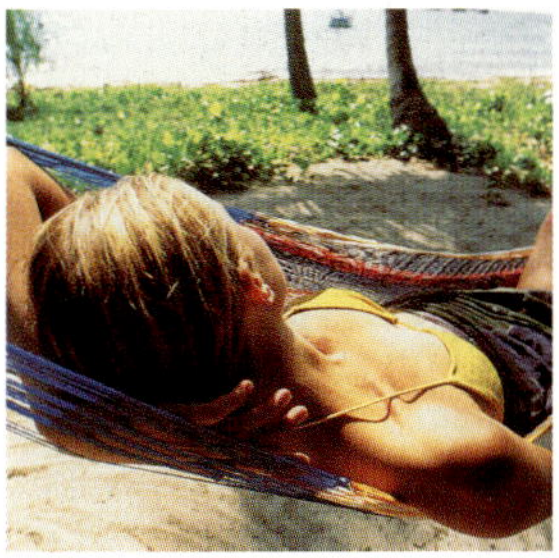

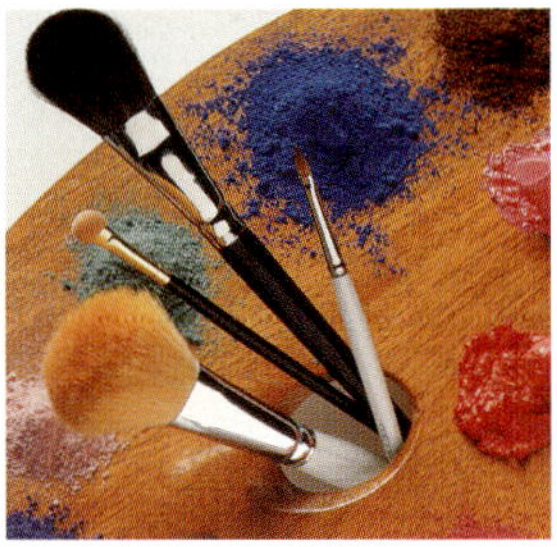

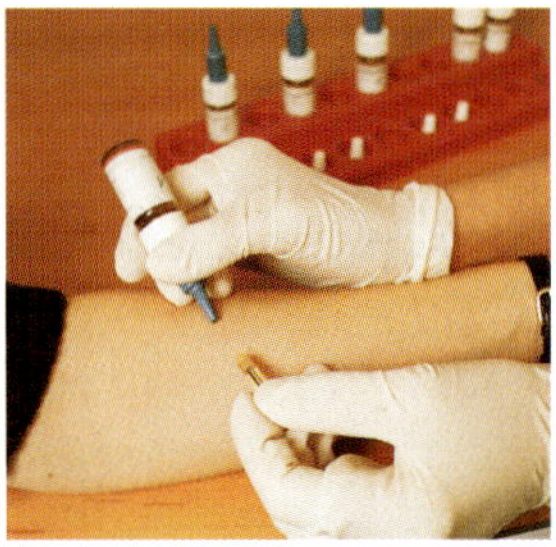

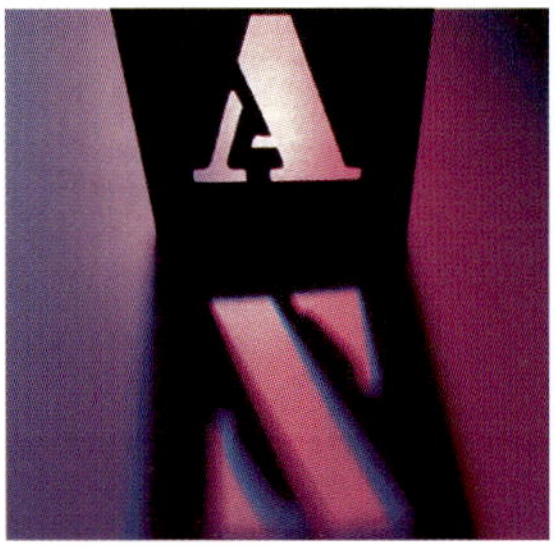

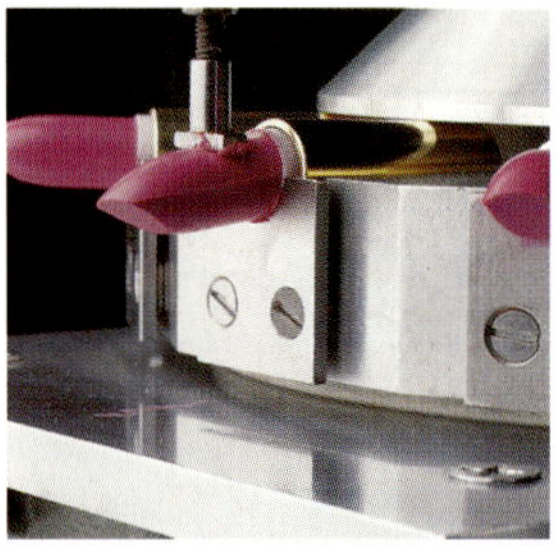

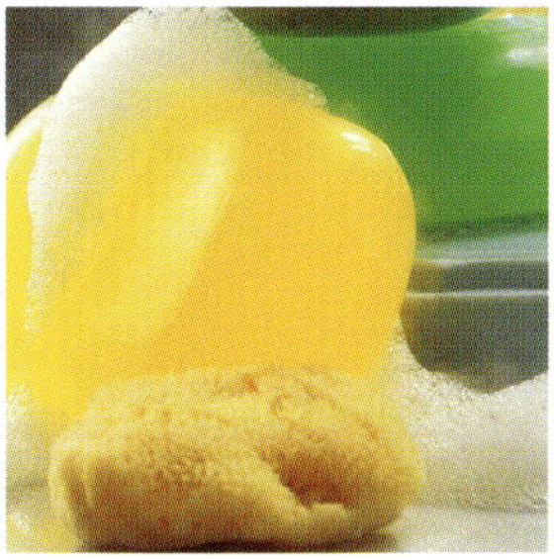

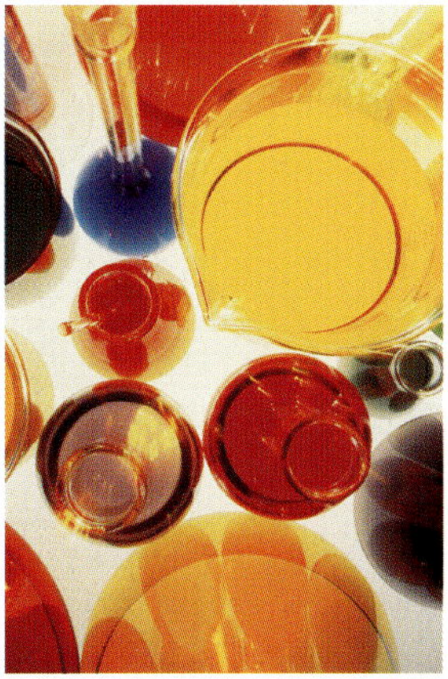

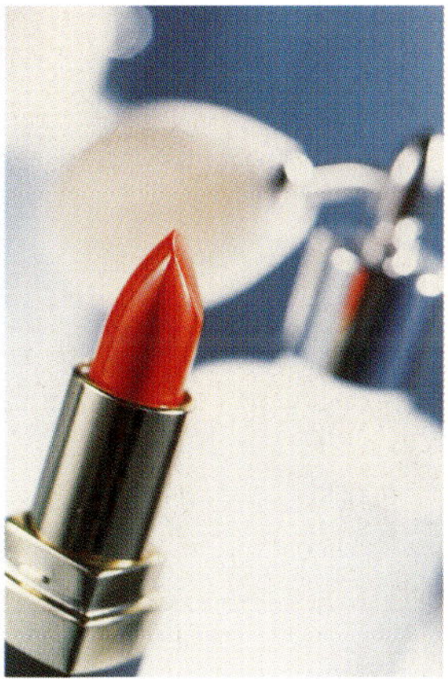

Kosmetik – ein Riesenmarkt

Das schlichte Wort »Körperpflege« wird dem Rang vieler Beautyprodukte längst nicht mehr gerecht. Sie haben, vor allem ab einem Alter jenseits der 40, den Rang eines Hoffnungsträgers, um die Kluft zwischen dem biologischen und dem psychologischen Alter (»wie ich mich fühle«) zu überwinden.

Wer fühlt sich schon wohl in seiner Haut, wenn er fahl und bleich aussieht, die Frisur nicht sitzt und er das Gefühl hat, nicht gerade zu duften? Wohl niemand. Und darum tun wir etwas dagegen. Wir tun sogar sehr viel dagegen: Wer Badezimmer und Handtasche einmal genau inspiziert und sich ans Zählen macht, kommt ohne weiteres auf 20 und mehr Pflege- und Verschönerungsprodukte. Sind sie alle so wohltuend, wie es die Hersteller versprechen?

Deklaration schafft Transparenz

Die Kosmetikindustrie hütete das Geheimnis ihrer Rezepturen wie einen heiligen Gral. Verbraucherschutzorganisationen liefen jahrelang Sturm dagegen. Endlich mit Erfolg: Ein Beschluss der Kommission der EU verpflichtet Kosmetikhersteller dazu, den lang verteidigten Schleier zu lüften. Was sich wirklich hinter schönem Verpackungsschein und viel versprechenden Werbeslogans verbirgt, muss preisgegeben werden. Der Verbraucher ist nicht länger gezwungen, auf Treu und Glauben zu kaufen, sondern kann kritisch prüfen, wofür er sein Geld ausgibt und seine Haut zu Markte trägt.
INCI-Deklaration heißt das Zauberwort, das mehr Klarheit schafft. Danach muss jeder Inhaltsstoff eines Kosmetikartikels auf der Verpackung oder dem Produkt aufgelistet sein, und es werden in allen EU-Ländern einheitliche Begriffe gebraucht.

Was verbirgt sich hinter den INCI-Begriffen?

»Sicher doch«, war die erste Reaktion meiner Freunde und Bekannten auf die Bitte, das Badezimmer durchzugehen und mir zu jeder Reinigungsmilch, jedem Shampoo, jeder Creme, jedem Make-up – kurz zu allem, was an Kosmetikprodukten im Haushalt zu finden war, aufzuschreiben, was an Inhaltsstoffen auf der Ware bzw. der Packung steht. Schließlich sollte das Lexikon »Inhaltsstoffe von A bis Z« , das Kernstück dieses Buchs, so aktuell, umfassend und verbrauchernah wie möglich sein.

»Ricinoleamido..., das kann ich ja nicht einmal aussprechen. Die Schrift ist so klein, da braucht man eine Lupe«, stöhnten die meisten nach den ersten Versuchen. In der Tat: Leicht gemacht wird es dem Verbraucher nicht unbedingt, die Angaben zu entziffern. Bei manchen Glanz- und Hochpreisprodukten sind sie kleiner als das Kleingedruckte in Verträgen, gar auf unleserlich dunklem Grund gedruckt. Anfangs ging es jedem wie mir selbst: Es kostete Überwindung, sich mit dem Chemielatein zu beschäftigen. Doch nach den ersten Überprüfungen anhand der Checkliste packte jeden neugieriges Interesse: »Und – was ist drin? War die Creme ihr Geld wert?« Die Ergebnisse der Checks überraschten vielfach. Und sie machen deutlich, dass der Verbraucher tatsächlich die Wahl hat: Die Präparate unterscheiden sich signifikant; das gilt für konventionelle wie für natürliche Kosmetika, die auch nicht immer halten, was sie versprechen.

»Der männliche Körper«, so der Schriftsteller John Updike, »betrügt seinen Bewohner nicht so sehr wie der weibliche. Nie erreicht er dessen Anmut und Reiz und fällt daher auch nicht so tief: Was er an rauer Schönheit hat, ist runzelfest.«

Teuer erkauft – 0,001 Prozent weniger Falten

Richtig teure Cremes sollen mit ganz neuen Wirkstoffen wahre Wunder vollbringen. Der Zusatz »Lift« liegt voll im Trend, und wissenschaftliche Messungen, vielfach an prominenter Stelle in der Werbung ausgelobt, scheinen die Forschungserfolge zu bestätigen und den Preis des Produkts zu rechtfertigen.

Selbst wenn die Messungen richtig sind: Bei genauerem Hinsehen entpuppen sich die Wunder als Seifenblasen. Was bringt die besondere, sensationelle Antifaltenwirkung? 37 Prozent weniger Faltentiefe, das klingt nach einem wirklich verjüngten Gesicht. Und eine Creme, die es vielleicht nur auf 22 Prozent weniger Falten bringt, sieht im Vergleich dazu alt aus. Tatsächlich bedeutet der Unterschied jedoch nur eine um 0,001 Prozent geringere Faltentiefe! Eine Größenordnung, die man nicht einmal im kosmetischen Vergrößerungsspiegel wahrnimmt, geschweige denn mit dem Auge. Im Portemonnaie ist die Mehrausgabe für eine solche vermeintliche Supercreme allerdings deutlich spürbar. Es ist auch verblüffend, festzustellen, wie ähnlich sich viele Kosmetikartikel sind. Den großen Unterschied macht zumeist der Preis. Bei Duschgels z.B. liegt er zwischen 1,78 DM und 24,50 DM pro 100 Milliliter!

Woraus ein Produkt besteht, lässt sich nach der INCI-Deklaration entschlüsseln. Doch lesen, was draufsteht, sicher sein, was drin ist –

ganz so einfach ist es nicht. Um beurteilen zu können, was es z. B. mit PEG-4 Cocoamido MIPA Sulfosuccinate auf sich hat, bräuchte man ein Chemiestudium. Dennoch: Der EU und der INCI-Deklaration sei Dank, denn mit der entsprechenden Erklärungshilfe (ab Seite 125) sind die Hieroglyphen auch für den Laien zu entschlüsseln. Zudem ist die Pflicht zur Deklaration ein Anstoß, sich wieder darauf zu besinnen, was die Qualität eines Kosmetikartikels ausmacht. So geriet weitgehend in Vergessenheit, dass nicht der eine oder andere Wirkstoff, sondern vor allem die Grundlage über die Pflegequalität entscheidet. Sie macht nicht nur mengenmäßig 90 Prozent und mehr aus: Eine gute Grundlage ist entscheidend für die Wirksamkeit, die Pflegequalität und die Hautfreundlichkeit eines Produkts.

Bislang haben sich sämtliche Versprechen, die Hautalterung aufhalten zu können, als Illusion erwiesen. Neue Erkenntnisse über die Ursachen soll z. B. ein Forschungsprojekt des Bundesministeriums für Bildung und Forschung mit einer Forschungsgruppe von Beiersdorf (»Nivea«) bringen.

Neue Anforderungen an Hautpflegeprodukte

Gerade in den letzten Jahren hat sich einiges getan. Rezepturen wurden infrage gestellt, Inhaltsstoffe verboten und neue entwickelt. Dass nicht schadet, was erlaubt ist, hat sich in vielen Fällen bereits als Trugschluss erwiesen. Darum orientieren sich die Bewertungen der Inhaltsstoffe an dem, was Verbraucherschutzorganisationen als Mindestanforderungen formulieren. Es geht um gesundheitlich bedenkliche Stoffe, um Zutaten mit guten und weniger guten hautpflegenden Eigenschaften und auch um chemische Methoden. Wozu beispielsweise hochgiftige Kampfstoffe für Kosmetika verarbeiten? Selbst wenn sie entschärft werden und keine Gefahr mehr für den Benutzer darstellen – man könnte ohne weiteres auf aggressive Chemikalien und Verfahren verzichten.

Es geht in erster Linie um mehr Qualität

Dipl. Ing. Heinz-Jürgen Weiland-Groterjahn, Entwicklungschef der Logocos (mit den europaweit vertriebenen Marken Logona und Sante), der dieses Buch als Fachberater begleitete und dessen Kompetenz maßgeblich die Beurteilung der Inhaltsstoffe prägte, ist täglich mit den Herausforderungen, denen sich ein Entwickler von kosmetischen Zubereitungen zu stellen hat, konfrontiert. Seit Jahrzehnten lenken die Ökobewegungen den Blick auf die Bedrohung unserer Lebensgrundlage und auf die Natur. Was ist Fortschritt? Diese Frage stellt sich auch bei Schönheitsmitteln. »Doch es geht«,

so Heinz-Jürgen Weiland-Groterjahn, »in erster Linie um Qualität, nicht um die Frage Natur oder Chemie. Kein Kosmetikhersteller, egal welcher Couleur, kann eine Mandel oder eine Blüte pur verwenden. Ein Öl oder ein Extrakt sind bereits das Ergebnis eines chemischen Prozesses. Die entscheidende Frage ist vielmehr: Wie definieren wir Qualität? Als Entwicklungsleiter eines Naturkosmetikunternehmens, das neue Wege beschreitet, hat man den entscheidenden Vorteil, alles infrage zu stellen und nach besseren Lösungen zu suchen.«
Kritiker der neuen INCI-Deklaration beklagen, dass auch sie keinen optimalen Verbraucherschutz bietet. In der Tat bleiben Wünsche offen. Dennoch: Die immer noch nicht ganz, aber weitgehend vollständige Auflistung der Inhaltsstoffe ist ein wichtiges Instrument und eine gute Orientierung, insbesondere für Allergiker.

Hautschutz und Hautpflege sind im Zeitalter größerer Strapazen für die Haut und wachsender Erwartungen an ein gepflegtes Aussehen wichtige Themen. Da sich auch Zeitschriften kaum mit der wirklichen Qualität kosmetischer Produkte befassen, besteht ein beträchtliches Informationsdefizit.

Wissen ist Macht – die neuen Chancen nutzen

Signifikante Qualitätsunterschiede gibt es bei allen Produktgruppen. Machen Sie die Prüfprobe aufs Exempel! Und Sie werden sehen, dass die Beschäftigung mit dem anfangs irritierenden Buchstabensalat der Inhaltsbezeichnungen mit Hilfe dieses Buchs zur spannenden Entdeckungsreise wird. Wer sich daran macht, Kosmetika anhand des »Lexikons der Inhaltsstoffe« zu vergleichen, wird feststellen, dass er keineswegs darauf verzichten muss, sich intensiv zu pflegen und nach Herzenslust zu schminken. Im Gegenteil.
Auf welche Teile einer Rezeptur es besonders ankommt und wie sich Preis und Qualität zueinander verhalten, zeigt das Kapitel »Körperpflegeprodukte im Test« mit Analysen von über 80 Cremes, Shampoos, Make-ups usw. ab Seite 191. Sie machen es leichter, zu erkennen, ob ein Produkt wirklich aus hochwertigen Zutaten besteht.
Das Kaufverhalten des Verbrauchers hat einen erheblichen Einfluss auf die Produktpolitik der Kosmetikindustrie. Es gibt gute und nicht empfehlenswerte moderne Kosmetika, und jeder Verbraucher kann durch seine Auswahl das Angebot mitbestimmen. Dieses Buch trägt dazu bei, den Markt transparenter zu machen, damit Sie sich mit solchen Kosmetika verwöhnen, die tatsächlich sind, was sie sein sollen: Schönheitsmittel, die Haut und Haaren gut tun.

Rita Stiens

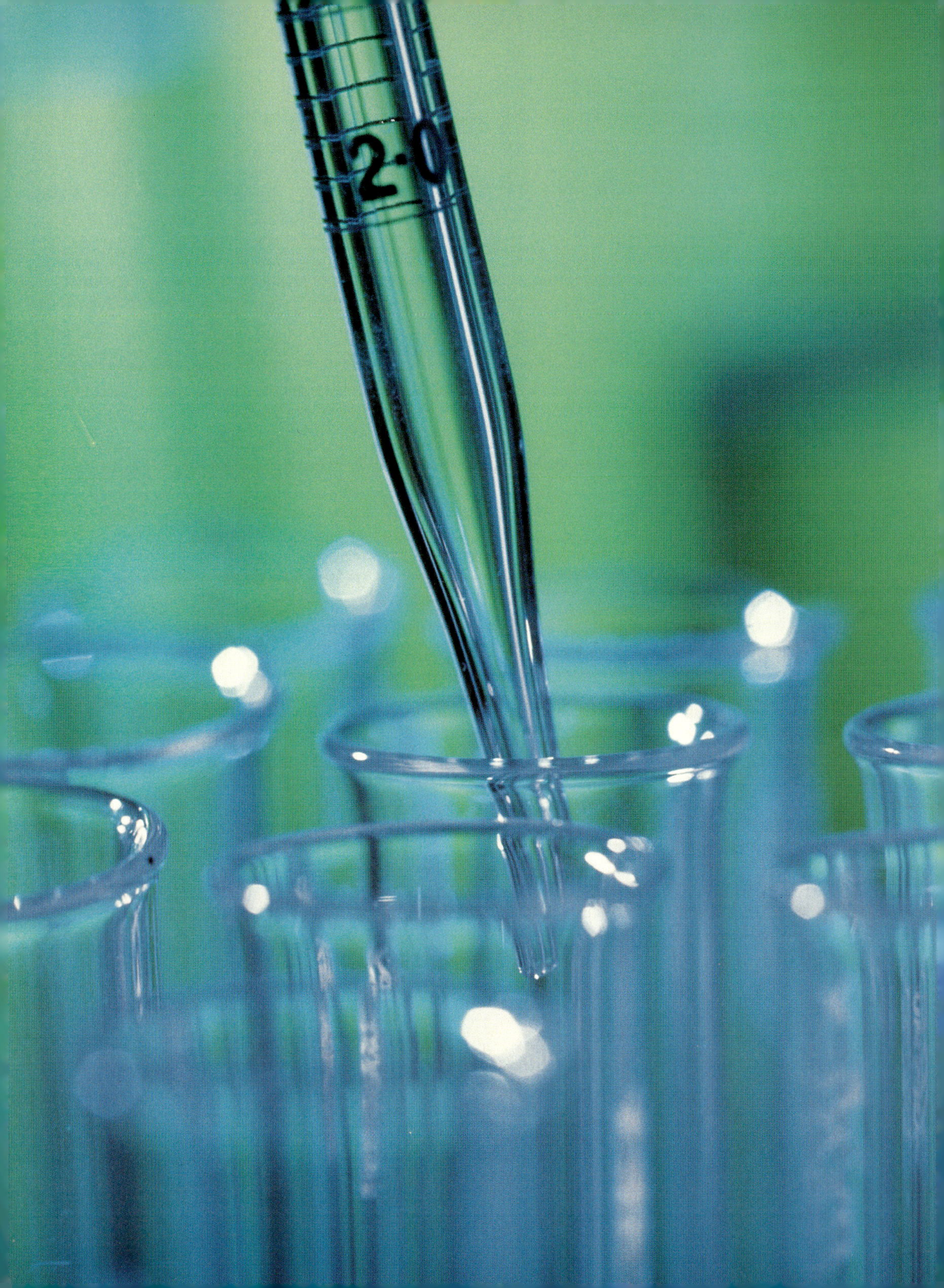

KOSMETIK AUF DEM PRÜFSTAND

Schönheitsmittel haben Hochkonjunktur: Saison für Saison werden neue, die Hautpflege vermeintlich revolutionierende Produkte auf den Markt gebracht. Immer raffiniertere Hightechverfahren sollen das Beautywunder aus dem Cremetopf möglich machen. Um zum Kauf zu animieren, wird an starken Worten nicht gespart! »Ebenmäßige Gesichtskonturen ohne Chirurgie« versprechen z. B. die »Face Sculptor Creme« und das »Line Lift Serum« von Helena Rubinstein. »Modellierende Aktivstoffe« sollen das Gesicht »liftartig straffen«. Tatsächlich ein »einzigartiger Fortschritt in der Kosmetik«? Bei fast jeder Produktgruppe steht der Verbraucher vor einem verwirrend-vielfältigen Angebot und hat die Qual der Wahl.

Jedes Jahr kommen an die 1000 neue kosmetische Artikel auf den Markt. Und in jeder Produktkategorie – von der Gesichtspflege bis zum Sonnenschutz und zu dermoskopischen Mitteln, z. B. gegen Zellulite – wird mit wissenschaftlichem Fortschritt und ausgeklügelten Inhaltsstoffen geworben.

Gewaltiger Forschungsaufwand

Hört und liest man, woran in den Labors der Kosmetikkonzerne geforscht und gearbeitet wird, ist man tatsächlich geneigt zu glauben, dem Älterwerden könne ein Schnippchen geschlagen werden. Jeder arbeitet mit Hochdruck an einem neuen Durchbruch in der Körperpflege, um im Wettbewerb die Nase vorn zu haben.

Lancaster will mit Mikrokristallen aus Bariumferrit, die ein kleines Magnetfeld enthalten, die Zirkulation in den winzigen Blutgefäßen der Haut anregen und den Zellstoffwechsel sowie die Regeneration der Zellen fördern. Solche Wirkversprechen zu verstehen, setzt nicht nur Kenntnisse in Chemie, sondern auch in Physik voraus. Estée Lauder feiert angeblich »mit der Antifaltentechnologie« seines »Re-Nutrive Intensive Lifting System« sensationelle Erfolge.

»Nanoparts« sollen reines Vitamin E durch die Hornschicht schleusen, um zu verhindern, dass UV-Licht, Stress oder Nikotin die Kollagen- und Elastinfasern der Haut zerstören und sie alt aussehen lassen. Jede Sünde, ist die Botschaft einer solchen Creme, lässt sich einfach wegcremen: Die mit dem richtigen Produkt versorgte Haut wird weder Sonne noch Stress oder Zigaretten übel nehmen und Altersspuren auslöschen oder gar nicht erst entstehen lassen.

Was erwarten Frauen von der Medizin der Zukunft? 82 Prozent erhoffen sich ein Mittel gegen Krebserkrankungen, doch an zweiter Stelle mit 78 Prozent rangiert der Wunsch nach einem Präparat gegen Falten. Das ermittelte eine Studie des Instituts für Rationelle Psychologie, München. 68 Prozent hoffen auf ein Mittel gegen das Altern. Eine bessere Behandlung von Allergien (63 Prozent) und von Alzheimer (48 Prozent) kamen nur auf die Plätze vier und fünf.

Die neueste Generation von Kosmetika hat die Biotechnologie als Verjüngungswaffe entdeckt – und der Verbraucher verliert sich im Labyrinth der Biologie der Haut, im unverständlich undurchschaubaren Dickicht der »Synthese der Keratine«, so im Begleittext zu lesen, oder der Aktivierung der »Kommunikationsfähigkeit der Keratinozyten gegenüber anderen Zellen«.

Auf der Suche nach dem Jungbrunnen

Der ewige Jungbrunnen – ihn suchte der kauzige Seefahrer Ponce de León in der Karibik. Vergeblich. Heute richten sich alle Hoffnungen auf die Kosmetikindustrie. Verheißungsvolle Bezeichnungen wie vernetzte Enzyme, Nanosphären und Thalaspheren, Cellularkomplex, AHA, Coenzyme, Vitamintechnologie oder Anti-Aging-Molekül klingen nach völlig neuen Beautydimensionen. Entsprechend groß sind die Erwartungen: Wer bereit ist, viel Geld auszugeben, scheint sich Schönheit kaufen zu können. Eine teure Illusion! Um den Absatz weiter anzukurbeln, werden Makel konstruiert und abschreckend übersteigert. »Es ist ein neues Konzept von Krankheit entstanden. Speziell in zwei Formen: Zellulite und das Altern. Das sind konstruierte Krankheiten, vermarktet von der Kosmetikindustrie«, prangert die Body-Shop-Gründerin Anita Roddick an. »Man fühlt sich, als müsse man sich in medizinische Behandlung begeben, sobald man die 50 überschritten hat. Altern wird nicht mehr als natürlicher Prozess bewertet, sondern als Defekt, der nur durch Kosmetika behoben werden kann. Eine riesige Lüge.«

In den USA ein Hit – Lifting mit dem Vitamin-C-Pflaster

Die USA, das Land der unbegrenzten Möglichkeiten, machen es immer wieder vor: Mit dem richtigen Marketing lässt sich alles für sehr viel Geld verkaufen. Der neueste amerikanische Renner gegen Falten sind zwei Pflaster mit Vitamin C, die man sich abends neben die Augen kleben soll, um morgens frisch gestrafft aufzuwachen. »Face Lift« heißt das Produkt, eine »University Medical« zeichnet als Hersteller, und das Wörtchen »Patch« (Pflaster) ist noch mit einem Warenzeichen versehen – seriöser könnte der äußere Auftritt kaum sein. Was drin steckt, ist nicht einen Cent wert. Dr. Klaus-Peter Wittern, Leiter der Produktentwicklung Kosmetik bei Beiersdorf, ein Experte mit weltweitem Renommee, kommentiert die Antifaltenpflaster kurz und bündig mit: »Quatsch!«

Sich in seiner Haut wohl zu fühlen, erhält jung

»Ab 25 Jahren geht es mit der Haut bergab« ist eine Botschaft, die, wenn sie nur oft genug wiederholt wird, auch junge Frauen mit dem Bazillus Alterspanik infiziert. Der Köder Anti-Age-Produkte wird ausgeworfen, um schon diese noch junge Klientel in den Sog der Angst vor der älter werdenden Haut einzubeziehen. Doch die Haut einer 25-Jährigen ist in der Regel kein Problemfall. Sie braucht einen vernünftig ausbalancierten Fett- und Feuchtigkeitshaushalt, nicht mehr und nicht weniger. Und das beste Mittel gegen vorzeitiges Altern, auch das der Haut, ist ein aktives, gesundes, selbstbestimmtes Leben. Was amerikanische Studien belegen, weiß fast jeder aus eige-

John Hegarty, Chef der vielfach preisgekrönten Londoner Werbeagentur Bartle Bogle Hegarty, riskiert eine mutige Trendprognose: Er erwartet eine Werbung, die bei der Wahrheit bleibt. Beim Verbraucher rechnet er mit einer Hinwendung zu Unternehmen mit ethischen Maßstäben.

67 Milliarden DM pro Jahr für Kosmetik

Mit fast 26 Prozent ist Deutschland der größte Körperpflegemarkt in Europa, gefolgt von Frankreich mit 20,3 Prozent, Großbritannien (13,7 Prozent), Italien (13,3 Prozent) und Spanien (8,3 Prozent). Im Jahr 1997 gaben die Europäer 67 Milliarden DM für Kosmetika aus. Beim Pro-Kopf-Verbrauch haben die Franzosen die Nase vorn. Die Top Five bei den Pro-Kopf-Ausgaben sind:

- Frankreich mit 233 DM
- Deutschland mit 209 DM
- Belgien mit 200 DM
- Österreich mit 198 DM
- Die Niederlande mit 196 DM

Auf den folgenden Plätzen: Die Finnen gaben 174 DM aus, in Irland waren es 160 DM, in Großbritannien 157, in Italien 155 und in Spanien 142 DM.

Stand: Statistik 1996 auf der Basis von Ecu; 1 Ecu berechnet als 1,87 DM

Das Erfolgsrezept neuer Cremes ist oft sehr einfach: viel Produktshow, wenig Substanz. Die Werbestrategen trommeln lautstark, auch wenn sich hinter einer »Weltneuheit« nur viel Silikon und eine Prise Vitamin C verbergen. Packt man das Produkt dann noch in eine auffallende, den vermeintlich besonders wertvollen Inhalt schützende Verpackung, ist die Illusion perfekt – und der Verbraucher bereit, dafür tief in die Tasche zu greifen.

ner Erfahrung: Wer traurig oder niedergeschlagen ist, sieht entsprechend fad und müde aus. Sorgen hinterlassen ihre Spuren – Falten. Kosmetika sind ein wohltuendes Mittel zum Zweck, sich selbst etwas Gutes zu tun. Angst vor dem Altern unterstützt jedoch nicht die positive – also auch psychologisch interessante – Wirkung von Schönheitsmitteln, sondern verkehrt sie in ihr Gegenteil.
Beim Thema »Schönheit und Kosmetik« sind sich die meisten Medien und die Werbung in einem Punkt einig: Frauen – und mehr und mehr auch Männer – befinden sich in einem immer währenden Kampf gegen Falten, Feuchtigkeitsverlust, Hautunreinheiten, gegen Fett, Schweiß, freie Radikale etc. Und der Glaube an die Allmacht technischer und chemischer Produkte hat bei vielen den gesunden, kritischen Menschenverstand fast abgelöst.

Innovationen & Sensationen – der Schönheitswahn wirkt

Die Pflegeansprüche und -bedürfnisse des Verbrauchers werden immer individueller und leistungsbezogener, daher werden in allen Bereichen Produkte mit starken Wirkversprechen verstärkt nachgefragt, argumentieren die Hersteller von Kosmetika. Doch wer rief die Geister? Wer lockte und lockt mit immer mehr und immer lautstärkeren Wirkversprechen? 90 Prozent des Trommelfeuers gehen auf das Konto Wettbewerb: Um Marktanteile zu halten und zu vergrößern, wird der Verbraucher unter Warenlawinen und großen Worten begraben. Wer als Hersteller nicht mit- und nachzieht, so die Rechtfertigung der nach oben offenen Versprechensskala, hat das Nachsehen. Produkte mit einem angemessenen Auftritt geraten angesichts der marketingerzeugten Übererwartungen an Kosmetika unter Druck. Bei Beiersdorf, Deutschlands Nummer eins und einer der zehn weltweit führenden Kosmetikkonzerne, »ist die Forschung und Entwicklung«, so ihr Leiter Dr. Klaus-Peter Wittern, »ein gleichberechtigter Partner des Marketings. Wir versuchen, eine vernünftige Linie zu halten. Unsere Auslobungen sollen einen realen, verlässlichen und nachvollziehbaren Hintergrund haben.« Doch der Trend, seriöse kosmetische Wirkaussagen mit Schaumschlägerei und Pseudowissenschaftlichkeit auszuhebeln, ist nur schwer umzukehren.
Das Adjektiv »neu« feiert Triumphe und mausert sich – gegen alle abgesicherten Erkenntnisse – zum wichtigsten Qualitätskriterium. Aus

der Tatsache, dass in immer kürzeren Zeiträumen immer mehr neue Produkte mit neuen Wirkstoffkomplexen oder patentierten Pflegeformeln auf den Markt kommen, kann und soll der Verbraucher schlussfolgern, dass eine ungemein innovative Forschung ständig bahnbrechende Schönmacher entdeckt.

»Profitol« heißt das Wasser in Kreisen von Kosmetikexperten, denn entgegen aller vollmundigen Wirkaussagen geht es vor allem um Geld und Gewinn. 70 Prozent Wasseranteil in einer Creme sind normal, doch bei einigen sind die Entwickler so weit, dass sie 80 und sogar 90 Prozent Wasser verwenden können.

Abschied nehmen von Illusionen

In traurigem Kontrast zu dem gewaltigen Werbeaufwand steht oft das Ergebnis. Schönheitschirurgen haben nach wie vor Hochkonjunktur. Zu ihren Kunden zählt eine betuchte Klientel, regelmäßig zu Gast in Beautysalons, auf Beautyfarmen und nicht zuletzt die Hauptkonsumenten der neuesten und teuersten Beautyprodukte. Gäbe es tatsächlich kosmetische Mittel gegen Falten und wären sie noch so teuer, die Reichen und Schönen dieser Welt hätten sie sich geleistet. Doch wo sind die Frauen, die sich ihre Falten weggecremt haben? Es gibt sie nicht. Weil es keine Cremes gegen Falten gibt.

»Unhaltbare marktschreierische Versprechen wie Verjüngung der Haut oder Glättung von Falten haben zwar kurzfristig manchem Kosmetikhersteller sehr genützt«, kritisieren die Wiener Autoren Wolfgang Raab, Facharzt für Dermatologie, und die Apothekerin Ursula Kindl in ihrem Buch »Pflegekosmetik« die Entwicklung, »aber der Sache der seriösen Kosmetik langfristig geschadet.«

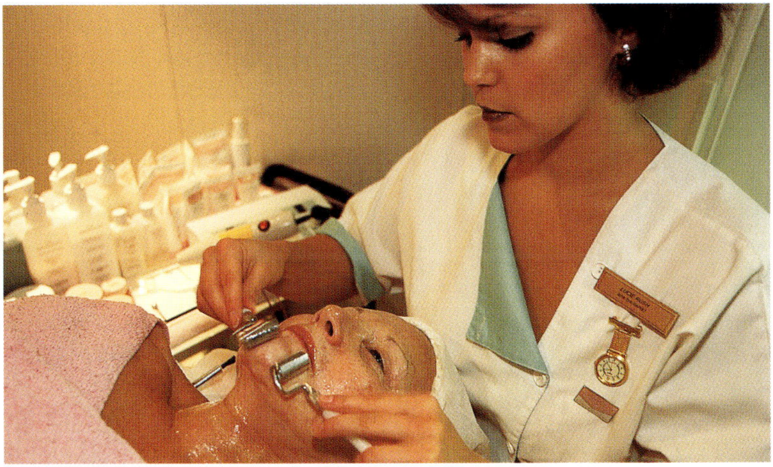

Man kann einiges für die Schönheit tun. Doch ein Jungbrunnen sind Kosmetika nicht – auch wenn die Werbung wahre Wunder verspricht.

Sich zu informieren, schützt vor Risiken

Den Preis für den Schönheitswahn »Immer mehr, immer neuer, immer wirksamer« zahlt der Verbraucher, der das Angebot – nicht wissend um alle Auswirkungen – nutzt und riskiert, das Wohl seiner Haut zu gefährden. Sehr viele Menschen (38 Prozent) haben bereits eine empfindliche Haut, die zunehmend gereizt reagiert.

Doch bei aller berechtigter Kritik am Geschäftsgebahren mancher Hersteller, an exzessiven Werbeaussagen, kritischen Inhaltsstoffen und saftigen Preisen, muss sorgfältig differenziert werden.

Vorgeschrieben ist, dass die Angaben zu den kosmetischen Inhaltsstoffen »deutlich sichtbar und leicht lesbar« anzubringen sind. Dieser gesetzlichen Vorgabe entsprechen zahlreiche Deklarationen auf Verpackungen oder Kosmetika in keiner Weise.

- Es gibt gute moderne Kosmetika mit ausgezeichneten hautpflegenden Eigenschaften.
- Es gibt einige interessante neue Herstellungsverfahren.
- Es gibt Produkte mit einem gutem Preis-Leistungs-Verhältnis und mit einer angemessenen Wirkbeschreibung.

Der gesetzliche Rahmen

Seit dem 1. Januar 1998 sind nach der sechsten Änderungsrichtlinie der Kommission der EU sämtliche Kosmetika nach dem europaeinheitlichen INCI-System (INCI = International Nomenclature of Cosmetic Ingredients) kennzeichnungspflichtig. Allerdings können sich die Hersteller Zeit lassen: Ware, die nicht deklariert ist, darf noch bis zum 30. Juni 1999 verkauft werden. Doch auf den Produkten der meisten großen Hersteller ist bereits nachzulesen, was drin ist. Die Auflistung beginnt mit dem Wort »Ingredients« (Inhaltsstoffe).

Das INCI-System zum Schutz des Käufers

Die Deklarationspflicht ist ein gutes Stück Verbraucherschutz, wenn man zugleich einen Blick hinter die Kulissen der Kosmetikherstellung wirft. Auch wenn Chemie eine komplizierte Materie ist, kann der Laie sehr wohl sehen und beurteilen, worauf es bei einem guten Haut- oder Haarpflegeprodukt ankommt.

Dass Kosmetika nützen und nicht schaden, sollen eine Fülle gesetzlicher Regelungen sicherstellen, die ständig aktualisiert werden. Gerade in den letzten Jahren wurden zahlreiche neue Bestimmungen erlassen. Entscheidungen werden inzwischen kaum mehr national gefällt: Die EU hat die Gesetzesregie für Schönheitsmittel übernommen.

Was Kosmetik darf und was nicht

Kosmetische Mittel sind ausschließlich äußerlich anzuwenden und dienen nur der Pflege, nicht der Heilung von Haut. Sie dürfen keine Krankheiten oder krankhafte Beschwerden lindern oder beseitigen. Kosmetika sind also keine Heilmittel. Darum dürfen Inhaltsstoffe auch nicht resorbiert werden, d.h. in das Blutgefäßsystem gelangen. Alle wie Arzneimittel tiefenwirksamen Substanzen sind als Wirkstoffe in Kosmetikartikeln verboten. Und das aus gutem Grund: um unerwünschte Nebenwirkungen zu vermeiden. Es dürfen auch keine kosmetischen Mittel oder Stoffe für Pflegeprodukte in den Verkehr gebracht werden, die der Gesundheit schaden.

Nicht wenige Experten sind jedoch der Meinung, dass die Gesetzgeber ihren guten Absichten nicht ausreichend Nachdruck verleihen, denn sie lassen durchaus auch Stoffe zu, deren Unbedenklichkeit sie keineswegs für erwiesen halten. Ginge es nach den Ansichten zahlreicher Spezialisten, wäre die Liste der für kosmetische Mittel nicht erlaubten Stoffe um einiges länger.

Allergiker sollten, wenn sie auf kosmetische Inhaltsstoffe reagieren, dafür Sorge tragen, dass der Allergiepass aktualisiert wird. Für sie ist die Kennzeichnungspflicht ein großer Gewinn, da sie zumindest eine Reihe der sie betreffenden allergenen Stoffe auf der Produktverpackung erkennen können.

Eindeutige Einschränkung per Gesetz

Relativ eindeutig und einschränkend durch die Kosmetikgesetzgebung geregelt ist nur die Verwendung einiger Gruppen von Inhaltsstoffen.

- Bei Farbstoffen, Konservierungsmitteln und Lichtschutzfiltern dürfen nur die in einer Positivliste aufgeführten verwendet werden. Das gilt allerdings nicht für Haarfärbemittel, die wegen ausgesprochen kritischer Inhaltsstoffe, die vor allem bei dunklen Farbtönen und Zwei-Komponenten-Produkten vorkommen, besonders unter Beschuss stehen (siehe Seite 122).
- Bestimmte Stoffe unterliegen Einschränkungen bei der Anwendung oder dürfen nur in Verbindung mit Warnhinweisen auf der Packung oder dem Beipackzettel eingesetzt werden.

Vor- und Nachteile der INCI-Deklaration

Die Regelung, dass die Inhaltsstoffe ausgewiesen werden müssen, gilt nicht für alle Bestandteile eines Produkts. Zudem entschied sich die EU für die INCI- und nicht für die amerikanische CFTA-Nomenklatur. Nach dieser INCI-Nomenklatur sind natürliche Inhaltsstoffe nicht leicht zu identifizieren, da sie mit den botanischen Bezeichnungen nach Carl von Linné, dem großen schwedischen Arzt und Naturforscher (1707–1778), benannt werden müssen. Nach der CFTA-Nomenklatur ist z.B. ein auf Englisch als Jojoba Oil deklariertes Öl auch vom Laien als solches zu erkennen, was bei der INCI-Bezeichnung »Buxus chinensis« nicht mehr der Fall ist.

Über die Qualität des Output lässt sich streiten, doch die Gesetzgebungsmaschine, vor allem die der EU, läuft auf Hochtouren: Im Jahr 1974 bestand das Kosmetikrecht in Deutschland – wie in den meisten anderen EU-Ländern – nur aus einigen wenigen Sätzen. Jetzt umfasst es an die 50 eng bedruckte Textseiten.

Gravierender ist jedoch der Nachteil, den vor allem Naturkosmetikhersteller beklagen: dass die INCI-Bezeichnung nur den Namen des Ausgangsprodukts umfasst. Es geht also z.B. aus der Deklaration Prunus armenica (Aprikose) oder Chamomilla recutita (Kamille) nicht hervor, ob ein pflanzlicher Inhaltsstoff als öliger oder als wässriger Extrakt bzw. als Pflanzenpulver eingesetzt wurde, oder welcher Pflanzenanteil als Extraktgrundlage diente. Ein bedauerliches Informationsdefizit, denn es macht bei pflanzlichen Inhaltsstoffen einen bedeutsamen Unterschied, ob ein Extrakt aus Wurzeln oder einer aus Blättern verwendet wird, da aus der Wurzel ganz andere Wirkstoffe herausgelöst werden als aus den Blättern. Die INCI-Bezeichnungen lassen auch keine Rückschlüsse zu, in welchen Zusammenhängen ein Stoff eingesetzt wird. Ist z.B. das Mandelöl der Trägerstoff eines Extrakts oder ist es das Wasser oder der Alkohol?

Duftstoffe werden nur pauschal deklariert

Doch so tief muss der Verbraucher auch nicht in die Materie eindringen, um sich ein Bild von der Beschaffenheit und von der Güte eines kosmetischen Produkts zu machen. Für ihn ist bereits viel gewonnen, wenn er bedenkliche, gar gefährliche Stoffe erkennen kann.

Menschen mit Allergien gegen Duftstoffe hilft allerdings auch die INCI-Deklaration nicht weiter, denn diese werden nur pauschal als »Parfum« bzw. »Aroma« aufgeführt. Duftstoffe sind nach wie vor die heilige Kuh der Hersteller, und es ist kaum damit zu rechnen, dass diese sich je in die Karten schauen lassen. Bei einem Parfüm mit manchmal 200 oder gar 300 Komponenten ist eine Deklaration auch fast ein Ding der Unmöglichkeit. Es wäre jedoch durchaus möglich, kritische Stoffe, wie z.B. Moschusverbindungen, anzugeben. Sie werden, trotz gravierender Bedenken, noch immer eingesetzt.

Ein Sicherheitsdossier für jede Rezeptur

Mehr Gesundheitsschutz für den Verbraucher soll auch die seit dem 1. Juli 1998 wirksame Regelung zur Sicherheitsbewertung eines Kosmetikartikels garantieren. Danach muss der Hersteller den zuständigen Behörden für jedes einzelne Produkt ein komplettes Dossier vorlegen. Es umfasst die Inhaltsstoffe (INCI-Bezeichnungen)

Die Toxikologie ist die Lehre von Giften und Vergiftungen. Das Wort »Toxin« ist griechischen Ursprungs und bedeutet Giftstoffe, die von pflanzlichen oder von tierischen Organismen stammen und als Antigene wirken.

So müssen Inhaltsstoffe deklariert werden

Die Inhaltsstoffe sind in einer bestimmten Art und Reihenfolge auf der Außenverpackung, dem Produkt selbst oder, wenn das nicht möglich ist, auf einer Packungsbeilage anzugeben.

- Die einzelnen Inhaltsstoffe werden in abnehmender Reihenfolge ihrer Konzentration deklariert. Den Löwenanteil eines Produkts machen zumeist die ersten vier bis acht Inhaltsstoffe aus. Bei Inhaltsstoffen, die in einer Menge von unter einem Prozent eingesetzt werden, muss keine abnehmende Reihenfolge eingehalten werden. Man kann also z.B. einen Wirkstoff, der nur zu 0,003 Prozent eingesetzt wurde, vor einen Inhaltsstoff setzen, der 0,99 Prozent des Produkts ausmacht.
- Farbstoffe werden zum Schluss aufgelistet. Für sie gelten die Colour-Index-Nummern (die Abkürzung CI plus eine fünfstellige Zahl). Bei dekorativen Kosmetika, die in mehreren Farbnuancen angeboten werden, können alle möglicherweise vorkommenden Farbstoffe in einer eckigen Klammer aufgelistet sein, beispielsweise [+/- CI 15580, CI 18965] usw. Das +/- heißt: Es sind nicht alle, sondern vielleicht nur einige der genannten Farben in dem Produkt enthalten.
- In besonderen Fällen kann für einen Inhaltsstoff Vertraulichkeit beantragt werden. Wird dem stattgegeben, erfolgt die Kennzeichnung in Form einer siebenstelligen kodierten Zahl.

Unter Mutagenität versteht man die Fähigkeit eines Stoffs, Veränderungen im Erbgut hervorzurufen. Kanzerogenität besteht, wenn ein Stoff Krebs erregen kann. Die Toxizität beschreibt giftige Eigenschaften und Wirkungen einer Substanz.

mit genauen Prozentangaben, die Rohstoffe, ein Sicherheitsblatt für jeden Rohstoff, die Herstellervorschriften usw. Bei einer Rezeptur für eine Creme mit 10 bis 20 Inhaltsstoffen ist so ein Dossier etwa einen DIN-A4-Ordner stark. Große Kosmetikkonzerne beschäftigen entsprechend qualifizierte Mitarbeiter, die Sicherheitsbewertungen vornehmen dürfen. Kleinere Hersteller lassen die Bewertungen außer Haus machen, um das erforderliche Sicherheitszertifikat für eine Rezeptur zu bekommen.

Sinn und Zweck dieser Sicherheitsbewertungen ist es, toxikologisch bedenkliche Inhaltsstoffe sowie unerwünschte Reaktionen der kosmetischen Rohstoffe untereinander, z. B. die Bildung von Krebs erregenden Nitrosaminen, zu vermeiden. Dipl. Ing. Heinz-Jürgen Weiland-Groterjahn: »Toxikologisch bedenklich ist zunächst einmal alles, wofür man keine Unbedenklichkeit durch entsprechende Tierversuche belegen kann. Ein erster Schritt zum Nachweis der Unbedenklichkeit eines Stoffs ist der Mutagenitätstest (Ames Test), mit dem die Kanzerogenität eines Stoffs abgeprüft werden kann. Zur Zulassung muss nach dem Chemikaliengesetz auch die akute Toxizität geprüft werden, was über eine so genannte LD 50 erfolgt.«

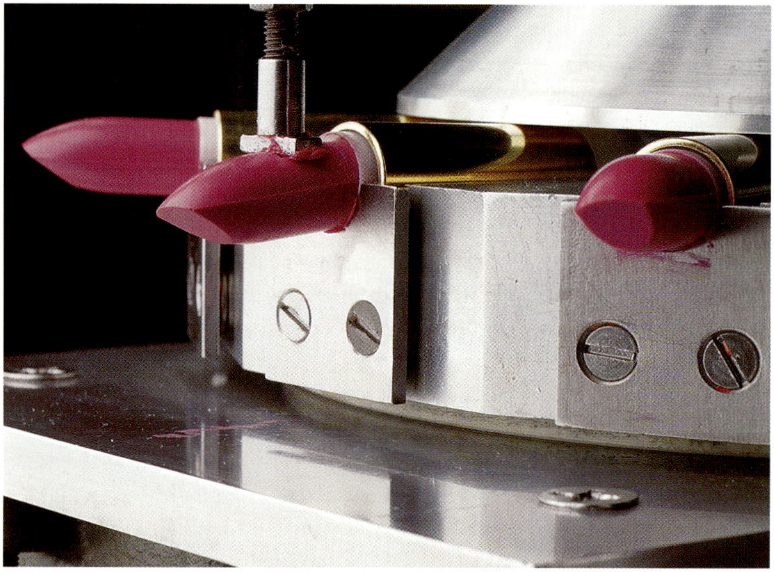

Kosmetikhersteller lassen ihre Produkte zwar eingehend prüfen, aber leider bewahrt das den Verbraucher nicht vor der Verwendung gesundheitlich bedenklicher oder gefährlicher Inhaltsstoffe.

Die so harmlos klingende Bezeichnung LD 50 ist ein Indikator für die tödliche Qual von Tieren: Sie besagt, dass die letale (= tödliche) Dosis des Stoffs bei 50 Prozent der Versuchstiere liegt. Für chemische Inhaltsstoffe liegen solche Tests vor. Für viele pflanzliche Rohstoffe dagegen nicht. Darum bereitet diese Regelung gerade Herstellern, die vorwiegend oder ausschließlich Zutaten natürlichen Ursprungs verwenden, große Probleme, denn bislang konnte man sich ziemlich frei aus der Natur bedienen. Und da die Tests ausgesprochen kostenintensiv sind, beginnt die Suche nach bereits vorhandenen toxikologischen Einschätzungen pflanzlicher Rohstoffe.
Pflanzen, die für pharmazeutische Zwecke verwendet werden, sind ausgetestet; für sie liegen so genannte Positivmonografien vor, ohne die sie nicht zugelassen worden wären. Für zahlreiche in Kosmetikprodukten eingesetzte natürliche Inhaltsstoffe gibt es jedoch noch keine toxikologischen Befunde. Dass sie nunmehr – bevor sie eingesetzt werden – auf ihr Gefahrenpotenzial wie auch auf ihre Wirksamkeit hin genau geprüft werden müssen, liegt jedoch durchaus im Interesse des Verbrauchers.

Die meisten natürlichen Zutaten können nicht pur genutzt werden. Sie müssen – z. B. durch Gewinnung als ätherisches Öl, als wässrige, alkoholische oder pulverförmige Extrakte – aufbereitet werden. Diese Auszüge und Extrakte unterscheiden sich erheblich in ihrer jeweiligen Qualität.

Auch pflanzliche Inhaltsstoffe gehören geprüft

Sicherheitsbewertungen sind ein lukrativer Geschäftszweig. Verantwortlich dafür zeichnen darf, wer die vorgeschriebene Qualifikation auf dem Gebiet der Pharmazie, der Toxikologie, der Medizin, der Dermatologie, der Lebensmittelchemie oder der Chemie vorweisen kann. Doch auch unter Wissenschaftlern, die für sich gern in Anspruch nehmen, zu eindeutigen Ergebnissen zu gelangen, wird der Streit um die Bedenklichkeit und Unbedenklichkeit eines Stoffs weitergehen. Und je nachdem, welche Art von Produkten sie vertreiben, werden sich Hersteller ihre Sicherheitsbewerter suchen: Experten, die pflanzlichen Mitteln gegenüber aufgeschlossen sind, oder Sicherheitsbewerter, die mehr von konventioneller Kosmetikchemie halten. Dass auch pflanzliche Inhaltsstoffe nicht ohne Risikopotenzial sind und auf den Prüfstand gehören, wird von seriösen Naturexperten in keiner Weise infrage gestellt. Denn wer blind vertraut, das gilt für die Chemie wie für die Natur, läuft Gefahr, Schaden zu nehmen. Keine Substanz darf willkürlich und in beliebigen Mengen verwendet werden. Auch für natürliche Inhaltsstoffe gilt noch immer die Erkenntnis des Arztes Paracelsus: »Alle Dinge sind Gift und nichts ist ohne Gift. Allein die Dosis macht, dass ein Ding kein Gift ist.« Und wenn es nicht der Stoff selbst ist, der Schaden anrichtet, dann sind es möglicherweise z. B. Verunreinigungen.

Nicht jeder Hersteller handelt verantwortungsbewusst

Um dem Umweltschutz mehr Nachdruck zu verleihen, strebt die EU Umweltschutzzeichen für Haarsprays, Shampoos, Deos und Haarstylingprodukte an. Gegen die bisherigen Vorschläge, weitere Kosmetika mit einem Umweltzeichen zu versehen, wehrt sich die Industrie noch vehement.

Jüngstes Beispiel für die Bereitschaft sowohl der Verbraucher als auch mancher Hersteller, natürlichen Wirkstoffen ohne kritische Distanz zu begegnen, ist der »Grapefruitkernskandal«. Viel wurde über die wundersame, vor allem über die natürliche konservierende Wirkung eines Extrakts aus Grapefruitkernen geschrieben, den jahrelang nur ein einziger, amerikanischer Lieferant vertrieb.

Die traurige und zugleich gesundheitsgefährdende Realität sah anders aus. Es handelte sich zum einen um ein minderwertiges Abfallprodukt, zum anderen verdankte es seine Wirkung nicht der Natur, sondern seinem hohen Anteil an Benzethoniumchlorid, einem chemischen Konservierungsmittel. Dieses Mittel darf in Kosmetika nur in einer Konzentration von 0,1 Prozent, und das auch nur in Produkten, die gleich wieder abgewaschen werden, zum Einsatz kommen. Wird es eingenommen – Grapefruitextrakt wurde auch zur innerlichen Anwendung empfohlen –, zerstört es z. B. die wichtige Darmflora. Einige Vertreiber reagierten, als die Laborergebnisse bekannt wurden, und nahmen die Produkte vom Markt. Andere verkauften dennoch munter weiter.

Ob ein reiner Grapefruitkernextrakt die vielen ihm zugeschriebenen Wirkungen hat, ist zweifelhaft. Der Trend, im Wettlauf der Neuheiten mitzuhalten, macht auch vor der Naturbranche nicht Halt und treibt manchmal seltsame und bedenkliche Blüten.

Natur oder nur Pseudonatur?

Die wachsende Zahl der Hinweise auf natürliche Inhaltsstoffe in einer Creme oder in einem Shampoo ist ein Indiz dafür, dass Natur beim Verbraucher – und das aus gutem Grund – hoch im Kurs steht. Ein wirklich naturkosmetisches Produkt unterscheidet sich jedoch grundlegend von handelsüblicher Ware. »Naturkosmetik« ist ein Begriff, für den es noch immer keine rechtsverbindliche Definition gibt. Für den Verbraucher ist es daher fast unmöglich zu überprüfen, ob ein

Produkt das Etikett »Natur« oder »natürlich« verdient. Einen grünen Anstrich oder ein ökologisches Image gibt sich mancher, doch es färbt nicht zwangsläufig auf die kosmetischen Zubereitungen ab.
Die Bandbreite der Anbieter ist beträchtlich. Eine steile grüne Karriere begann 1959 in dem bretonischen Dorf La Gacilly. Dort gründete Yves Rocher sein Unternehmen und schuf eine Marke, die heute einen Umsatz von über zwei Milliarden DM macht. Wie natürlich die Produkte tatsächlich sind, zeigt erst der ganz genaue Blick auf ihre Bestandteile. Sie enthalten in der Tat pflanzliche Substanzen. Eingerührt sind diese jedoch zum Teil in ganz konventionelle Grundlagen auf der Basis billiger Paraffinöle (z.B. Paraffinum liquidum) und nicht abbaubarer Silikone (z.B. Dimethicone), die in einem Produkt, das den Namen »Naturkosmetik« verdienen würde, nichts zu suchen haben.

Viele pflanzliche Wirkstoffe sind auch nachweislich wirksam. Dazu gehören die pflanzlichen Hormone (Phytohormone). Sie haben eine heilende Wirkung. In Kosmetika verwendet werden z.B. der östrogenreiche Hopfen und Weizenkeime mit ihrem hohen Gehalt an Phytohormonen und Enzymen.

Die schwierige Suche nach einer gemeinsamen Linie

In Deutschland haben sich über 200 Unternehmen im BDIH, dem Bundesverband deutscher Industrie- und Handelsunternehmen für Arzneimittel, Reformwaren, Nahrungsergänzungsmittel und Körperpflegemittel, zusammengeschlossen, darunter international operierende wie Weleda, Wala und Logocos. Heinz-Jürgen Weiland-Groterjahn, Leiter der Arbeitsgruppe Naturkosmetik des BDIH, ist maßgeblich an der Erarbeitung der Leitlinien beteiligt:

- Ziel der Arbeitsgruppe war es zunächst, sich auf eine Definition zu einigen, damit ein anerkannter Leitfaden verfügbar ist, mit dem sich ernsthaft bemühte Hersteller endlich von Pseudonaturkosmetik abgrenzen können. Danach ist Naturkosmetik »die Verschönerung und Pflege des Körpers mittels Wirkstoffen aus der Natur«.
- Verwendet werden nur natürliche Rohstoffe, und das Herstellungsverfahren muss umweltschonend sein. Ziel ist die Entwicklung ganzheitlich-natürlicher Produkte, von der Grundlage über die Wirkstoffe bis zu den Konservierungsmitteln. Ein Prinzip, das eine Fülle grundlegender Übereinkünfte in Bezug auf Rohstoffe und chemische Verfahren nach sich zieht. In Arbeit ist daher u.a. auch eine Positivliste mit Rohstoffgruppen.
- Alle Rohstoffe und Fertigprodukte müssen sehr gut abbaubar sein; bei den Packungen ist darauf zu achten, dass sie sparsam, umweltverträglich und recyclingfähig sind.

Auch die Wirksamkeit muss nachgewiesen werden

Transparenz mit Hintertürchen: Für Inhaltsstoffe, die vertraulich behandelt werden sollen, kann die Behörde eine Nummer vergeben. Um sie zu bekommen, muss eine Begründung vorgelegt werden. Schon jetzt zeigt sich, dass dieses Hintertürchen genutzt wird. In einer Reihe von neuen Produkten sind bereits Teile der Rezeptur hinter einer Nummer versteckt.

Größter Kaufanreiz für ein kosmetisches Produkt, gerade bei einem teuren, ist die Beschreibung seiner Wirkung – und die muss belegt werden: Hersteller sind verpflichtet, Unterlagen bereitzuhalten, um den Nachweis der Wirkung eines kosmetischen Mittels zu erbringen, »sofern im Verkehr oder in der Werbung darauf hingewiesen wird«, so der Gesetzgeber, »dass die Wirkung auf einer besonderen Beschaffenheit beruht und sofern eine Wirkung besonders hervorgehoben wird.« Diese Regelung wird manch markschreierischer Botschaft vielleicht die Spitze nehmen. Doch es ist zu erwarten, dass weiterhin mit noch mehr »Kreativität« an raffinierten Produktbeschreibungen gearbeitet wird. Denn: Dass eine Creme die Haut verjüngt, darf beispielweise nicht behauptet werden, wohl aber, dass die Haut durch die Creme verjüngt wirkt.

Niemand will sich in die Karten schauen lassen

Hinter den Kulissen der Beautybranche wird mit harten Bandagen gekämpft. Gesetze hinken der Dynamik des Wettbewerbs stets hinterher. Neue Realitäten werden u. a. in einer Grauzone zwischen dem Erlaubten und dem Praktizierten geschaffen, denn Hersteller setzen immer wieder Stoffe ein, die nicht zugelassen sind. Im positiven Fall handelt es sich z.B. um sanfte Konservierungen, im kritischen Fall entpuppen sich die »Abweicher« als gesundheitsschädigend. Doch wenn nachdrücklich Fakten geschaffen sind, folgt dem auch die vorläufige Zulassung. Dann beginnt das Prozedere der Suche nach Daten, um die endgültige Zulassung zu bekommen.

Ginge es nicht um die eigene Haut, könnte der Verbraucher das Gerangel hinter den Kulissen mit einem Achselzucken abtun. Doch er braucht den Schutz des Gesetzes, um nicht Versuchskaninchen zu sein. Was richtet ein Produkt an? Diese Frage sollte vor dem Einsatz geklärt und nicht erst im Nachhinein gestellt werden. Von sich aus werden Hersteller kaum aktiv, um Stoffe, die bislang nicht zugelassen waren, registrieren zu lassen. »Was die Konkurrenz noch nicht weiß oder einsetzt, gereicht mir zum Vorteil«, ist einer der Gründe für die Katz-und-Maus-Spiele. Man hält Neues so lang wie eben möglich unter der Decke, lässt es sich patentieren oder verbirgt es hinter einer Geheimnummer. Es bleibt abzuwarten, inwieweit die nur für den besonderen Fall vorgesehene Kodierung von Inhaltsstoffen – ein zugelassenes Hintertürchen, um der Deklaration zu entgehen – die Ausnahme bleibt. Ob das Interesse des Herstellers nach Vertraulichkeit Priorität hat oder maximale Transparenz im Interesse des Verbrauchers höher bewertet wird, entscheiden die zuständigen Instanzen in den einzelnen EU-Mitgliedsländern. Aus Verbrauchersicht ist die Kodekombination (z. B. 600355 D oder ILN 5760) am Ende einer Inhaltsstoffliste kein Positivmerkmal eines Produkts.

Für jedes kosmetische Mittel sind bestimmte Informationen an die europäische Giftzentrale Colipa zu melden. Diese Instanz hat Rahmenrezepturen mit Angaben zu Konzentrationen von Stoffen erarbeitet, auf die man sich als Hersteller, wenn das Produkt den Rahmenbedingungen entspricht, berufen kann.

Offen für Neues oder alles beim Alten?

In der Beautybranche hat sich viel getan. Gravierende Veränderungen gab es z. B. bei den zugelassenen Färbemitteln. Ihre Zahl wurde drastisch vermindert. Auch bei den Konservierungsmitteln wird der Kanon der bislang vom Gesetz zugelassenen infrage gestellt.
Kosmetika kritisch auf den Prüfstand zu stellen, ist eine Chance, Rezepturen zu überdenken und neue Erkenntnisse im Interesse einer haut- und umweltschonenden Produktpolitik umzusetzen. Die anhand ihrer INCI-Deklaration analysierten Produkte ab Seite 191 zeigen, dass einige Hersteller mehr auf der Höhe der Zeit sind als andere. Manches wird nur aus Gewohnheit weitergemacht, denn Veränderungen ziehen einiges nach sich. Wer seine Zubereitung seit 20 Jahren auf eine bestimmte Art konserviert hat, rückt ungern davon ab, denn gerade Konservierungssysteme müssen sehr genau untersucht werden. Da ist es einfacher, bei dem zu bleiben, was vertraut ist.

Noch immer kein Aus für Tierversuche

Nach einem Vorschlag der Europäischen Kommission soll das bereits lang diskutierte und von Tierschützern dringend eingeforderte Verbot von Tierversuchen für Rohstoffe erneut bis zum 1. Juni 2000 verschoben werden. Aus dem Bericht der Kommission geht hervor, dass die bislang entwickelten Alternativmethoden nicht als ausreichend betrachtet werden, um die Tierversuche zu ersetzen. Für dekorative Kosmetika verbietet das Deutsche Tierschutzgesetz jedoch bereits seit 1986 Versuche an Kaninchen, Hamstern und anderen Tieren.

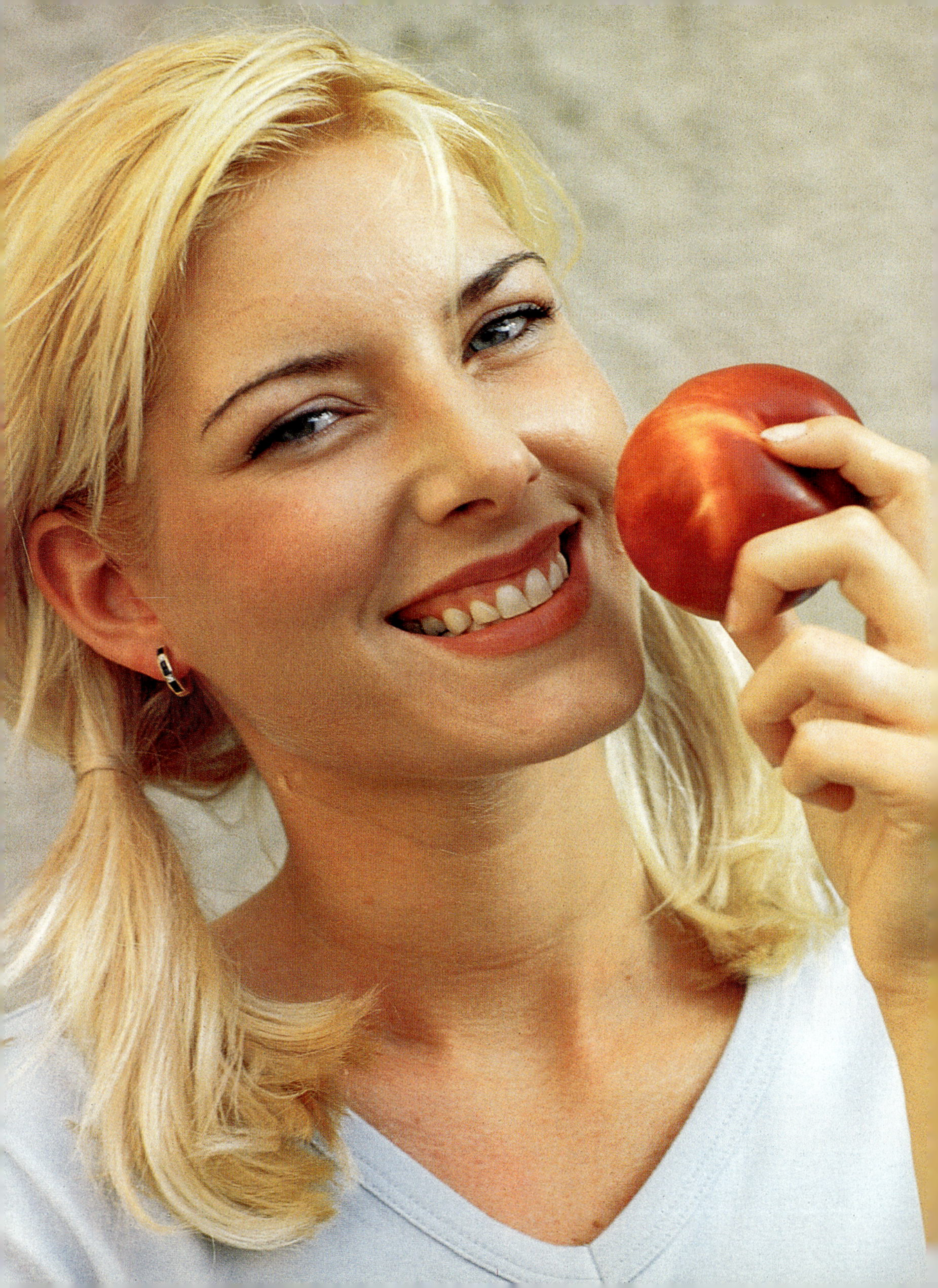

BASIS ALLER PFLEGE – DER SCHUTZ DER HAUT

Wer ein Medikament nimmt, muss unter Umständen eine Reihe von Nebenwirkungen hinnehmen, um Schlimmeres zu verhindern. Nun könnte man sich auf den Standpunkt stellen, nicht nur gesund zu werden, sondern auch schöner auszusehen, sei einige Risiken wert. Das ist ein doppelter Trugschluss:

- Zum einen ist es überflüssig, Risiken einzugehen, denn auf kritische Stoffe kann ohne Verlust an Pflegequalität verzichtet werden.
- Zum anderen haben Kosmetika nur begrenzte Möglichkeiten zu wirken. Ob die Haut schnell altert, kann durch Cremes und andere kosmetische Produkte nur bedingt beeinflusst werden.

Das Royal Edinburgh Hospital hat 3000 Frauen, die zehn Jahre jünger aussahen, als sie waren, untersucht und mit altersgemäß aussehenden verglichen. Das Ergebnis: Die Junggebliebenen ernährten sich ausgewogen, trieben Sport, rauchten nicht, waren kaum in der Sonne und reagierten auf Stress gelassener als die Vergleichsgruppe.

Schöne Haut durch ausgewogene Ernährung

Was im Alter aufgrund natürlicher Prozesse mit der Haut passiert – sie wird dünner, speichert weniger Wasser, verliert an Elastizität, bekommt Falten, regeneriert sich schlechter –, kann ihr bereits in jüngeren Jahren durch eine Reihe von Belastungen widerfahren. Schutzlos ist dem niemand ausgeliefert, denn die größten Risikofaktoren können mit einem Minimum an Aufwand ausgeschaltet werden.

Man stelle sich ein rundum gutes Pflegekonzept für die Haut als Waage mit zwei Schalen vor. Wie beladen die eine Waagschale ist, zeigt der Blick ins Badezimmer – sie ist bestückt mit einer Fülle von Präparaten zur äußerlichen Pflege der Haut. Warum die zweite Waagschale wichtig – sogar die wichtigere – ist, wissen wir kaum mehr, denn die innere Kosmetik geriet angesichts der vielen vermeintlichen äußerlichen Wundermittel in Vergessenheit.

Zur inneren Pflege der Haut gehören eine nährstoffreiche Ernährung und die Risikovermeidung. Keine Creme kann wettmachen, was der Haut an innerer Power fehlt: Um jung zu bleiben und optimal zu funktionieren, ist sie auf ausreichend Nährstoffe angewiesen.
Die besten und wirksamsten Schönmacher stecken in Obst, Gemüse und anderen frischen Nahrungsmitteln – allen anderen Versprechen zum Trotz. »Die Versorgung der Haut mit Nährstoffen«, erläutert Prof. Heymann in seinem Buch »Haut, Haar und Kosmetik«, »erfolgt ausschließlich über den Blutkreislauf.«
Zahlreiche Mangelerscheinungen und die dadurch bedingten Hautprobleme sind auf ein Vitamindefizit zurückzuführen. Doch die scheinbar nahe liegende Lösung, diese Vitamine einfach »einzucremen«, ist kein Patentrezept. Nur Vitamine von innen sind ein Heilmittel bei einer Haut, die nicht ausreichend mit Nähr-, Aufbau- und Schutzstoffen versorgt ist. Bestimmte Vitamine können in Kosmetikprodukten als Ergänzung wirken, sind aber kein Ersatz für die tägliche Ration dieser lebenswichtigen Stoffe über die Nahrung.

Der gute alte Lebertran ist vor allem im sonnenarmen Winter ein schönheitswirksamer Lieferant von Vitamin D. Vitamin D steigert die Aufnahme des wertvollen Vitalstoffs Kalzium. Kaffee, Tee oder die Oxalsäure der Tomaten hemmen die Aufnahme von Kalzium.

Vitamine – eine Topbeautykur

Zu den fettlöslichen Vitaminen gehören A, D, E und K. Haben wir zu viel davon zu uns genommen, wird der Überschuss im Körper gespeichert. Das ist nicht ungefährlich, denn eine Überdosis Vitamin A kann z. B. Leberschäden verursachen. Darum sollten fettlösliche Vitamine als Zusatzpräparate nur in kleinen Mengen eingenommen werden. Über die Nahrung kann man sie dagegen kaum überdosieren. Zu den wasserlöslichen Vitaminen gehören die B-Vitamine (B1, B2, B6, Niazin, Pantothensäure, Folsäure, Biotin und B12) sowie das wichtige Vitamin C. Überschüssige wasserlösliche Vitamine sind kein Problem, denn sie werden mit dem Urin ausgeschieden.

- Unsere Haut ist ein Stützpfeiler des gesamten Immunsystems. Es muss ständig einsatzbereit sein – und dafür sorgt in erster Linie Vitamin C, denn die Abwehrzellen brauchen dieses Vitamin für ihre Arbeit. Die Bedeutung von Vitamin C geht also weit über die positiven Auswirkungen für die Haut (Kollagenfaseraufbau, Festigkeit von Haut und Bindegewebe, Wundheilung) hinaus.

- Angreifenden Krankheitserregern die Stirn zu bieten, ist eine wichtige Schutzfunktion der Haut. Ohne Vitamin A müssen die schützenden Zellen jedoch aufgeben – sie verhornen und stellen die Produktion von Abwehrstoffen ein. Denn Vitamin A stimuliert in seiner Reinform (Retinol) und in der Vorstufe Beta-Karotin (aus dem der Körper selbst Vitamin A bildet) die Zellerneuerung und glättet die Haut. Es gibt müden Hautzellen den Anstoß, sich regelmäßig zu teilen. Dadurch wachsen junge Zellen nach, die die Haut widerstandsfähiger und vitaler machen. Beta-Karotin ist auch der beste von innen wirkende Hautschutz gegen Sonnenlicht.
- Vitamin E schirmt die Zellmembran gegen freie Radikale ab, die die Zellen angreifen und dadurch das Immunsystem schwächen. Als hautschützender Substanz kommt Vitamin E deshalb eine ausgesprochen große Bedeutung zu.

Das für die Haut enorm wichtige Vitamin A liefern Salat, Spinat, Milchprodukte, Eigelb, Tomaten, Paprika, Orangen und Kresse. Karottenrohkost sollte mit etwas Öl angemacht und Karottengemüse in Öl oder Butter gedünstet werden, damit die Vitamin-A-Vorstufe, das Beta-Karotin, vom Körper aufgenommen werden kann.

Der tägliche Bedarf an Schönheitsnährstoffen

- Die optimale Tagesdosis für Vitamin C beträgt 300 Milligramm. Da eine einzige gerauchte Zigarette etwa 30 Milligramm Vitamin C zerstört, brauchen Raucher als Ausgleich bis zu 400 Milligramm Vitamin C täglich. In 100 Gramm Orange stecken etwa 35 Milligramm.
- Dic Tagcsdosis für Vitamin Λ beträgt 0,8 Milligramm, für Beta-Karotin 1 Milligramm.
- Die Tagesdosis für Vitamin E beträgt 12 Milligramm. 100 Gramm Walnüsse enthalten etwa 20 Milligramm.
- Die Tagesdosis für Vitamin B6 beträgt 1,6 Milligramm, für Folsäure 100 Mikrogramm. Von Biotin genügen so winzige Mengen, dass ein Mangel so gut wie nie auftritt.
- Untersuchungen bei Menschen mit sehr müder Haut haben gezeigt, dass sie statt der normalen 1,8 Gramm Zinkreserve im Körper nur 0,7 Gramm Reserve hatten. Als Tagesration braucht der Mensch 15 Milligramm Zink.
- Der Tagesbedarf an Selen beträgt 20 bis maximal 100 Milligramm, jedoch nicht mehr!
- An Eisen werden 15 Milligramm pro Tag benötigt.

Spurenelemente und Mineralien

- Eine müde, welke Haut ist oft ein Hinweis auf Zinkmangel. Und wenn wir sagen, dass uns vor Ärger graue Haare wachsen, ist das nicht nur eine Metapher: Ärger frisst die Zinkreserven, und Zink kämpft im Haarboden gegen die Graumacher an.
- Selen ist wirksam gegen zellschädigende freie Radikale, bringt Glanz ins Haar und erhält Haare und Nägel gesund.
- Eisen braucht der Körper, um Sauerstoff zur Versorgung der Haut- und Haarzellen zu transportieren. Doch der Organismus kann nicht jede Art Eisenzufuhr gleich gut nutzen. Aus pflanzlicher Nahrung nimmt er es schlechter auf als aus tierischer. Um Eisen aus Gemüse zu verwerten, sollten Sie ein Stück Rindfleisch dazu essen. Wer Vitamin-C-reiches Gemüse oder ein Glas Fruchtsaft zum Essen reicht, verbessert dadurch auch die Verwertung von Pflanzeneisen.

Industriezucker ist ein ungemein schädlicher Vitamin- und Energieräuber. Wer den Zuckerkonsum reduziert oder zumindest durch eine verstärkte Vitaminzufuhr für eine Begrenzung des Schadens sorgt, hat viel für die Schönheit – auch für die der Haut – getan.

Hautbelastungen vermeiden

Ob wir mit zunehmendem Alter jünger, alt oder sehr alt aussehen, hängt nicht zuletzt davon ab, was die Haut an Zumutungen zu ertragen hat. Im Klartext: Die Haut zahlt den Preis für unsere Sünden. Sie altert vorzeitig, weil wir nicht sorgsam mit ihr umgehen. Kleinere Strapazen lassen sich mit einer guten Pflege beheben, größere hinterlassen jedoch Spuren, die nicht mehr auszubügeln sind.

Stressfaktor eins – zu viel Sonne

In Maßen sind Licht und Sonne eine Wohltat für Körper und Seele, doch zu viel Sonne quittiert die Haut unbarmherzig: Nichts macht so alt wie Sonne im Übermaß. Im schlimmsten Fall ist Hautkrebs der Preis für die ungebremste Lust auf Bräune. Auch hohe Lichtschutzfaktoren sind keine ausreichende Risikoversicherung. Sie schützen zwar, doch wer ständig braun sein will und jeden Urlaubstag für ausgedehnte Sonnenbäder nutzt, lässt der Haut keine Chance, schön, gesund und jung zu bleiben. In aller Schärfe zeigen sich die bleibenden Schäden zumeist jenseits der 40.

Vor den negativen Auswirkungen des UV-Lichts bewahren die natürlichen Schutzmechanismen der Haut: Sie verhindern, dass schädigende Strahlen in tiefe Hautschichten gelangen und fördern eine gesunde Bräune.

- Der Körper legt sich eine »dicke Haut«, eine Hornschicht, zu. Das gelingt jedoch nicht, wenn nach langer sonnenloser Zeit plötzlich ein ausgedehntes Sonnenbad genommen wird, denn die Haut braucht Zeit, um den Schutzmantel aufzubauen. Darum raten Experten, die Haut in kleinen Dosen an die Sonne zu gewöhnen. Hat sie genug Zeit, stellt sich die Haut perfekt auf die Sonne ein.
- Die Haut wehrt UV-Licht durch eine verstärkte Bildung von Melanin ab (dem braunen Farbstoff der Haut). Aber auch die Melaninbildung dauert ihre Zeit – bei dem blassen, nordländischen Typ länger als bei dem dunkelhäutigen, südländischen Typ.
- Als einzige schnelle Waffe gegen zu viel Licht produziert die Haut Urokaninsäure. Dieser schützende Oberflächenfilm hilft bei geringerer Sonnenbestrahlung auf trockener Haut, aber nicht bei einem Badeurlaub, wo er dauernd im Wasser abgewaschen wird.
- Haben wir zu viel Sonne getankt, macht sich die Haut daran, die Lichtschäden zu reparieren. Erst wenn eine Überdosis Sonne auch diese Anstrengungen zunichte macht, ist es mit dem natürlichen Lichtschutz und der natürlichen Hautheilung vorbei: Der Sonnenanbeter bekommt einen Sonnenbrand.

Sonne macht die Haut nicht nur alt und schlaff, sie verursacht auch die unschönen Altersflecken an Gesicht, Hals und Dekolletee. Leberflecken und Muttermale zeichnen sich deutlicher ab und vermehren sich. Bei Akne kann Sonne anfangs gut tun, sie löst aber häufig Wochen später neue schwere Schübe aus.

Stressfaktor zwei – Winterkälte

Kälte kann zu schweren Hautschädigungen führen. Besonders belastend ist die Kombination Kälte, Wind, Sonne und Schwitzen, z.B. beim Skifahren. Darum sollte das Gesicht beim Sport in eisiger Kälte nicht nur gut gepflegt (z.B. mit einem speziellen Kälteschutzbalsam), sondern auch flächendeckend durch entsprechende Kleidung geschützt werden. Als normaler täglicher Winterschutz empfiehlt sich beim häufigen Aufenthalt im Freien eine umgekehrte Pflege: Verwenden Sie tagsüber die Nacht- und nachts die Tagescreme.

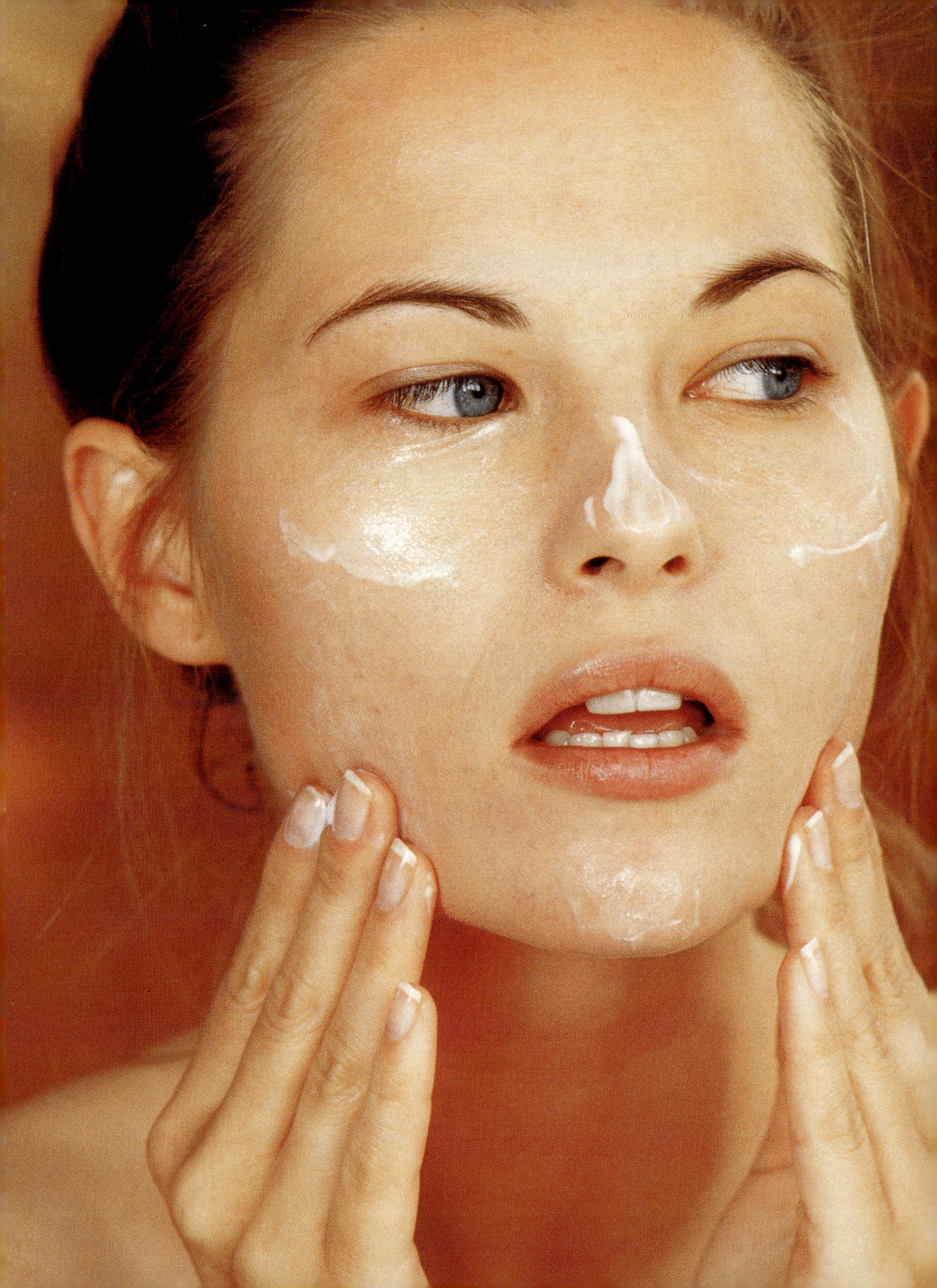

GESICHTSPFLEGE-PRODUKTE

Auch wenn viel von Hightech gesprochen wird – zahlreiche Kosmetika bestehen noch immer weitgehend aus Inhaltsstoffen, die das Ergebnis einer ganz banalen Resteverwertung sind. Was tun mit den tonnenweise anfallenden Abfallprodukten der Erdölgewinnung? Die Chemie bietet die Verfahren, sie Gewinn bringend zu nutzen. Sie verwandelt z. B. Schmieröl in Paraffinum liquidum, noch immer eine Hauptzutat zahlreicher Hautpflegeprodukte.

Doch engagierte Kosmetikhersteller arbeiten intensiv an modernen Produkten, die bei guten Pflegeeigenschaften weitgehend auf minderwertige wie problematische Stoffe verzichten und auch ökologischen Erfordernissen Rechnung tragen. Dabei verläuft die Grenze nicht in erster Linie zwischen Chemie und Natur. Chemie ist per Definition nichts anderes als die Wissenschaft von der Zusammensetzung flüssiger, gasförmiger und fester Materie, ihrem inneren Aufbau und den Umwandlungen, die sie erfahren kann. Ob ein kosmetisches Produkt positiv oder negativ zu bewerten ist, entscheidet sich dadurch, welche Rohstoffe und welche Art Chemie zum Einsatz kommen.

Pickel, Mitesser, eine schlaffe, faltige oder eine überaus trockenempfindliche Haut sind häufig das Ergebnis einer falschen Pflege. Man verwendet viel Kosmetik, weil man an Wirkstoffe glaubt – eine gute Produktgrundlage wird dabei außer Acht gelassen. Das Ergebnis: Wir pflegen die Haut kaputt.

Das A und O der Kosmetik – die Grundlage

Was braucht die Haut? Ihr bester Schutzschild ist der natürliche Hydrolipidmantel. Er bewahrt sie vor dem Austrocknen, sogar vor dem Ausschwitzen von Feuchtigkeit, da hauteigene Feuchthaltefaktoren an die Oberfläche dringende Feuchtigkeit zurückhalten. Dieses System kommt, wenn es intakt ist, ohne zusätzliche Pflege aus. Doch kaum jemand hat einen intakten Hydrolipidmantel. Ist er angegriffen, sind die Konsequenzen spürbar und sichtbar: Die Haut wird schlaff, rau, spannt oder juckt. Und eine trockene, raue Haut ist nicht nur unschön, sondern ungesund. Sie büßt ihre Funktion als Schutzbarriere ein, und Bakterien haben freie Bahn.

Neuere Forschungen zeigen, dass die Haut zwei Lipidfilme aufweist: den Hydrolipidmantel und tiefer in der Hautoberfläche ein weiteres Gemisch. Es hat die Struktur von Liposomen. Sie haben jedoch nichts mit den Liposomen aus einer Creme zu tun, sondern sind andere, aus hauteigenen Komponenten gebildete.

Viele Hautschädigungen sind das Ergebnis einer übertriebenen Hygiene: Man wäscht sich zu oft und mit wenig hautfreundlichen Mitteln. Entsprechend sorgfältig muss die Haut gepflegt werden. Dabei kommt es vor allem auf die Grundlage eines Produkts an. Das gilt für die Creme genauso wie für den Lippenstift oder das Make-up.

Hautpflege – weniger ist oft mehr

So geheimnisvoll und vielfältig die Zubereitung von kosmetischen Produkten zu sein scheint, im Prinzip geht es zu wie beim Kuchenbacken. Da gibt es den Rührteig, den Hefeteig oder den Mürbeteig, und aus allen dreien lassen sich die unterschiedlichsten Kuchen und Torten herstellen. Wie gut die jeweiligen Grundteige sind, hängt von den Zutaten ab und davon, in welcher Menge sie eingesetzt werden: Es kommt also auf das Mehl, die Butter, die Eier usw. an. Sie müssen außerdem im richtigen Verhältnis zueinander stehen. Mit zu wenig Hefe geht der Hefeteig nicht auf, und mit zu viel oder zu wenig Butter gelingt der Mürbeteig nicht. Und jede Art Kuchenteig kann vielfältig verarbeitet werden: der Hefeteig beispielsweise zu einem süßen Kuchen oder zu einer pikanten Pizza. Ähnlich ist es bei kosmetischen Zubereitungen – es kommt auf die Grundlage an.

Die Grundlage macht 80 Prozent der Wirkung aus

»Die Grundlage«, betont Beiersdorf-Entwicklungschef Dr. Klaus-Peter Wittern, »ist am Ende von entscheidender Bedeutung für die angestrebte Produktleistung. Mit einer exzellenten Grundlage erreicht man etwa 80 Prozent der Produktwirkung. Wirkstoffe machen nur noch die Top-20-Prozent aus. Die vielen wissenschaftlichen Untersuchungen, die wir gemacht haben, zeigen eindeutig, dass selbst der beste Wirkstoff wenig nützt, wenn er in eine schlecht wirkende Grundlage eingearbeitet wird.« Wie hochwertig eine kosmetische Grundlage, z. B. eine Emulsion, ist, steht und fällt mit der Qualität der Öle, Wachse und Emulgatoren. Sie kann bereits reich an wirksamen Ingredienzen oder aber eine neutrale, wirkungslose Masse sein.

Hauptbestandteile eines kosmetischen Produkts

- *Die Grundlage* Unter der Grundlage oder Basis versteht man den mengenmäßig größten Anteil, nämlich Wasser, Öl, Wachse und Emulgatoren für eine Emulsion oder Wasser, Tenside und Verdicker für Shampoos oder Duschgels sowie eine Mischung aus Fettalkoholen, Wachse und Öle für Lippenstifte.
- *Die Wirkstoffe* Sie sorgen dafür, dass die Kosmetika weitere pflegende Aufgaben erfüllen. Befeuchtungs- und Lichtschutzmittel sind Wirkstoffe, ebenso wie Vitamine.
- *Die Hilfsstoffe* Sie stabilisieren eine kosmetische Zubereitung. Zu den Hilfsstoffen zählen z. B. die Konservierungsmittel und die Antioxidanzien.
- *Die Duftstoffe* Ein Beautyprodukt kommt ohne weiteres ohne zusätzliche Duftstoffe aus, aber die Nase kauft mit. Der Duft spielt sogar eine entscheidende – wenn nicht gar die entscheidende – Rolle beim Kauf.

Bedeutender als alles andere – die Emulsion

Zwar scheint es, als würde das Rad ständig neu erfunden, doch der Eindruck täuscht: Nach wie vor bestehen über 90 Prozent aller Pflegepräparate aus ein und demselben Typ Grundlage, der Emulsion. Sie ist ein »Grundteig«, aus dem sich eine Reihe von Produkten herstellen lässt: eine Reinigungsmilch, eine Gesichtscreme, ein Sonnenschutzmittel oder eine Haarpackung. Emulsionen haben das große Plus, dass sie dem natürlichen Hydrolipidmantel der Haut ähnlich sind und darum besonders gute Pflegeeigenschaften haben.

Dieser Hydrolipidmantel ist ein faszinierender und effektiver Cocktail aus Wasser (Schweiß) und Fetten der Talgdrüsen. Aus diesen beiden Zutaten mixt sich die Haut mit den hauteigenen Stoffen Lezithin und Cholesterin einen schützenden Film. Und der variiert sogar, je nachdem, ob der Mensch mehr oder weniger schwitzt. Mal bildet sich aus dem Wasser und den Fetten eine so genannte Wasser-in-Öl-Emulsion, bei starkem Schwitzen eine Öl-in-Wasser-Emulsion.

Der menschliche Körper braucht eine Reihe von Emulgatoren, u.a. für den Transport wasserlöslicher Fette oder für die Verdauung von Nahrungsfetten, und stellt sie auch selbst her, z.B. Phospholipide aus Fett, Phosphat und Aminosäuren.

Ein solcher Cocktail ist auch die kosmetische Emulsion. Ihre Hauptbestandteile sind die Wasser- und die Ölphase.

- Die Wasserphase besteht aus Wasser und aus wasserlöslichen Substanzen, wie z.B. Pflanzenextrakten.
- Für die Ölphase werden Öle, Wachse, Fettalkohole, Fettsäureester oder natürliche Fett- und Ölkomponenten, wie z.B. Avocado- oder Aprikosenkernöl, eingesetzt.

Bestimmend für die Art der Emulsion sind nicht zuletzt die Emulgatoren. Je nach wasser- und fettlöslichen Eigenschaften werden sie als O/W- oder als W/O-Emulgatoren bezeichnet.

Ein wichtiger Vermittler sind die Emulgatoren

Öl und Wasser miteinander zu verbinden, das schafft unsere Haut von Natur aus. Damit die Öl- und die Wasserphase bei einem kosmetischen Produkt zusammenkommen und eine gute, angenehme Emulsion bilden, bedarf es eines Dritten im Bund – des Emulgators. Warum er nötig ist, zeigt ein einfacher Test: Füllt man Wasser und Öl in ein Gefäß, setzt sich das Öl oben ab. Kein noch so intensives Rühren verbindet beide dauerhaft miteinander, denn die Grenzflächenspannung zwischen ihnen ist zu groß. Das Phänomen kennt jeder von der Zubereitung einer Salatsoße. Erst wenn ein Eigelb zu Essig und Öl gegeben wird, entsteht eine cremige Konsistenz. In der Regel wird für ein kosmetisches Produkt nicht nur ein Emulgator, sondern eine Mischung von Emulgatoren eingesetzt.

Die Grundtypen von Emulsionen

Emulsionen bestehen also aus den zwei Grundflüssigkeiten Wasser und Öl. Und je nachdem, wie die Wasser- und die Ölmoleküle zueinander angeordnet sind, unterscheidet man bestimmte Typen von Emulsionen. Was damit gemeint ist, zeigen die vertrauten Produkte Tages- und Nachtcreme. Beide entsprechen in der Regel einem bestimmten Typ Emulsion: die Tagescreme der Öl-in-Wasser-Emulsion, die Nachtcreme der Wasser-in-Öl-Emulsion. Die eine ist reicher an Feuchtigkeit, die andere reicher an Fetten.

Die Öl-in-Wasser-Emulsion (O/W–Emulsion)

Bei einer Öl-in-Wasser-Emulsion sind Öltröpfchen in Wasser eingelagert. Wasser bildet die zusammenhängende äußere Phase, und die innere Phase besteht aus Öl. Weil die äußere Phase wässrig ist, spendet eine solche Emulsion viel Feuchtigkeit, verteilt sich leicht und zieht schnell ein.

Die Wasser-in-Öl-Emulsion (W/O-Emulsion)
Bei der Wasser-in-Öl-Emulsion sind Wassertröpfchen in Öl eingelagert. Wasser wird also von einer äußeren Ölphase umschlossen. So eine W/O-Emulsion gleicht den Fett- und den Feuchtigkeitsbedarf der Haut aus und ist eher als Nachtpflege geeignet.
Die 3-Phasen-Emulsion (Wasser-in-Öl-in-Wasser, W/O/W)
Die 3-Phasen-Emulsion ist selten, macht aber in der Kosmetikwerbung als Sensation Schlagzeilen. »Die Revolution in der Feuchtigkeitsversorgung« will z.B. das Produkt Re-Source Lait-en-Eau von Lancôme sein, und der Hersteller preist das »exklusive Verfahren«, eine Milch in Wasser »mit erstaunlichen Fähigkeiten« umzuwandeln. Doch die W/O/W-Emulsion ist keine grundlegend neue Erfindung. Neu ist nur, sie stabilisieren zu können. Hergestellt wird die W/O/W-Emulsion in drei Phasen: Phase eins besteht aus einer normalen Emulsion (z.B. einer leichten Milch). Diese Emulsion wird erneut mit einem Emulgator und einer äußeren Phase versetzt, so dass eine Emulsion erreicht wird, bei der Wasser und Öl anders verteilt sind: feine Wassertröpfchen in Öltröpfchen, und die wiederum sind ganz fein im Wasser verteilt.
Eine solche Emulsion soll die Haut durch die äußere Feuchtigkeitsphase kurzfristig mit Feuchtigkeit versorgen, durch die Ölphase pflegen sowie eine langfristige Feuchtigkeitsversorgung durch die inneren Wasserpartikel sicherstellen (Depoteffekt). In der Tat kann durch dieses Herstellungsverfahren erreicht werden, dass die Befeuchtung länger vorhält. Wunder sollte man nicht erwarten: Die Feuchtigkeit kann um ein oder zwei Stunden verbessert werden, doch ob das Produkt wirklich gute hautpflegende Eigenschaften hat, hängt auch bei dieser Zubereitung von den verwendeten Zutaten ab.

Die Kosmetikwerbung hat es geschafft, die Welt auf den Kopf zu stellen: Über die für die Qualität entscheidende Grundlage wird kaum ein Wort gesagt, dafür wird bei den Wirkstoffen maßlos übertrieben. Für einen Mix aus Glyzerin und Silikonölen plus Minimengen eines Vitamins und ein, zwei anderer Naturzutaten lässt man den Verbraucher bis zu 20 DM für zehn Milliliter bezahlen.

Die Grundzutaten

Auch wenn die Wirkung eines kosmetischen Produkts an erster Stelle der Verbrauchererwartungen steht – ein Verkaufserfolg ist es nur, wenn es weiteren Ansprüchen gerecht wird. Es soll sich auf der Haut angenehm anfühlen, im Nu von ihr aufgenommen werden und ein wohlig sanftes Gefühl vermitteln. Diese Anforderungen stellen den

Eine verwirrende Vielfalt der Bezeichnungen: Wie Paraffinöl stammen auch Wachse wie Vaseline (INCI-Bezeichnung: Petrolatum) aus Rückständen der Erdöldestillation. Auch Ceresin (INCI: Ceresin Wax) wird aus Erdölen oder Ozokerit (Erdwachs, INCI: Ozokerite) gewonnen.

Entwickler vor eine Aufgabe, die nicht leicht zu lösen ist. Und der Verbraucher kann per Augenschein nicht erkennen, ob eine Creme aus hoch- oder aus minderwertigen Inhaltsstoffen besteht, denn aus fast allem lassen sich schöne weiße, weiche und wohlriechende Mixturen herstellen. Basiszutaten für eine Emulsion sind vor allem Mineralöle, Silikone oder natürliche Öle und Fette. Dr. Klaus-Peter Wittern: »Wir verwenden bevorzugt Rohstoffe, die in die komplexe Chemie der Haut hineinpassen. Dabei geht der Trend zu nachwachsenden natürlichen Rohstoffen. Am liebsten würde man nur Stoffe nehmen, die die Haut selbst verwendet, um sich zu schützen. Das geht nicht immer, doch wir streben an, Rohstoffe einzusetzen, die sich gut mit dem vertragen, was in der Haut selbst vorkommt. Silikone sind z. B. Stoffe, die in der Haut nicht vorkommen, sie erfüllen jedoch durchaus bestimmte Funktionen. Als Entwickler entscheide ich mich von Fall zu Fall: Für eine bestimmte Aufgabe greife ich bewusst auf Silikone zurück, alles andere mache ich mit anderen Stoffen.«

Eine billige Grundmasse – Mineralöle

Mineralöle wie Paraffinum liquidum bestehen aus Kohlenwasserstoffketten ohne Sauerstoffanteil. Sie sind resistent gegen Umwandlungen durch Lebensprozesse, der Organismus kann sie nicht verar-

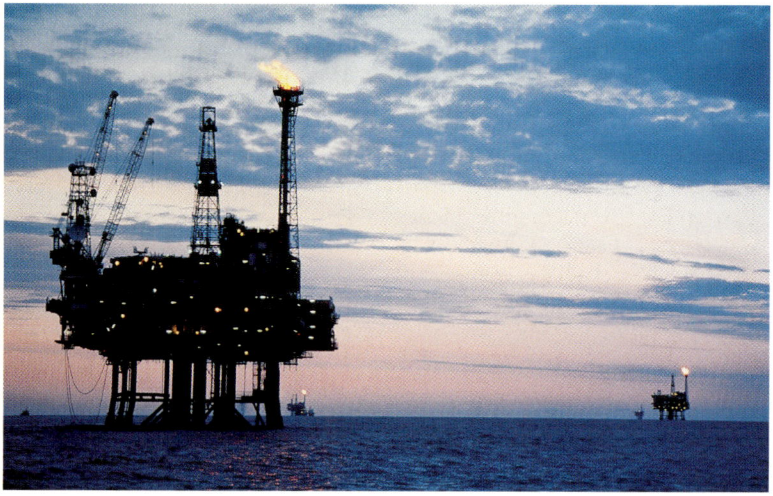

Preiswert und einfach zu verarbeiten – die aus Erdöl gewonnenen Paraffine bieten der Kosmetikindustrie viele Vorteile. Der Haut aber nicht: Solche künstlichen Öle behindern die Hautatmung.

beiten. Gewonnen werden Paraffinöle und -wachse aus Rückständen bei der Erdöldestillation, und zwar durch Waschen und Filtern des Rohmaterials. Sie haben bestenfalls hautschützende Qualitäten, denn ein Produkt mit einem hohen Anteil Paraffinöl ist okklusiv, d.h., es legt sich wie ein abschließender Film auf die Haut. Eine Eigenschaft, die bei einer Handcreme durchaus erwünscht sein kann, nicht jedoch bei einer Gesichtscreme für den täglichen Gebrauch.

Für Kosmetikhersteller ist die Verwendung von Paraffinölen als Basiszutat äußerst lukrativ, denn sie sind einfach zu handhaben und vor allem kostengünstig. Aus Mineralölen lassen sich mit entsprechenden Emulgatoren geruchlose, haltbare und gut zu verarbeitende Emulsionen herstellen. Sie können über lange Zeiträume hinweg gelagert werden, verfärben sich nicht, entwickeln keinerlei Eigengeruch und sind problemlos mit jedem gewünschten Duft zu versehen. Sie sind eine billig und in großen Mengen herzustellende Grundmasse, die zudem nicht oxidiert, so dass auf Antioxidanzien, die ein Ranzigwerden verhindern, verzichtet werden kann.

Naturkosmetikfirmen lehnen Mineralöle jedoch konsequent ab. Weleda, ein anthroposophisch orientierter Hersteller von Naturkosmetika, gibt dazu folgende Begründung an: »Als Bestandteil von Körperpflegemitteln sind Öle mineralischen Ursprungs ungeeignet, da sie nicht hautverwandt sind. Sie unterstützen die vielfältigen Hautfunktionen nicht.«

Silikone sind vollsynthetische Stoffe, die aus Silizium und Sauerstoff gebaut werden. Theoretisch könnte man auch Sand nehmen, um daraus Silikone herzustellen. Es gibt große Qualitätsunterschiede bei Silikonen, und sie werden für verschiedenste Zwecke eingesetzt.

Angenehm, aber nicht umweltfreundlich – Silikonöle

Silikone werden von den Produktentwicklern der Kosmetikindustrie hoch geschätzt, weil sie ungemein vielseitig sind. Sie können geradezu universell konstruiert werden. Die vollsynthetischen Substanzen werden in den unterschiedlichsten Produkten, z.B. in Hautschutzcremes, als Fixateur für Duftstoffe oder in Haarstylingprodukten, eingesetzt. So ist Dimethicone eines der meistverarbeiteten Rohmaterialien für Hautschutzpräparate, Haarpflegemittel und Lippenstifte. Häufige Inhaltsstoffe bei Make-ups oder Deos sind Cetyl Dimethicone Copolyol und Phenyl Trimethicone, bei Lippenstiften und anderen dekorativen Produkten die Silikonwachse Stearyl Dimethicone oder Cetyl Dimethicone, bei Duschpräparaten oder Shampoos Dimethicone Copolyol.

Natürliche Öle werden auch in hydrierter Form eingesetzt. Dann beginnt die INCI-Bezeichnung mit »Hydrogenated« (z. B. Hydrogenated Castor Oil für hydriertes Rizinusöl). Solche Öle sind eine wachsartige Masse, die eingesetzt wird, um die Festigkeit einer Creme oder von Stiften zu erhöhen.

Dem Chemiker sind bei Silikonen kaum Grenzen gesetzt. Er kann sie in fast unbegrenzt anderen Ketten bauen, er kann sie ganz nach Bedarf, auch als Emulgatoren, herstellen und einsetzen. Silikonöle sind beispielsweise weich und verteilen sich gut auf der Haut.

Ob eine Silikonzutat in Kosmetika wirklich hautpflegende Eigenschaften hat oder nicht, hängt von der Qualität der Synthese ab. Mineralölen sind sie unter Hautpflegegesichtspunkten ganz klar vorzuziehen. Silikonöle wie auch Silikonwachse haben jedoch einen entscheidenden Nachteil: Sie sind ausgesprochen umweltbelastend, weil biologisch kaum abbaubar. Darum sollte ihre Verwendung begrenzt bleiben.

In Harmonie mit der Haut – pflanzliche Fette und Öle

Ein natürliches Pflanzenöl verhält sich auf der Haut ganz anders als ein Paraffinöl. Pflanzenöle stammen aus Samen und Früchten. Das Öl ist das Resultat eines lebendigen Prozesses, gebildet durch Wärme und Licht. Pflanzenöle arbeiten mit der Haut. Sie erhalten sie geschmeidig und regen den Aufbau des hauteigenen Schutzfilms an. Sie begünstigen außerdem die Bildung einer gesunden Wärmehülle um den Körper.

Anders als Paraffinöle haben pflanzliche Öle und Fette ausgezeichnete hautpflegende Eigenschaften, denn sie enthalten wichtige Wirkstoffe. Verwendet werden vor allem nicht trocknende Pflanzenöle (z. B. Mandelöl), solche mit vielen Vitaminen (z. B. Avocadoöl), ölige pflanzliche Auszüge (z. B. aus der Kamille) und ätherische Öle. Ein hoher Anteil nativer (natürlicher) Öle ist ein Qualitätsmerkmal der Grundlage einer kosmetischen Zubereitung.

Diese alte Erkenntnis erlebt eine Renaissance: Wurden synthetische Kosmetikzutaten lange als große Errungenschaft der Moderne verkauft und natürliche links liegen gelassen, hat inzwischen auch in einigen großen Konzernen ein – an der Liste der Inhaltsstoffe abzulesendes – Umdenken gegriffen. So besteht die Grundlage so mancher neuer Rezeptur aus einem Mix nativer Öle (z. B. Ricinus communis) und anderer Zutaten auf pflanzlicher Basis. Häufiger ist leider immer noch die Verwendung von Silikonen. Unter Hautpflegegesichtspunkten wünschenswert wäre ein bedeutend größerer Anteil an wirkungsstarken nativen Ölen.

So erkennen Sie Qualitätsunterschiede

Da die ersten Zutaten, die in der INCI-Auflistung eines Produkts genannt werden, mengenmäßig über 90 Prozent der Zubereitung und den Löwenanteil ihrer Wirkung ausmachen, sind Qualitätsunterschiede leicht auszumachen. Los geht es bei fast allen Pflegepräparaten mit Aqua (Wasser).

- Eine Creme, bei der z. B. Ricinus communis (Rizinusöl), Glyzerin, Persea gratissima (Avocadoöl), Cera alba, Sodium Stearate oder Caprylic/Capric Triglyceride (aus pflanzlichen Ölen gewonnen) an den ersten Stellen nach Aqua (Wasser) steht, kann wesentliche Pluspunkte für sich verbuchen.
- Negativ zu Buche schlagen Paraffinum liquidum, Petrolatum, Ozokerite, Cera microcristallina oder Hydrogenated Polyisobutene an den ersten Stellen auf der Liste.
- Cyclomethicone (Silikonöl) als Hauptölzutat ist unter Hautpflegegesichtspunkten zwar als befriedigend einzustufen, aber auch als wenig umweltverträglich, weil sehr schwer abbaubar.

Pflanzliche Öle, Fette und Wachse aus kontrolliertem biologischem Anbau (kbA) stammen von Pflanzen, die u. a. ohne Einsatz von chemischen Dünge- und Unkrautvernichtungsmitteln angebaut werden. Der Begriff »kbA« ist auch gesetzlich festgeschrieben, und die kbA-Produktion wird von Prüfstellen überwacht.

Hitliste der pflanzlichen Öle

- Avocadoöl ist reich an Vitaminen, Lezithin und Mineralstoffen.
- Mandelöl ist eines der mildesten und besten Grundöle.
- Olivenöl ist wegen seines hohen Anteils an Ölsäure sowie Linol- und Palmitinsäure besonders hautpflegend.
- Auch Weizenkeimöl ist reich an wertvollen Substanzen: an mehrfach ungesättigten Fettsäuren, Vitamin E, Lezithin und Provitamin A (Beta-Karotin).
- Erdnussöl enthält ebenfalls viel Öl- und Linolsäure.
- Macadamianussöl wird in zahlreichen Haut- und Haarpflegemitteln sowie auch bei dekorativen Kosmetikprodukten eingesetzt. Es hat ausgezeichnete Pflegeeigenschaften und zieht gut in die Haut ein. Als Haarpflege soll es die angegriffene Schuppenschicht glätten.
- Palmöl ist wegen seines hohen Anteils an ungesättigten Fettsäuren eine häufige Zutat in Anti-Aging-Produkten.
- Sanddornöl, reich an Vitaminen, Spurenelementen und Unverseifbarem, fördert die Heilung von geschädigter Haut.

- Borretsch- und Nachtkerzenöl sind wegen ihres hohen Anteils an ungesättigten Fettsäuren eine gute Hautpflege bei Neurodermitis.

Die Nachteile pflanzlicher Öle

Nachteilig ist, dass natürliche Öle und Fette schwer und weniger geeignet sind für leichte Cremes, die sich gut auf der Haut verteilen. Darum werden mehr und mehr Esteröle eingesetzt. Das sind Öle mit besseren spreitenden Eigenschaften, d.h., sie verteilen sich auf der Haut, wie es der Verbraucher von einem modernen leichten Produkt erwartet. Esteröle entstehen im Labor – entweder synthetisch oder man spaltet natürliche Öle auf und kombiniert sie neu.

Holzzucker, aus Abfällen der Sägewerke gewonnen, liefert nicht nur Zuckeralkohole für Kosmetika. Aus Holz wird auch ein sehr gutes Erdbeeraroma gewonnen, um die Duftnote zu verfeinern.

Natürliche Wachse sind auch sanfte Emulgatoren

Pflanzliche und tierische Wachse sind gute Hautpflegemittel und bei entsprechender Zusammensetzung zugleich sanfte Emulgatoren.

- Bienenwachs wird vor allem für die heute kaum mehr hergestellte »Coldcream«, für Salben oder Lippenstifte verwendet.
- Carnaubawachs stammt von den Blättern einer brasilianischen Palme und wird für dekorative Kosmetika verwendet.
- Candillawachs wird aus den Blättern der mexikanischen Pflanze Euphorbia cerifera gewonnen.
- Wollwachs (Lanolin) und Wollwachsalkohole zählen ebenfalls zu den hautfreundlichen Stoffen mit guten emulgierenden Eigenschaften. Wollwachs ist einer der ältesten Emulgatoren für Wasser-in-Öl-Emulsionen.
- Jojobaöl, eine ausgezeichnete Kosmetikzutat, ist trotz seines Namens kein Öl, sondern ein Wachs – und zwar das einzige in der Natur bekannte flüssige Wachs.
- Sheabutter ist ein Zwitter zwischen Wachs und fettem Öl. Sie hat hervorragende hautpflegende Eigenschaften, besonders wegen ihres hohen Anteils an Unverseifbarem.

Bei den meisten Ölen liegt dieser Anteil zwischen einem halben und zwei Prozent. Sheabutter bringt es auf bis zu 15 Prozent (zum Vergleich: Ein gutes Avocadoöl enthält maximal sechs Prozent). Dieses Unverseifbare ist sehr wertvoll und zählt darum zu den wichtigen Wirkstoffen: Es dringt gut in die Haut ein, macht sie weich, bindet Feuchtigkeit und fördert die Aufnahme anderer Wirkstoffe.

Fettalkohole und Fettsäuren

Fettalkohole werden als Verdicker und Coemulgatoren eingesetzt; sie machen die Haut weich und geschmeidig. Solche Fettalkohole finden sich in vielen Produkten unter den Bezeichnungen »Cetyl Alcohol«, »Behenyl Alcohol«, »Stearyl Alcohol» oder »Myristyl Alcohol«. Cetylalkohol ist beispielsweise eine weiße Masse, oft als Konsistenzgeber eingesetzt, die nicht nur reizlos und ungiftig ist, sondern auch den Vorteil hat, nicht ranzig zu werden.

Fettsäuren stabilisieren ein Produkt und haben ebenfalls Emulgatorcharakter. Zu den wichtigsten gesättigten Fettsäuren gehören die Laurinsäure (Lauric Acid), die Stearinsäure (Stearic Acid), die Myristinsäure (Myristic Acid) und die Palmitinsäure (Palmitic Acid); eine der wichtigsten mehrfach ungesättigten Fettsäuren ist die Linolsäure (Linoleic Acid). Diese Fettsäuren sind ausgezeichnete kosmetische Inhaltsstoffe. Sie kommen beispielsweise in der Natur, an Glyzerin gebunden, als Fette und Öle vor.

Ein wichtiges Kriterium für die Auswahl von Fettstoffen ist ihr Spreitvermögen. Darunter versteht man die Eigenschaft eines Fettstoffs, sich von selbst gut auf der Haut auszubreiten und in sie einzuziehen.

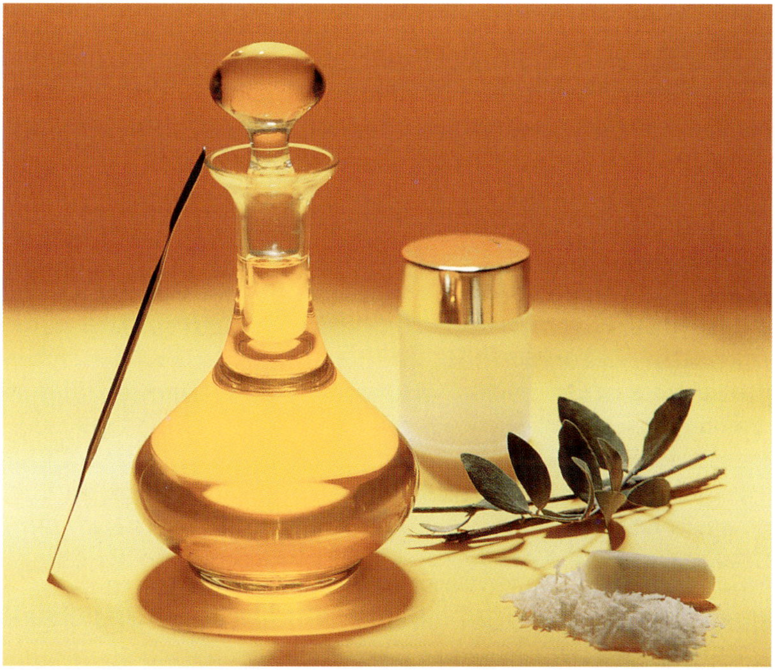

Jojobaöl ist ein ausgezeichnetes Pflegemittel: Es ist geruchsfrei, dringt schnell in die Haut ein und hinterlässt keinen Fettfilm. Besonders gut tut es rauer, beanspruchter und älterer Haut.

Hydrophile Öle sind ebenfalls Emulsionen

Auch die so genannten hydrophilen Öle sind Emulsionen. Und zwar sehr clevere, denn sie sind selbstemulgierend. Kommen sie mit Wasser in Kontakt, bilden sie von sich aus eine abwaschbare Öl-in-Wasser-Emulsion. Diese Reaktion gelingt in der Regel jedoch nur, wenn die Öle mit ethoxilierten Emulgatoren versetzt werden. Das sind Emulgatoren, die aus hochgiftigen Kampfstoffen gewonnen werden. Hydrophile Öle werden von den Herstellern, die sie anbieten, besonders zur Reinigung von trockener und schuppiger Haut empfohlen. Eine schonende Reinigung erreicht man jedoch auch mit Reinigungsölen, die ganz ohne Emulgator arbeiten.

Ein Rezepturenvergleich lohnt sich

Kühlende Gels enthalten vielfach Pektine, die aus Früchten, vor allem Zitrusfrüchten, gewonnen werden. Carrageen, das so genannte Irish Moos, stammt aus Perltang. Es wird viel in Zahnpasten oder Haarconditionern eingesetzt.

Schaut man auf die Rezepturen bestimmter Marken, die unter das Dach eines Unternehmens gehören, lassen sich Rezepturhandschriften sowohl hinsichtlich der Grundlage als auch der Wirkstoffe ausmachen. Sehr preiswerte Produkte basieren meist auf Mineralöl. Doch es gibt auch, bei oft nur geringen Preisunterschieden, bedeutend bessere Grundrezepturen. Sehr teure Produkte zeigen teils erstaunliche Ähnlichkeiten mit den Grundlagen von guten Cremes im mittleren Preissegment. Es lohnt sich also, genau hinzuschauen und zu vergleichen.

Gelprodukte

Gele sind fett- und emulgatorfrei, also keine Emulsionen. Sie werden in unterschiedlichen kosmetischen Zubereitungen angeboten:

- Als Hautreinigungspräparat
- Als Pflegeprodukt
- Als Sonnenschutzmittel
- Als Roll-on-Deo

Die Grundlage aller Gelzubereitungen besteht aus Wasser und einem Verdicker (Gelbildner). Dieser Verdicker baut ein Gerüst, in dessen Zwischenräumen viel Feuchtigkeit gebunden werden kann. Als Gelbildner werden synthetische oder natürliche Stoffe verwendet. Natürliche Gelbildner sind gute kosmetische Mittel, aber nicht so einfach zu verarbeiten wie synthetische. Damit das Gel kristallklar und elastisch ist, werden meist Verdicker wie Polyacrylate eingesetzt. Acrylate hinterlassen auch kein klebriges Gefühl auf der Haut.

Gelbildner stecken in zahlreichen Produkten

Pflanzliche Gelbildner sind z. B. Guarmehl (Guar Gum) oder Johannisbrotkernmehl (häufig in Roll-on-Deos und Haarpflegeprodukten), Gummi arabicum, Agar Agar, ein Gelbildner aus Rotalgen, Alginate (aus Seetang oder Braunalgen, meist in Shampoos oder Masken) oder Stärke aus Kartoffeln, Reis oder Weizen. Der häufig eingesetzte Gelbildner Xanthan wird biotechnologisch gewonnen. Gelatine ist tierischen und Bentonite mineralischen Ursprungs. Zellulose und die oft verwendete Methylzellulose sind natürliche halbsynthetische Gelbildner. Gelbildner findet man in zahlreichen kosmetischen Zubereitungen, auch wenn sie nicht nach einem Gel aussehen. So ist bei einer Reihe von Produkten die Wasserphase bereits ein Gel, das dann in die Ölphase einer Emulsion eingearbeitet wird.

Eine normale, trockene oder empfindliche Haut ist mit einer Crememaske gut bedient. Solche Masken sind Emulsionen, die hautglättend wirken und für eine bessere Durchblutung sorgen. Sie haben ebenfalls einen Reinigungseffekt und enthalten je nach Hautproblem unterschiedliche Wirkstoffe.

Viel Feuchtigkeit, aber wenig Hautpflege

Eigenständige Gelzubereitungen, deren Grundlage allein Wasser und Gelbildner sind, haben eine gute Feuchtigkeitswirkung und ziehen schnell in die Haut ein, trocknen sie aber auch aus. Eigentlich sind sie Spezial- und Zusatzpräparate. Gerade bei der Anwendung von Gels ist anzuraten, die Hautbeschaffenheit genau zu analysieren und sie nur gezielt einzusetzen, denn Gels sind weniger pflegend als Emulsionen. Hilfreich sind sie allerdings bei einer Haut, die keinerlei Fett verträgt, und sie haben einen angenehm kühlenden Effekt bei speziellen Zubereitungen für Sportler.

Wodurch sich Gele unterscheiden

Hydrogele sind u. a. die Grundlage von Sonnenschutzmitteln, Packungen bzw. Masken oder Reinigungspräparaten.
Hydrodispersionsgele sind eine Weiterentwicklung der Hydrogele und enthalten auch Fettkomponenten und Rückfetter. Wie gut ein solches Gel ist, hängt nicht nur von den Zutaten, sondern auch von der Herstellungstechnik ab.
Gelcremes sind eine Kombination aus Emulsion und Gel.
Lipogele sind gelartig verdickte Öle, die kein Wasser enthalten; in der Kosmetik kommen sie eher selten vor.

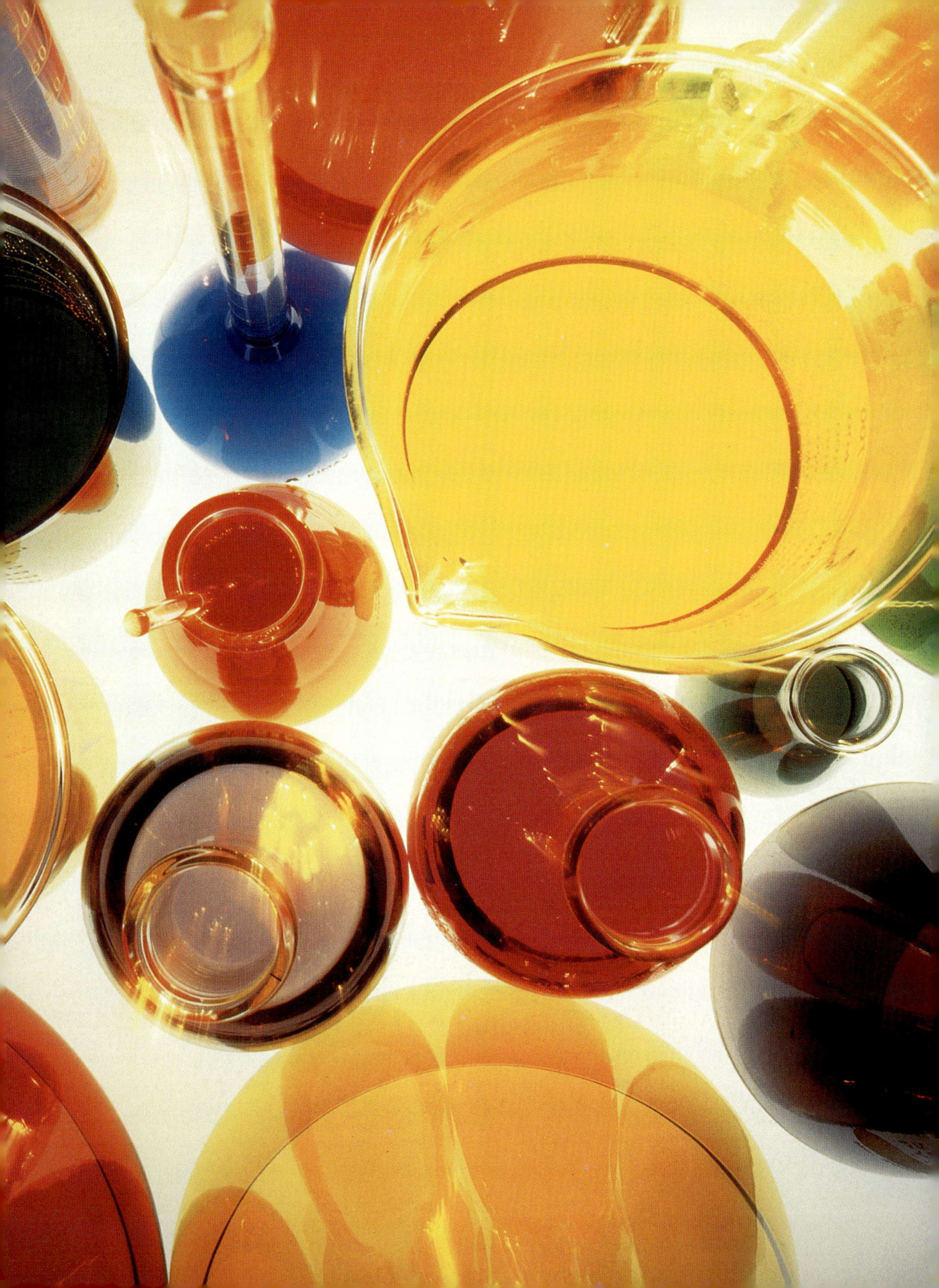

KOSMETISCHE WIRKSTOFFE

Selten war der Verbraucher so ratlos wie heute! Eigentlich kann er sich bei der Auslobung von Wirkstoffen nur noch vom Wohlklang der Worte tragen lassen, denn ihr Sinn erschließt sich ihm kaum noch. Und da Wirkstoffe zum Verkaufsinstrument Nummer eins avancierten, wird auf diesem Gebiet mit Hochdruck geforscht. Jede neue Zubereitung verblüfft mit anderen Wundermitteln und noch größeren Versprechen. Die neueste Lancôme-»Weltpremiere« ist die Formel des Produkts Vitabolic: »Im Kern dieser Formel«, so die Erläuterung, »befinden sich die Glycovecteurs TM.« Was immer sich dahinter verbergen mag – durch eine scheinbar wissenschaftliche Benennung einzelner Wirkstoffe oder Transportmittel wie Koenzyme, Nanosphären, Provitamine, Mikrospheren, Bio-Epo usw. ist weitgehend aus dem Blickfeld geraten, worum es sich bei diesen Substanzen überhaupt handelt und welche Bedeutung ihnen tatsächlich zukommt. Den scheinbar erreichten Vorstoß in völlig neue Pflegedimensionen unterstreichen zudem viel versprechende Charakterisierungen wie »mit Vital-Komplex«, »Depotwirkung«, »Dreifachschub« und »patentierte Pflegeformel«.

Angesichts der Übertreibungen, Desinformationen und Manipulationen kann man bei zahlreichen Kosmetika von der großen Wirkstofflüge sprechen. Denn die erzeugten Hoffnungen stimmen in keiner Weise mit der Leistung der Produkte überein.

Ihre Bedeutung wird weit überschätzt

Wer den starken Worten mit einem gesunden Maß an Skepsis begegnet, kann einiges an Geld sparen und sich dennoch mit wirksamen Produkten verwöhnen. Rein mengenmäßig machen spezielle Wirkstoffe nur sehr wenige Prozente eines Produkts aus. Würden die Zahlen ausgewiesen, begännen die meisten mit einer 0,1 oder 0,0. Bei Hyaluronsäure gilt beispielsweise 0,10 Prozent schon als sehr viel.

Auf welche Wirkstoffe kommt es bei Kosmetik an? Gesund und frisch ist die Haut, wenn sie ausreichend mit Fett und Feuchtigkeit versorgt ist. Eine gut geschützte Haut ist auch eine gesunde Haut, denn sie ist weniger anfällig als eine raue, trockene Haut. Die wichtigste Aufgabe von Pflegeprodukten ist es darum, der Haut Fett und Feuchtigkeit zuzuführen, denn ein gut ausbalancierter Hydrolipidfilm ist der beste Garant für schöne Haut. Darum besteht eine gute Rezeptur aus:

- Einer hochwertigen Grundlage
- Einigen Wirkstoffen
- Eventuell zusätzlichen Wirkstoffträgern (z. B. Liposomen)

Eine Bezeichnung wie »Moisturizer« kann man noch entschlüsseln (Feuchtigkeitsspender). Bei einigen anderen Begriffen ist es fast unmöglich herauszufinden, wozu das Produkt gut sein soll. Für mehr Klarheit sorgt die Regelung, dass auf der Ware oder auf der Packung eine Angabe zum Verwendungszweck in der Sprache des Landes, in dem es verkauft wird, stehen muss.

Den Löwenanteil der Wirkung eines Produkts macht bereits die Grundlage aus, denn ihre Hauptbestandteile Wasser und Öl dienen dazu, den Fett- und Feuchtigkeitshaushalt der Haut zu regulieren. Je gehaltvoller die Basiszutaten ihrer Ölphase sind – z. B. wirkstoffreiche pflanzliche Öle –, desto besser. Sie haben den entscheidenden Vorteil, dass sie bereits in sich einen komplexen Wirkstoffmix darstellen.

Feuchtigkeitsregulatoren

Die Wasserphase einer Emulsion leistet durch das Wasser und durch die zusätzlichen feuchtigkeitsregulierenden und feuchtigkeitsbewahrenden Substanzen bereits einen wesentlichen Beitrag zur Pflege der Haut. Die einfachste Art der Befeuchtung ist Waschen mit Wasser, doch dieser Effekt hält nicht länger als eine halbe Stunde an und verstärkt außerdem die Austrocknung. Denn Waschen mit Wasser löst auch die natürlichen Feuchthaltefaktoren aus der Haut heraus.

Man muss also die zugeführten Substanzen »verankern« oder auf anderen Wegen erreichen, dass die angestrebte Befeuchtung länger wirksam ist. Das ist möglich, doch nicht in dem Maß, wie häufig suggeriert wird: Selbst die besten bekannten Feuchthaltemittel sind nach einigen Stunden wieder verdunstet.

Die wirkungsvollsten Moisturizer

Da der natürliche Feuchtigkeitsfaktor der Haut, NMF (Natural Moisturizing Factor) genannt, aus Substanzen besteht, die Wasser binden und durch Wasser herauszulösen sind, werden einem Pflegeprodukt ähnliche Stoffe zugesetzt. Sie haben den so genannten Moisturizereffekt, d. h., der Feuchtigkeitsgehalt der Haut wird erhöht.

Harnstoff erlebt als feuchtigkeitsspendender Wirkstoff einen regelrechten Boom in der konventionellen wie in der Natur-/Apothekenkosmetik. Zur Wirkung von Urin verweisen Raab/Kindl auf Untersuchungen, nach denen der Harnstoffgehalt »in klinisch trockener Haut um etwa 50 Prozent niedriger ist als in klinisch gesunder Haut«.

Hyaluronsäure kann viel Wasser binden und gilt geradezu als Feuchthaltewundermittel. Ihre Wirkung beruht darauf, dass Hyaluronsäure mit dem Keratin der Hornschicht eine sehr enge Bindung eingeht. Sie macht die Haut weich und glatt, da sie einen die Hornzellen fixierenden Film bildet und die Feuchtigkeit speichert. Sie wird allerdings zumeist in sehr geringen Mengen eingesetzt, da sie sehr teuer ist. Kleine Dosierungen haben durchaus einen befeuchtenden Effekt, doch eine Minimenge von z. B. 0,001 Prozent ist bestenfalls werbewirksam; sie führt nicht zu einer nennenswerten Befeuchtung der Haut. Der altersbedingte Rückgang von hauteigener Hyaluronsäure ist jedoch durch Pflegeprodukte nicht auszugleichen, da die Säure nicht in die Haut eindringen kann. Natürliche Hyaluronsäure wurde aus Kalbshäuten und Hahnenkämmen gewonnen. Inzwischen wird sie aber vorwiegend biotechnologisch hergestellt.

Kollagene, die man früher Leimbinder nannte, weil Leim durch Auskochen von Knochen oder Sehnen gewonnen wurde, war lang eine stark überschätzte Zutat von Kosmetika. Zwar besteht die Haut zum größten Teil aus Kollagen, doch es ist eine Illusion anzunehmen, dass eine Kollagencreme das Bindegewebe verjüngen könnte.

Selbst Prozentangaben können täuschen: Bei manchen Produkten wird der Anteil eines pflanzlichen Wirkstoffs in Prozenten angegeben. Doch darin sind in der Regel auch die Lösemittel enthalten, und die machen den größten Anteil aus.

Wirkliche Neuheiten sind sehr selten

Wirklich neue chemische Verbindungen, die weitaus wirksamer sind als die bislang bekannten, sind ausgesprochen rar. Bei neuen kosmetischen Wirkstoffen geht es in der Regel um Varianten eines bekannten Repertoires: um Vitamine, Vitaminvorstufen und Mineralstoffe. An echten Innovationen wird sehr lange geforscht, und das kostet Millionen. Bei diesen gewaltigen Forschungsanstrengungen werden manchmal neue Molekülverbindungen entdeckt, so z. B. im Zahnpflegebereich. Dort hat es den einen oder anderen Durchbruch gegeben, der diesen Namen verdiente. Lohn der intensiven Forschung waren beispielsweise neue Fluor-Phosphor-Verbindungen, die wirkungsvoller sind als die vorher bekannten.

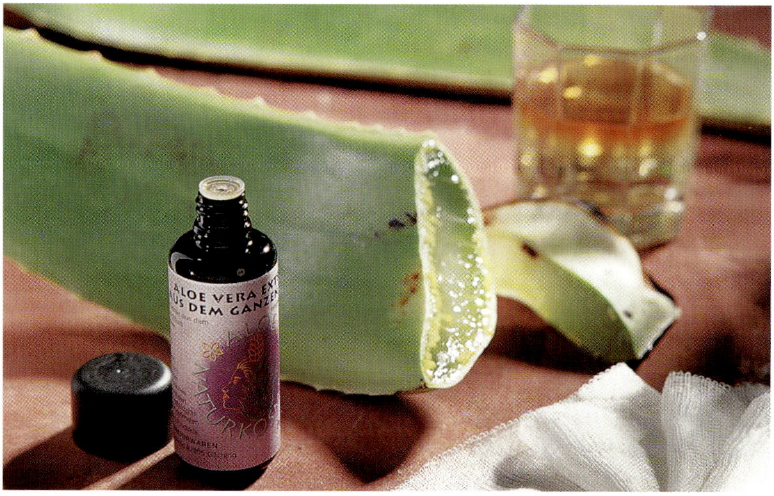

Aloe vera, ein kaktusähnliches Liliengewächs, erlebt derzeit nicht nur in Kosmetikprodukten einen Boom. Die Forschung bestätigt, dass Aloe vera ein gutes Wund-, Heil- und Schönheitsmittel ist.

Die Rechnung, der Haut Bestandteile, die nicht mehr wie in jungen Jahren vorhanden sind, von außen zuzuführen, geht nicht auf, weil die Moleküle, wie z. B. bei Kollagen, viel zu groß sind, um in die Haut einzudringen. Und das ist gut so, »denn würden sie resorbiert«, so Professor Eberhard Heymann, »würden sie eine kräftige Immunantwort auslösen und als Fremdkörper vernichtet, aber keineswegs in die Dermis eingebaut werden.« Kollagen macht die Haut also nicht straffer und elastischer, trägt aber zur Befeuchtung bei.

Wie es um den aktuellen Zustand der Haut bestellt ist, darüber gibt die Zusammensetzung des Hydrolipidfilms Auskunft. Sinkt der Wassergehalt der Hornschicht unter zehn Prozent, ist die Haut rau, schuppig und spannt. Eine solche Haut neigt auch stark zu Ekzemen.

Elastin stammt ebenfalls zumeist von Rindern. Es wird, wie Kollagen, nicht nur in Haut-, sondern auch in Haarpflegemitteln verwendet.

Seidenproteine sind Wirkstoffe aus Kokonabfällen. Sie bestehen hauptsächlich aus den Proteinen Serizin und Fibroin und sind auch gute befeuchtende Haarwirkstoffe.

Aloe vera ist ein bewährtes pflanzliches Befeuchtungsmittel bei trockener, angegriffener Haut. Ihre Wirkstoffe wurden von zahlreichen Wissenschaftlern untersucht. Mit modernen Analyseverfahren konnten 160 Stoffe nachgewiesen werden. Die wichtigsten sind Mineralien, Enzyme, Vitamine und Aminosäuren.

Algen werden seit einigen Jahren sehr intensiv erforscht. Bei an die 20000 Arten bietet sich den Wissenschaftlern ein weites Feld, um die Wirkstoffpalette zu erweitern. Die Meerespflanzen liefern in der Tat

eine Fülle ausgezeichneter Zutaten. Algenextrakte sind gute Befeuchter und schützen die Haut zudem vor freien Radikalen.
Proteine/Aminosäuren sind im Körper für den Stoffwechsel der Zellen zuständig. Aufgebaut ist die unendliche Vielzahl an Proteinen aus nur 20 Aminosäuren (Eiweißbausteine). Aminosäuren haben eine gute Feuchtigkeitsbindung und tragen dazu bei, den hauteigenen NMF aufzubauen. Auch Sodium PCA, ein Hauptbestandteil des natürlichen Feuchthaltefaktors der Haut, ist ein guter Wirkstoff, um Feuchtigkeit zu speichern.

Glyzerin – Hautbefeuchter Nummer eins

Alkohole werden ebenfalls als Moisturizer eingesetzt. Sorbitol, ein sechswertiger Alkohol, ist ein gut hautverträgliches und wirksames Befeuchtungsmittel. Eingesetzt werden auch Xylol, ein ausgezeichneter Alkohol aus Holzzucker, sowie synthetische Alkohole wie Propylene Glycol, Butylene Glycol und Pentylene Glycol.
Auch wenn eine Reihe neuerer hautbefeuchtender Wirkstoffe von sich reden macht: Der mehrwertige Alkohol Glyzerin führt die Hitliste der Befeuchtungsmittel noch immer an. Dr. Klaus-Peter Wittern: »Wir haben Glyzerin ausgiebig untersucht. Es ist als hautbefeuchtender Wirkstoff unglaublich wirksam. Ein weiterer kaum zu schlagender Stoff ist Urea (Harnstoff). Hyaluronsäure kommt nur in größeren Mengen auf gute Ergebnisse. Aminosäuren leisten im Cocktail der hauteigenen Substanzen einen Beitrag, doch Propylene Glycol und Butylene Glycol rangieren als Befeuchtungsmittel noch vor ihnen.«

Mit vitaminhaltigen Produkten wird mächtig Kasse gemacht. Im Vergleich zu einer Creme liefert eine einzige Orange jedoch bedeutend mehr Vitamin C und dazu noch zellaktivierende Fruchtsäure. Bei 0,1 Gramm Vitamin C (entspricht ca. einer Orange) in einem Tiegel Hautcreme kommen nur minimalste Dosen bei einer Anwendung auf die Haut.

Vitamine

Um Hautprobleme zu mindern, einer vorzeitigen Hautalterung entgegenzuwirken und die natürliche Hautalterung zu verzögern, werden Pflegeprodukte mit stimulierenden, vitalisierenden und schützenden Vitaminen angereichert. Als Bestandteile von Kosmetika sind die Vitamine A und E, die B-Vitamine, Biotin (Vitamin H) und die ungesättigten Fettsäuren (früher: Vitamin F) von Bedeutung. Sie haben positive Auswirkungen auf die Haut, doch die Folgen eines Mangels in der Ernährung können Kosmetikvitamine nicht ausgleichen!

Vitamin A (Retinol) wird gegen fahle und schuppige Haut eingesetzt. Es macht die Haut geschmeidig, stimuliert die Regeneration und gleicht altersbedingte Veränderungen aus. Vitamin A ist ein außerordentlich fragiler Stoff, denn reines Vitamin A zerfällt, sobald es mit Sauerstoff in Berührung kommt. Darum wird es in Kosmetika in der Regel als Palmitat eingesetzt, das erst in der Haut zum Vitamin A umgebaut wird.

B-Vitamine sind sehr wichtig für die Haarpflege.

Biotin (Vitamin H) ist ein hochwertiges, auch recht teures Haut- und Haarvitamin (siehe Seite 86).

Da Lichtschutzwirkstoffe einige Nebenwirkungen haben können, sollte man bei der Auswahl normaler Hautpflegeprodukte gut abwägen. Eine Handcreme mit einem Lichtschutzfaktor 8 macht als tägliche Pflege im Haus oder Büro keinerlei Sinn.

Im Fokus der Forschung – Antioxidanzien

Vitamin E (Tokopherol) ist ein wichtiger hautschützender Wirkstoff, denn es verhindert licht- und sauerstoffbedingte Oxidationsprozesse. Das bedeutet: Es verhindert, dass Fette ranzig werden. Fette (Lipide) braucht die Haut jedoch dringend. Warum nach weiteren Antioxidanzien geforscht wird, beschreibt Beiersdorf-Entwicklungschef Dr. Klaus-Peter Wittern: »Wenn es gelingt, den Antioxidanzstatus in

Hautglättende und -stärkende Wirkstoffe

- Avocadoöl hat wegen seines hohen Anteils an Unverseifbarem eine ausgesprochen gute Pflegewirkung.
- Allantoin macht die Haut glatt und geschmeidig.
- Bisabolol, ein Wirkstoff der Kamille, wirkt entzündungshemmend und beruhigend bei empfindlicher Haut.
- Ceramide haben einen positiven Einfluss auf die schützende Hautbarriere.
- Sasanquaöl hat gute hautglättende und -pflegende Eigenschaften und verbessert die Hautstruktur.
- Sheabutter, Macadamianussöl, Trauben- und Aprikosenkernöl sind Fette mit bewährten hautpflegenden und -glättenden Eigenschaften.
- Weizenkeimöl ist reich an Vitaminen. Es belebt vor allem ältere, trockene und schuppige Haut.
- Hefeextrakte wirken belebend und vitalisierend.

der Haut auf ein höheres Niveau zu bringen, dann erhöht sich die Verfügbarkeit der Lipide, die sonst wegoxidiert werden. Und das stärkt die hauteigenen Abwehr- und Balancekräfte. Neben Vitamin E wäre Vitamin C, wenn man es stabil bekäme, was meines Erachtens noch nicht der Fall ist, ein weiteres gutes Mittel.«

Es steht also außer Vitamin E bislang kein wirklich wirksames Antioxidanz zur Verfügung. Entsprechend intensiv ist die Suche nach anderen Substanzen. Dr. Klaus-Peter Wittern: »Wir haben uns z. B. gefragt, wie sich die Blätter vor der Lichtwirkung schützen und sind auf die Flavonoide gestoßen, die Antioxidanzvorgänge sicherstellen. Wenn das in Blättern funktioniert, lohnt es sich zu prüfen, wie die Wirkung auf die Haut ist.« Den Stoff aus den Blättern in Kosmetika auf die Haut zu bringen und auf seine Wirkung hin zu überprüfen, ist ein komplizierter Prozess. Er wurde erfolgreich abgeschlossen: Flavonoide als Antioxidanz kamen bei Beiersdorf erstmalig in dem Pre-Sun-Produkt »pH5 Eucerin Sun Sensitive« zum Einsatz.

Wie und wann altern wir? Studien haben bewiesen, dass 65 Prozent des Alterungsprozesses genetisch festgelegt sind und nur 35 Prozent vom Lebensstil und von der Pflege abhängen. Dennoch: Wer gesund lebt und sich gezielt pflegt, kann der Natur nachhelfen. Oder gute Anlagen verspielen: So sind Halsfalten zumeist eine Folge von Sonnenschäden.

Lichtschutzwirkstoffe

Warnungen vor einer vorzeitigen Hautalterung und vor Hautkrebs haben Lichtschutzwirkstoffen zu einer steilen Karriere verholfen. Doch das normale Tageslicht ist kein Feind, der bekämpft werden muss. Im Gegenteil:

Ein durchschnittliches Maß an Licht aktiviert den natürlichen Lichtschutz der Haut, die so genannte Vitamin-drei-Synthese. Bei den üblichen Lebens- und Arbeitsbedingungen machen Lichtschutzfilter darum wenig Sinn. Außerdem bieten auch normale Gesichtscremes aufgrund ihrer Zutaten bereits einen gewissen Lichtschutz – und zwar bis etwa Faktor zwei.

Wann Sie Lichtschutzprodukte verwenden sollten

Da Lichtschutzfilter die Haut belasten, sollte ihr Einsatz auf Produkte beschränkt bleiben, die tatsächlich als Sonnenschutzmittel verwendet werden. Die benötigen Sie – außer natürlich bei einem Sonnenbad – bereits, wenn Sie beispielsweise viel im Freien arbeiten oder eine längere Wanderung vor sich haben.

Die Wirkstoffwelle rollt

Halten sich die Wirkversprechen bei Pflegeprodukten für die jüngere Haut noch einigermaßen in Grenzen, schießen sie bei zahlreichen Anti-Aging- oder Antifaltenprodukten und einer Fülle von Präparaten mit so genannten neuen Formeln über jedes Ziel hinaus. Defizite und Wirkungen zu übersteigern, ist vor allem in diesem Marktsegment ein verbreitetes Mittel zum Zweck.

In Liposomen eingearbeitet wird das ganze Spektrum kosmetischer Wirkstoffe, von Vitaminen bis zu Feuchthaltefaktoren, ebenso fast jede Art von Pflanzenauszügen, z. B. aus Aloe vera, Ginkgo, Hopfen, Kamille oder Algen und auch Extrakte aus tierischen Zellen und Geweben wie Thymus, Kollagen oder Elastin.

Anti-Age-Zubereitungen sind ein neues Gebiet innerhalb der Gesichtskosmetik, die spezielle Pflegeleistungen zum Schutz der Haut bieten. Zum Typus der Alternden gehört nach dermatologischer Definition bereits die Haut ab 25. Ein Fall für Anti-Age ist sie deswegen noch lange nicht, auch wenn vielfach der Eindruck erweckt wird, es müssten biotechnologische und andere Geschütze her, um dem Altern Paroli zu bieten. Hautärzte beklagen eher eine Überpflege bzw. eine falsche Pflege der Haut als ein Zuwenig an Pflege. So genannte Anti-Age-Innovationen sind zumeist Produkte mit Wirkstoffträgern, also Liposomen, und mit neuen, als besonders leistungsstark ausgelobten Wirkstoffen. Ihr Erfolg beruht im Vergleich zu normalen guten Präparaten in erster Linie auf künstlich erzeugten Mythen.

Mythos eins – die Liposomen

Liposomen werden zumeist als Kügelchen dargestellt, die sich in tiefere Hautschichten vorarbeiten und dort ihre Wirkstoffe freisetzen. Auch Wirkstoffträger, die mit dem Wortbestandteil »Nano« beginnen, sind Liposomen. Sie enthalten allerdings keine Feuchtigkeitswirkstoffe, sondern öllösliche wie Öle oder Vitamine.

Um Liposomen ranken sich eine Fülle von Wirkgerüchten. Theoretisch sind sie wahre Tausendsassas. Man kann sie sogar so raffiniert bauen, dass die Wirkstoffabgabe gezielt steuerbar ist – je nach pH-Wert oder Temperatur der Hautstelle. Mit einer Reihe von Prüfmethoden sind sie nach Größe, Aufbau usw. zu unterscheiden, doch wie gut der verwendete Liposomentypus ist, bleibt das wohlgehütete Geheimnis der Hersteller.

Grundsätzlich unterscheidet man drei Arten von Liposomen:

- Die einfache Variante als Leerhülle
- Den mit einem Wirkstoff bestückten Typus
- Die mehrschichtige Sorte, die verschiedene Wirkstoffe enthält

Liposomen werden auch für die Dermatologie erforscht, um zu prüfen, ob sie zur Behandlung von Hautkrankheiten zu verwenden sind. Um eine Zulassung zu bekommen, müssen zeitaufwändige und breit angelegte Untersuchungen vorgenommen werden. Bislang ist weltweit nur ein Präparat zugelassen.

Keine gesicherten Erkenntnisse zur Wirkung

Von den neuen Wirkstoffsystemen verspricht man sich in erster Linie eine bessere Durchfeuchtung der Haut. Ob dieser positive Effekt eintritt, hängt von der Zusammensetzung der Liposomen ab: Bestehen sie hauptsächlich aus wasserliebenden Fetten, kann das genaue Gegenteil eintreten, und die Haut trocknet aus. Sind solche Liposomen noch mit Hyaluronsäure oder Laktat bestückt, verstärken sie Feuchtigkeitsdefizite, statt sie auszugleichen.

»Wünschenswert wäre«, so die Wiener Kosmetikexperten Wolfgang Raab und Ursula Kindl, »eine exakte Prüfung aller mit dem Werbeargument liposomenhaltig angepriesenen Kosmetika.« Denn gerade bei Liposomen entscheiden Aufbau und Einsatz über ihre Pflegequalität: Sie können nicht nur befeuchtend oder austrocknend wirken; in Gels haben sie andere Eigenschaften als in Emulsionen mit hautfreundlichen Inhaltsstoffen, und ob mehrschichtige Liposomen wirklich stabil sind und nicht bereits in der Emulsion zerfallen, bedarf ebenfalls noch eines überzeugenden Nachweises. Der Kosmetikspe-

Liposomen, Nanospheren & Co.

- Liposomen sind Wirkstoffträger in Form von winzigen Ballons (zumeist aus Lezithin).
- Auch Niosomen oder Nanopartikel sind Wirkstoffträger aus mikrofeinen Hohlkörperchen.
- Wirkstoffträger in Form von Hüllen heißen von Hersteller zu Hersteller anders, sind jedoch im Prinzip alles Liposomen. Manche werden als Wirkstoffträger und Wirkstoffe bezeichnet, um die Qualität der Hülle gesondert zu betonen.
- Hersteller, die mehrschichtige Liposomen einsetzen, versprechen eine Depotwirkung. Die Wirkstoffe sollen nach und nach in die Haut abgegeben werden.

zialist Heinz-Jürgen Weiland-Groterjahn hat erhebliche Zweifel: »Es passiert nur zu leicht, dass solche Träger nicht stabil sind und sich in der Emulsion auflösen. Es gibt so viele Unwägbarkeiten bei solchen Formulierungen, dass ich 90 Prozent der Aussagen für übertrieben halte und nur zehn Prozent für einigermaßen angemessen.«

Die Zellwirkung ist nicht unumstritten

Manche Menschen haben von Natur aus gute Voraussetzungen dafür, jünger auszusehen: Hohe Wangenknochen und ein ausgeprägtes Kinn geben der Haut Halt und tragen dazu bei, dass sie nicht so schnell schlaff wird.

Ob und wie Liposomen in oder mit der Zelle wirken – ob sie sich komplett wie ein trojanisches Pferd einschleichen, ob nur die Wirkstoffe in die Zelle gelangen oder ob Zell- und Liposomenmembranen eins werden –, darüber wird zumeist nur spekuliert. Beiersdorf-Entwicklungschef Dr. Klaus-Peter Wittern zum Stand der Erfahrungen mit Liposomen: »Die Realität hat gezeigt, dass die meisten Liposomen bereits auf der Haut aufgehen, denn da geht es nicht schön glatt, sondern ziemlich heterogen zu. Reste penetrieren in die Haut hinein. Es gibt auch Schichten in der Haut, in denen sie refigurieren, d.h. wieder die Gestalt von Liposomen annehmen können. Was man in diesen Hautschichten findet, sind auch Liposomen, nur haben sie nicht mehr viel zu tun mit denen, die man auf die Haut aufgebracht hat. Cremes mit Liposomen haben nach unserer Beiersdorf-Erfahrung eine gute feuchtigkeitsspendende Wirkung. Woran das genau liegt? Vielleicht nur an dem Hüllenmaterial, das sich wunderbar in der Haut anreichert und das Wasser festhält.«

Dass Wirkstoffe, die in Liposomen verkapselt sind, in nennenswertem Maß an lebende Epidermiszellen herankommen, gehört also ins Reich der Fabeln. Die Darstellung ihrer Wirkung steht oft in keinem Verhältnis zu dem tatsächlich erreichten Effekt. Angemessen wäre allein eine Betonung des Pflegewerts guter Liposomen.

Mythos zwei – biotechnologische Stoffe

Falsche, irreführende und übertriebene Wirkversprechen haben Tradition. Auch Gerichtsurteile, die z. B. Begriffe wie »Nährcreme« und »Regenerationskosmetik« als unzulässig abstraften, konnten die Flut der verführerischen Versprechungen nicht eindämmen: Kaum ist ein Kopf der Hydra abgeschlagen, wächst ein neuer nach.

Waren liposomenhaltige Produkte eine Zeit lang der Clou exklusiver Präparate, sind sie heute fast Allgemeingut. Ihren Platz im Olymp hat eine neue Generation kosmetischer Wirkstoffe eingenommen: die biotechnologischen. Wirkversprechen wie »Lifting System«, »sichtbare Verjüngung«, »ebenmäßige Gesichtskonturen ohne Chirurgie« in Kombination mit geheimnisvollen Wirkstoffen wie Pro Phosphor, Bio-EPO oder Anti-Age-Molekülen versprechen eine Verwandlung der älteren in eine jugendlich frische Haut. Und das hat seinen Preis: Ca. 122 DM kosten beispielsweise 30 Milliliter des Face Sculptor Concentrated Line Lift Serum plus 15 Milliliter Line Lift Creme von Helena Rubinstein.

Bei genauerem Hinsehen entpuppt sich das »Drama« der älteren Haut bei einem normal gepflegten Gesicht als ein über Jahre zumeist kaum spürbarer Prozess der natürlichen Alterung. Die Haut wird trockener, die Hornschicht ist verdickt, da sich der Vorgang der Hauterneuerung verlangsamt. Sie reagiert empfindlicher, und die Zellaktivität verringert sich. Und diese Prozesse kann keine noch so teure Creme ins jugendlich frische Gegenteil verkehren!

Wer radikal abspeckt, den straft die Haut mit Falten und Runzeln, weil die Unterhaut schlaff wird. Deshalb sollte das Gewicht langsam reduziert werden. Wichtig ist auch eine vernünftige Balance zwischen Gewicht und Gesicht: lieber ein paar Kilo mehr – und dafür glatter und jünger aussehen.

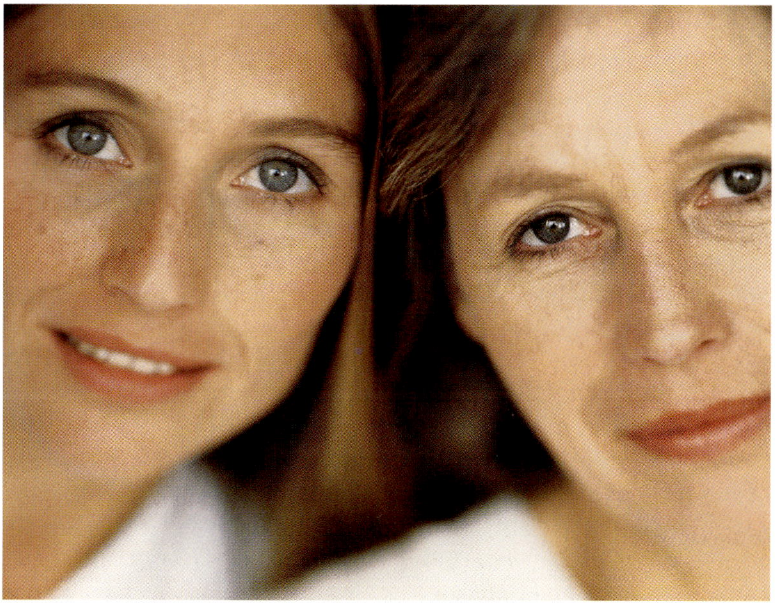

Über 40 – na und?! Immer mehr Frauen sezten dem Jugendwahn ihr eigenes, altersgemäßes Selbstbewusstsein entgegen.

Der neueste Anreiz – Cremes mit Liftingeffekt

Gerade im Kampf gegen die ältere Haut ist zu beobachten, was Raab/Kindl als »Entgleisungen« beschreiben mit der Folge, dass sich Hautärzte wegen der »unhaltbaren Versprechungen von der gesamten Kosmetik distanzierten und sie als unseriös abtaten«. Das Wörtchen »Lift« ist der Zauberbegriff, der Käuferinnen in seinen Bann ziehen soll. »Eine Creme ersetzt kein Lifting«, wirbt Helena Rubinstein – soweit noch korrekt –, um sich im nächsten Satz zu dem Versprechen zu versteigen: »Doch eine Intensivbehandlung mit Face Sculptor Serum plus Face Sculptor Creme kommt dieser Behandlung heute schon sehr nahe.« Untermauert werden die Behauptungen durch den Hinweis: »Getestet an 240 Frauen*«. Doch der Leser tut gut daran, auf das Sternchen * zu achten. Im Text heißt es zum Erfolg der Messungen: »Tag für Tag werden die Konturen gestrafft, Falten und Fältchen sind geglättet. Das Gesicht wirkt ebenmäßiger.« Eine Leistungsbeschreibung, die auf fast jede Creme zutreffen könnte!

Die Tests bei Kosmetika sind besser und praxisnaher geworden, doch welche Bedeutung die mit modernen Methoden herausgemessenen Werte haben, darüber geben die Prozentzahlen keine Auskunft. 30 oder 40 Prozent weniger Faltentiefe – das klingt gut. Dahinter verbirgt sich jedoch nur eine Reduzierung um 0,001 Millimeter. Selbst 0,1 Millimeter weniger Falten würde man mit dem bloßen Auge nicht wahrnehmen.

Mythos drei – Messergebnisse

Die seit jüngstem für ein kosmetisches Produkt geforderten Wirksamkeitsnachweise sollen nach dem Willen der Gesetzgeber für sachlichere, angemessenere Produktbeschreibungen sorgen. Tatsächlich geschieht fast das genaue Gegenteil: Zahlen sind die neuen schlagenden Argumente. »48 Prozent weniger Faltentiefe, 36 Prozent mehr Feuchtigkeit«, ermittelt per »biophysikalischer in-vivo-Messungen«, bewirbt Juvena die Creme Rejuven Q10. Die Ergebnisse scheinen einen außergewöhnlich guten Erfolg des Präparats wissenschaftlich zu bestätigen. Solche Erfolgsmeldungen boomen. »Nachweisliche« Testergebnisse sind en vogue. Denn wissenschaftliche Messungen lügen nicht. Oder? Meistens tun sie es auch nicht. Dennoch sind sie eine ausgesprochen geschickte Manipulation. Der Laie – in diesem Fall der Käufer – kann nicht genau feststellen, was sie wirklich aussagen.

Zahlen und Fakten sind häufig eine genauso große Illusion, wie es verbale Beschreibungen à la Nährcreme oder Antifaltencreme sind. Für den Verbraucher jedenfalls sind die meisten ohne praktische Bedeutung. Jede kosmetische Zubereitung, die ihren Namen verdient, verbessert die Hautstraffung und die Feuchtigkeit und vermindert die Hautrauigkeit. Und eine straffere, feuchtere und weniger raue Haut ist automatisch weniger faltig.

Die Gesamtwirkung von Kosmetika wird überschätzt

Um bei den entscheidenden Faktoren Feuchtigkeit, Rauigkeit und Elastizität der Haut auf gute Messwerte zu kommen, bedarf es keiner neuen Formeln, sondern allein einer Cremekomposition mit hochwertigen Basiszutaten und einigen wenigen Wirkstoffen. »Es ist eine Mode geworden, zu messen«, kommentiert Beiersdorf-Entwicklungschef Dr. Klaus-Peter Wittern, »und keiner kümmert sich um die

Getestet wird auch die Spreitfähigkeit: Was man unter Einziehen in die Haut versteht, bedeutet de facto nur eine Verteilung auf der Hautoberfläche. Die Creme ist verschwunden, wenn sie sich durch Verteilung oder Verdunstung (z. B. bei leicht flüchtigen Silikonölen) so weit verringert hat, dass das obere Drittel der Hornschicht die Restmenge aufnehmen kann.

51,6 Prozent Hautstraffung mit reiner Natur

Es bedarf weder des Mythos geheimnisvoller, gar hinter einer Geheimnummer verborgener Wirkstoffe, noch muss ein Produkt sehr teuer oder per Hightechchemie hergestellt sein:
51,6 Prozent Hautstraffung und 30,9 Prozent mehr Feuchtigkeit, bezogen auf den Ausgangswert, sind z. B. das Testergebnis der Logona-Intensive-Feuchtigkeitskur/Intensive Curative Treatment (10 Ampullen ca. 20 DM). Die Wirkstoffe des reinen Naturprodukts sind: Ringelblume (hoher Anteil an Flavonoiden, Saponinen, auch Beta-Karotin), Ackerschachtelhalm (mit ca. 10 Prozent Kieselsäuren, Polyensäuren und Flavonglucosiden), Hopfen (seine CO_2-Extrakte wirken positiv auf die Haut), Rosenwasser (beruhigend) und Spirulina aus der gleichnamigen Mikroalge mit hohen Anteilen an Karotinoiden, Zink, Selen, Proteinen und Vitaminen.
Die Herstellung der Extrakte erfolgt ohne synthetische Lösungsmittel. Verwendet wird ein Gemisch aus Wasser, Glyzerin und Ethanol. Der Spirulinaextrakt ist nach einem speziellen, schonenden Gefrierverfahren getrocknet, um alle Wirkstoffe zu erhalten. Das Präparat enthält keine Konservierungsmittel. Um jedes Reizpotenzial auszuschließen, sind auch keine duftverändernden Stoffe enthalten.

Relevanz. 22 Prozent oder 37 Prozent – in der Praxis bedeuten die 15 Prozent Unterschied nur 0,001 Millimeter weniger Faltentiefe. Die Daten basieren durchaus auf objektivierten Tests, doch ob das Auge Unterschiede, die da herausgemessen werden, feststellen kann, das ist eine ganz andere Frage.« Fazit: Die Tests sind ein gutes Instrument, um zu verschleiern, dass die Gesamtwirkung von Kosmetika weit überschätzt wird.

Nach wie vor ist der Schönheitsschlaf eine ungemein wirksame Beautykur. Vor allem der Schlaf vor Mitternacht, denn in der Zeit regeneriert sich die Haut, und zerstörerische freie Radikale, die mit zunehmendem Alter sowie durch Nikotin und Sonne verstärkt auftreten, werden abgefangen.

Die gängigen Testmethoden

Zum kleinen Abc eines kompetenten Herstellers von Kosmetika gehört das genaue Fachwissen, eine Rezeptur so zu gestalten, dass die Haut gut mit Wasser und Fett unterpolstert wird. Das fertige Produkt bewirkt dann eine Feuchtigkeitsanreicherung, die auch eine messbar geringere Faltentiefe bedeutet. Bei den üblichen Messungen wird die Hautelastizität (Hautstraffung), die Hautrauigkeit und die Hautfeuchtigkeit relativ genau bestimmt. Und zwar in vivo, d.h. am lebenden Menschen.

In-vivo-Messungen zur Hautrauigkeit

Das Produkt wird in der Regel am Unterarm der Versuchsperson getestet. Man trägt die Substanz auf, macht einen Silikonabdruck und misst nach einer bestimmten Anwendungszeit erneut. Gearbeitet wird entweder mit einem Tastgerät, oder man gibt ein vielfach vergrößertes Mikroskopbild des Abdrucks über eine Kamera in einen Computer ein und lässt den Rechner die Berg- und Talwerte analysieren. Denn eine raue Haut hat durch viele lose Hautschüppchen eine größere Profiltiefe als eine glatte.

Bei einem solchen Test spielen auch eine Fülle äußerer Faktoren eine Rolle, beispielsweise ob das Wetter sonnig oder regnerisch ist und wie sich die Testperson während der Zeit ernährt hat. Fünf Prozent sind daher eine normale Schwankungsbreite bei den Ergebnissen, die gleich in Abzug zu bringen ist. Liegen die Werte bei 30 bis 40 Prozent, hat man ein positives Ergebnis erreicht: Die Creme bewirkt insgesamt eine gute Glättung der Haut. Die Hautrauigkeit kann auch über Farbe, die sich umso mehr an den Schüppchen anlagert, je rauer die Haut ist, deutlich sichtbar und messbar gemacht werden (Methylenblaumethode nach Padberg).

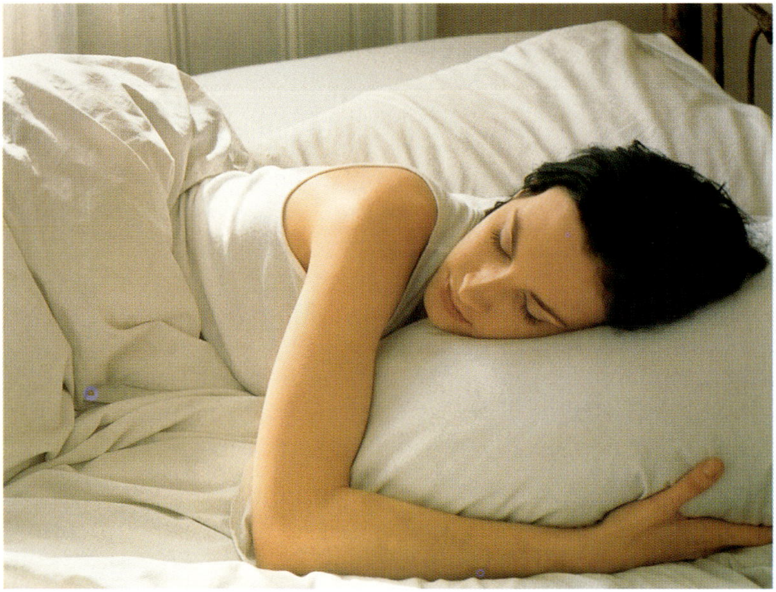

Wer seinem Körper nicht genügend Schlaf gönnt, den er täglich zur Regenerierung braucht, darf sich u. a. nicht über eine fahle Gesichtsfarbe und einen müde wirkenden Teint wundern.

Messung der Hautfeuchtigkeit und der Elastizität

Auch die Hautfeuchtigkeit wird in vivo, am lebenden Objekt, gemessen. Und zwar mit Geräten, die nur aufgesetzt werden. Drückt man den Messkopf eines so genannten Corneometers auf die Haut, gelangt die Hornschicht in den Streubereich des Kondensatorfelds. Je nach Wassergehalt kommt es zu Kapazitätsveränderungen. Durch die sehr kurze Messzeit sind Fehler durch Hautdeformation und Verdampfungsstau weitgehend ausgeschlossen. Das Prozedere ist im Prinzip stets das Gleiche: Eine Testperson trägt eine bestimmte Zeit lang ein Produkt auf, die Hautstelle wird gemessen, und die Werte werden mit denen einer unbehandelten Hautstelle verglichen.

Die Hautelastizität wird u. a. mit dem Cutometer festgestellt. Dabei wird die Hautoberfläche durch ein Vakuum in die Öffnung einer angelegten Sonde gezogen. Wie tief die Sonde in die Haut eindringt, wird ohne mechanische Einwirkung optisch erfasst. Die Messungen werden bei gleichbleibendem Unterdruck eine Sekunde lang durchgeführt. Anschließend wird der Unterdruck für eine Sekunde abgeschaltet; der Messzyklus wird 50-mal wiederholt.

Um Nebenwirkungen zu ermitteln, werden klinische Anwendungstests unter dermatologischer Aufsicht durchgeführt. Zur Absicherung sollte der Epikutantest gemacht werden. Dabei werden den Testpersonen (ca. ein Drittel sind Ekzematiker) Pflaster mit den Produkten auf den Rücken geklebt.

In-vitro-Messungen sollen Superpower beweisen

In vitro heißen alle Versuche, die nicht am lebenden Objekt, sondern im Reagenzglas gemacht werden. Als Alternative zu Tierversuchen sind sie von besonderer Bedeutung. Da angesichts des bevorstehenden Verbots aller Tierversuche für Kosmetika verstärkt Untersuchungen in vitro gemacht werden, um abzuklären, ob ein Inhaltsstoff bedenklich ist, erleben die Experimente plötzlich auch als Marketinginstrumente eine ungeahnte Popularität. Sie sollen vor allem die Power biotechnologischer Wirkstoffe belegen. »Wird das hauteigene Phosphor nicht kontinuierlich und schnell stimuliert, hat dies eine Schwächung der Hautstruktur zur Folge. Dadurch bilden sich Falten«, lässt Helena Rubinstein wissen. Und präsentiert die Lösung: ein Pro-Phosphor, »das in der Lage ist, das hauteigene Phosphor zu reaktivieren.« Denn zu aktivieren und zu reaktivieren liegt im Trend.

In-vitro-Tests sind ein gutes Instrument, um die Verträglichkeit von Tensiden zu untersuchen. Man gibt z. B. verdünntes Rinderblut zu Lösungen mit unterschiedlichen Tensidkonzentrationen und kann dann anhand der Veränderungen im Blut feststellen, ob ein Tensid aggressiv ist und Zellen zerstört.

Kaum etwas kommt wirklich an die Zelle heran

Dass so genannte Aktivatoren wie Enzyme wichtig für die Regenerationsfähigkeit der Haut sind, kann und wird jeder Biologe bestätigen. Enzyme sind Katalysatoren, die chemische Prozesse beschleunigen. Sie bestehen aus Eiweiß und z. B. Koenzymen. Diese erhöhen oder hemmen die Wirkung der Enzyme. Die vermehrt in Kosmetika eingesetzten Koenzyme sind in den meisten Fällen Vitamine.

Testet man Aktivatoren in vitro – nämlich in isolierten Geweben, Zellkulturen, Fibroblasten oder Keratinozyten –, haben sie zweifellos eine anregende Wirkung auf den Zellstoffwechsel.

Im In-vitro-Reagenzglastest sieht die Wirkungswelt jedoch ganz anders aus als im komplizierten System der Haut. Dr. Klaus-Peter Wittern: »Im System Haut kommt man an die einzelnen Keratinozyten gar nicht ran, um dort eine Wirkung zu untersuchen. Also behilft man sich mit dem In-vitro-Ansatz. Nun stellt sich die Frage, ob das, was man im In-vitro-Versuch herausgefunden hat, auch im komplexen System Haut funktioniert. Ein gutes Beispiel dafür: Im In-vitro-Versuch wurde herausgefunden, dass ein bestimmter Stoff die Langerhanszellen schützt, also als Sonnenschutz wirkt. Diese Langerhanszellen haben Tentakel, die sich zurückziehen, wenn UV-Licht auf die Haut trifft. Das ist eine Immunreaktion auf diesen externen Stress. Und wenn sie sich zurückziehen, fängt die Haut an, das schützende Melanin zu produzieren. Der Zellschutz funktioniert im Reagenzglas auch wunderbar. Nur in der In-vivo-Situation, also bei Versuchen an Menschen, kam die Testsubstanz nicht einmal in die Nähe einer Langerhanszelle!« Liest man die Wirkungsbeschreibungen mancher Produkte einmal Wort für Wort, wird man feststellen, dass dem Verbraucher auf sehr geschickte Weise Sand in die Augen gestreut wird: Es wird oft lediglich beschrieben, was der Wirkstoff generell im Organismus bewirkt. Ob der Stoff, von außen aufgetragen, genauso wirkt wie beim Versuch im Reagenzglas, wird in den Raum gestellt, aber zumeist nicht dezidiert behauptet. Kritische Skepsis ist bei Produkten, die in die Biologie der Haut eingreifen wollen, mehr als berechtigt – auch, weil sie sehr teuer sind. Ca. 140 DM kosten 15 Milliliter der Intensive Lifting Eye Creme Re-Nutrive von Estée Lauder. Ihr Clou ist ein hinter dem Code ILN 5760 verborgenes »hauteigenes, reparierendes Enzym«, das ein wichtiger Schlüssel für die Regenerationsfähigkeit der Haut ist.

Dass dickere Menschen im Gesicht eher jünger aussehen als sehr magere, liegt daran, dass sie eine reichlich fettgepolsterte Unterhaut haben. Dieses Fett in der Unterhaut sorgt für eine straffer gespannte Haut.

Der Aufbau der Haut

Bei einem Erwachsenen ist die Haut 1,5 bis 1,8 Quadratmeter groß und ein bis vier Millimeter dick. Sie besteht, von außen nach innen, aus folgenden Schichten:

- Oberhaut (Epidermis), bis einen Millimeter dick
- Lederhaut (Dermis), bis drei Millimeter dick, wobei sie auf der Stirn am dünnsten und an der Fußsohle am dicksten ist. Ihr wichtigstes Bauelement sind die kollagenen Fasern
- Unterhaut (Subkutis)

Wie gut Wirkstoffe aufgenommen werden, hängt entscheidend vom Feuchtigkeitsgehalt der Haut ab: Eine gut durchfeuchtete Haut nimmt sie fünf- bis zehnmal schneller auf als eine trockene Haut. Eindringen können die Substanzen auf drei Wegen:

- Auf der Oberhaut durch die Hornzellen und durch die Kittsubstanz. Und, da 0,1 Prozent der Hautoberfläche nicht von einer Hornschicht überzogen sind, auch durch:
- Follikelöffnungen
- Talg- und Schweißdrüsen

Mythos vier – Zellerneuerung aktivieren

Der Anspruch von Kosmetika, in erwähnenswertem Maß auf die Zellerneuerung einzuwirken, ist haltlos. Cremes können die Haut frischer aussehen lassen, aber auch das teuerste Produkt kann keine jüngere Haut produzieren.

Ob sie nun Enzyme oder ATP heißen – Wirkstoffe, die einen Verjüngungseffekt durch Ankurbelung des Zellstoffwechsels haben sollen, sind ein doppelt heikles Kapitel: Zum einen ist mehr als fraglich, ob sie bis zu den lebenden Hautzellen vordringen, zum anderen ist keineswegs erwiesen, ob eine Wirkung überhaupt wünschenswert wäre. Um zu verstehen, was mit zellerneuernder Wirkung gemeint ist, muss man sich die Haut einmal im Querschnitt betrachten.

- Die Oberhaut, um die es bei Kosmetika geht, besteht nicht aus einer, sondern aus mehreren Schichten.
- Die Lederhaut liegt darunter. Ihr Fasergewebe bindet in jungen Jahren reichlich Wasser, im Alter lässt das Bindevermögen nach. Diese Fasern können, sind sie einmal dahin, nicht reaktiviert werden.
- Die Unterhaut besteht aus lockerem Bindegewebe. Reichlich Fett im Bindegewebe sorgt für ein straffes Hautbild. Darum sehen extrem magere Menschen auch zumeist faltiger aus als etwas molligere.

Man legt sich ständig eine neue Haut zu

Zellteilungen erfolgen nur in der untersten Schicht der Oberhaut, der so genannten Basalzellschicht. Diese Teilungen werden durch Gewebehormone gesteuert. Sie sind ein sehr subtiles Instrument: Bei einer

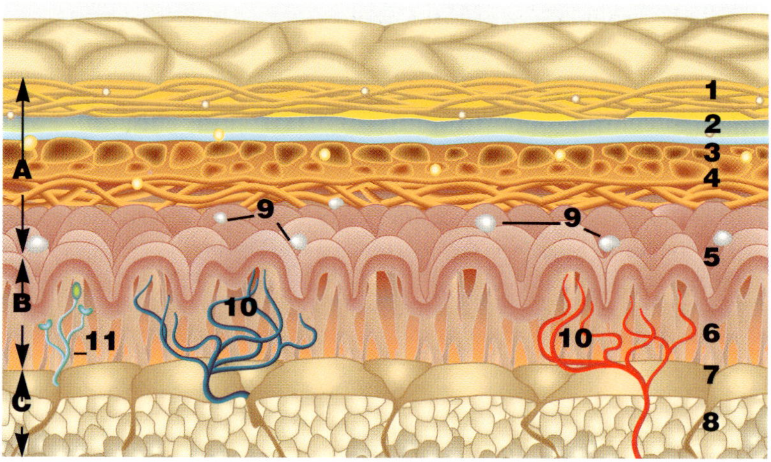

A Ober-, B Leder-, C Unterhaut, 1 Hornschicht, 2 Glanzschicht, 3 Körnerzellschicht, 4 Stachelzellschicht, 5 Basalzellschicht, 6 elastische und Kollagenfasern, 7 Bindegewebefasern, 8 Unterhautfett, 9 Hautzellen, 10 Blutkapillaren, 11 Nervenenden

intakten Oberhaut werden reichlich Hormone gebildet, die zu den Basalzellen aufsteigen und dort verhindern, dass sich die Zellen teilen. Ist die Oberhaut nicht intakt (z.B. bei Sonneneinstrahlung oder Wunden), schalten sich die Hormone ab und die Zellteilung läuft ungebremst. Die Folge: Alle Schichten der Oberhaut, auch die Hornhaut, verdicken sich; die Verletzungen auf der Haut heilen, und die Gewebehormone beginnen anschließend wieder normal zu arbeiten. Neu gebildete Zellen durchlaufen ständig dieselben Phasen: Sie verhornen und wandern nach oben.

Die Hornschicht der Haut, die unter der lebenden Oberhautschicht liegt, besteht aus vielen Lagen dicht gepackter und miteinander verzahnter Hornzellen. Eine Kittmasse verschließt die Spalten zwischen den Zellen. Diese vor Wasserverlust schützende Schicht wird nach oben hin lockerer. Die Kittmasse wird bröseliger, die Zellen sind nicht mehr fest miteinander verankert und können auf der Hautoberfläche abgestoßen werden. Auf diese Weise legt sich der Mensch etwa alle vier Wochen eine neue Haut zu. Wie lang es genau dauert, ist von Individuum zu Individuum unterschiedlich. Es hängt nicht zuletzt auch vom Wetter ab, von Regen und Sonnenschein, Wärme und Kälte. Bei einer gesunden Haut greifen alle Glieder der Kette ineinander. Das Unterhautbindegewebe ist vernünftig gepolstert, die elastischen Fasern machen ihrem Namen Ehre, die Zellneuteilung arbeitet angemessen, die Hornschicht ist gerade so dick, wie sie sein soll, und der Hydrolipidfilm ist ausbalanciert.

Die Erkenntnisse zu den Ursachen der Hautalterung sind noch sehr unzureichend. Fest steht bislang nur, dass die Schädigung der Hautzellen durch Licht, die Kollagenalterung und der altersbedingte Wasserverlust in der Dermis zur sichtbaren Hautalterung führen.

Die Tiefenwirkung – nur eine Legende?

Wirkstoffe, die tiefer ins Gefüge der Haut eingreifen wollen, zielen z.B. auf eine Beschleunigung der Stoffwechselvorgänge ab. Dr. Klaus-Peter Wittern: »Zum einen muss man sich fragen, wie der Wirkstoff überhaupt von oben durch die Hautschichten an die lebenden Zellen herankommen soll. Käme er heran, würden sich die Zellen also sehr viel schneller erneuern. Denn wenn man die Zellstoffwechselvorgänge heraufreguliert, beschleunigt man den Alterungsprozess der Zelle. Sie kommt schneller in das Stratum corneum, und man erreicht eine vermehrte Neubildung von Zellen. Ob das so wünschenswert ist, ist eine Frage, die man noch gar nicht beantworten kann. Dazu müsste man viel mehr darüber wissen, was die Haut von Natur aus will. Ein kosmetischer Eingriff wird das Gefüge aber gar nicht wirksam verschieben, sondern nur in minimalsten Bereichen verändern.« Die Tiefenwirkung ist und bleibt ein Mythos, zumindest wenn damit die Vorstellung verbunden ist, eine kosmetische Wirkung könne die Zelltätigkeit entscheidend beeinflussen.

Neue Peelingmittel – die AHA-Fruchtsäuren

Schlagzeilen machte die Vitamin-A-Säure als Mittel gegen die sonnengeschädigte, alt und verrunzelt aussehende Haut. Eine chemische Ablösung der oberen Schichten mit Vitamin-A-Säure darf jedoch wegen der damit verbundenen Risiken nur von Dermatologen verschrieben werden.

Zu den Mitteln, die eine andere als nur pflegende Wirkung für sich in Anspruch nehmen, gehören auch die so genannten AHA. Sie werden eingesetzt, um die Hauterneuerung zu unterstützen. AHA steht für Alpha Hydroxy Acid. Dermatologen behandeln mit α-Hydroxysäuren z.B. Akne oder Schuppenflechte. AHA sind die Nachfolger der Vitamin-A-Säure, die in Deutschland nur in geringer Konzentration in Kosmetika zugelassen ist. Schälwirkungen lassen sich mit den erlaubten Minimengen nicht erzielen, und darum wurde nach anderen Waffen geforscht. Fruchtsäurezubereitungen sind der neue Hit. Die Säuren, z.B. aus Weintrauben, Zitrusfrüchten oder Milchsäure gewonnen, werden als »natürliche« Substanzen ausgelobt. Richtig daran ist, dass nur wenige synthetisch hergestellt werden, doch der Rückschluss, dass sie in jedem Fall sanft zur Haut sind, trifft nur bedingt zu. Wie sie wirken, ist u.a. eine Frage der Konzentration.

Die Menge macht's

AHA-Säuren gehören zu den Keratoplastika. Keratolyse ist der Fachterminus für eine Hautreinigung, bei der Zellkitt gelöst wird. Diese Säuren haben also einen Peelingeffekt. Sie dürfen nur in Konzentrationen bis zu 40 Prozent verkauft werden, in höherer Konzentration nur von Kosmetikerinnen und ab 70 Prozent ausschließlich von Dermatologen eingesetzt werden. Bei Keratoplastika ist größte Vorsicht geboten, denn wer sie ständig in hoher Konzentration anwendet, riskiert irreparable Hautschäden (z.B. Ekzeme oder Kontaktallergien). Fruchtsäuren gibt es als Sets, um sie in nach und nach ansteigender Konzentration zu benutzen. Doch auch bei richtiger Anwendung können sie, so Raab/Kindl, »zu Irritationen der Haut führen, die sich in Rötung, Brennen und Spannungsgefühl und stärkerer Abschuppung äußern.« An positiven Folgen ist bestenfalls eine leichte Faltenglättung zu erwarten. Fruchtsäuren werden auch in Cremes und Rei-

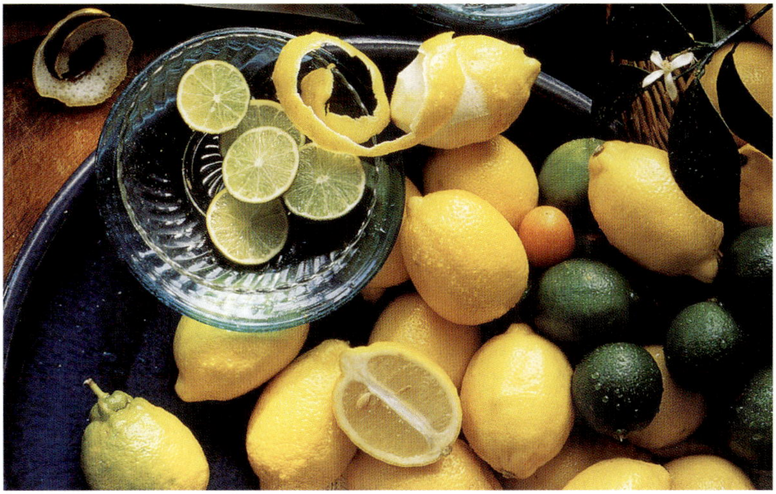

Leider kein »AHA-Erlebnis«: Die u.a. aus Zitrusfrüchten gewonnenen Säuren sind nicht das Wundermittel gegen Hautalterung, als das sie die Werbung so gern anpreist.

nigungspräparaten verwendet. Wie sie wirken, hängt von der verwendeten Säure, der Konzentration und vom pH-Wert des Produkts ab. Bei einem niedrigen pH-Wert und in höherer Konzentration haben sie einen stärkeren Peelingeffekt – aber auch die größten Nebenwirkungen. Wird der pH-Wert erhöht und die Konzentration gesenkt, sind die AHA schonender. Verjüngungswunder sind absolut nicht zu erwarten, doch Hornschuppen werden schneller abgestoßen und man erreicht eine bessere Durchfeuchtung der Haut.

Wie Cremes mit AHA-Säuren wirken, hängt vom Säureanteil und der Höhe des pH-Werts ab. Denn: Bei vier oder fünf Prozent Fruchtsäure und einem pH-Wert um fünf tritt schon eine Keratolysewirkung ein.

Auf dem Weg zum Cosmeceutical

Für möglicherweise tiefenwirksame Kosmetika wurde bereits ein neuer Begriff geprägt: Cosmeceutical, zusammengesetzt aus dem englischen »cosmetic« (Kosmetik) und »pharmaceutical« (Arzneimittel). So soll reines Vitamin A, per Wirkstoffträger in Cremes nutzbar gemacht, im Bindegewebe wirken – dort wo die Falten entstehen. Zellulitegels sollen Fettzellen abbauen können, und Cremes mit Vitamin-A-Säure, in den USA erlaubt, gelten als Alternative zum Lifting. Aber nicht alles, was behauptet wird, stimmt tatsächlich: Möglicherweise tiefenwirksame Mittel haben viele Dermatologen alarmiert. Sie fordern angesichts der Entwicklung nachdrücklich gründliche Untersuchungen.

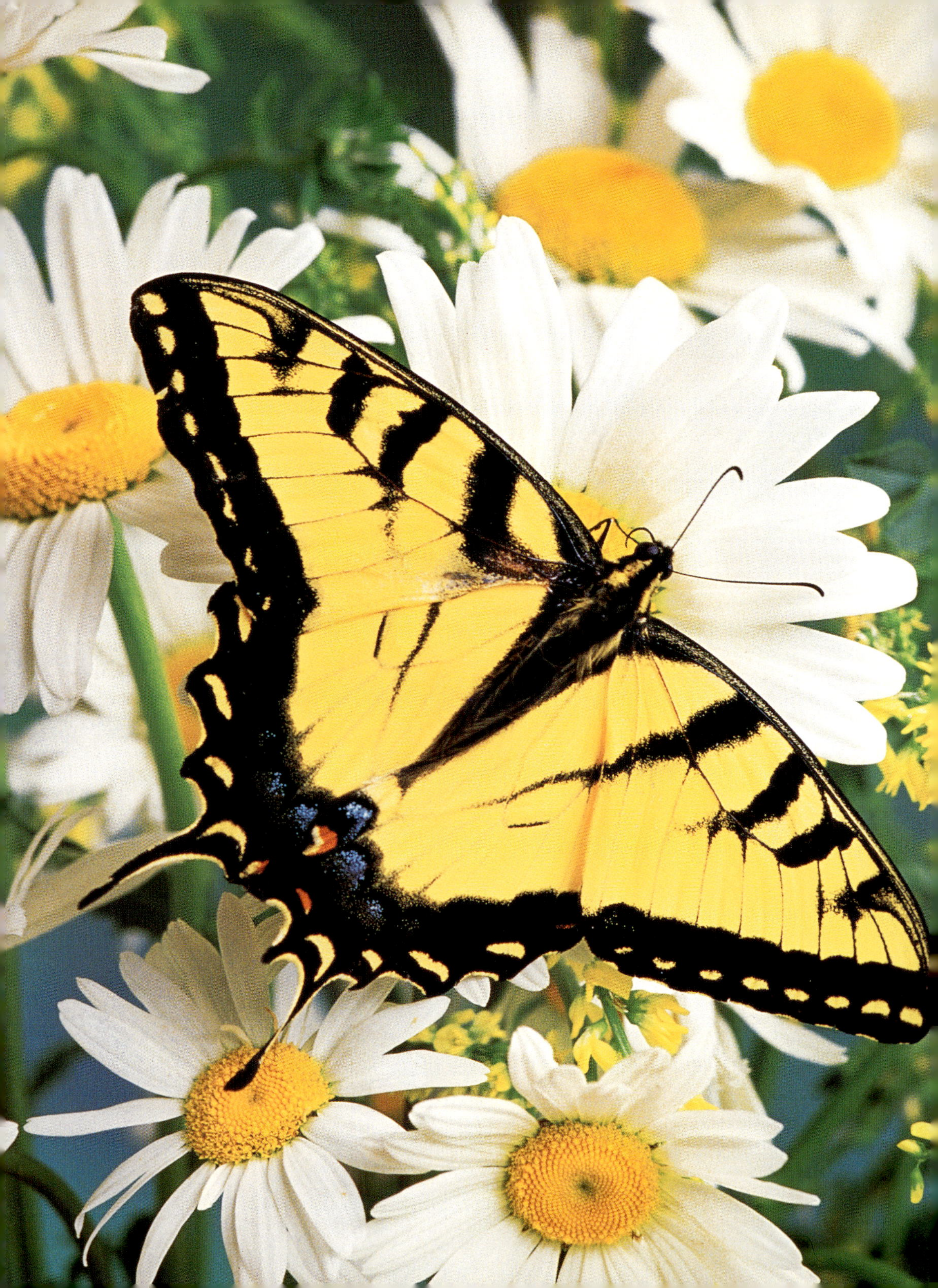

DEKORATIVE KOSMETIK

Dekorative Kosmetika kommen nicht ohne die Mode, und die Mode kommt nicht ohne sie aus. Visagisten kreieren Looks und zaubern mit Pinseln und Farben Gesichter wie die Modedesigner ihre Roben mit Nadeln und Stoffen. Kosmetisch wie modisch verändert sich die Welt mit jeder Saison, und jeder neue Trend erhebt die Farben noch ein bisschen mehr in himmlische Sphären. »Das Make-up«, so Margaret Astor, »hat eine Eigenständigkeit eingenommen, die es über das bloße Gutaussehen erhebt, es zum Accessoire, zum Ausdruck kreativer Vorstellungskraft und Wandlungsfähigkeit befördert.«

Nur wenige Make-ups bestehen aus einer wirklich hautpflegenden Grundlage. Darum sollte die Foundation nur auf eine mit der Tagescreme versorgte Haut aufgetragen werden. Lediglich bei einer sehr öligen Haut kann sie auch direkt aufgebracht werden.

Farben – Traum und Wirklichkeit

Star-Maquilleur Fred Farrugia schuf für den Kosmetikhersteller Lancôme den »Morphing-Effekt« – die magische Verwandlung. Farben, die von der Verwandlung der Frau durch das Licht und ihr Make-up erzählen. Es ist schön zu träumen, und nur zu gern lassen wir uns auf der sanften Welle der Verführung tragen. Unsanft wird das Erwachen, wenn der schöne Schein ins Auge geht. Und das ist beim Augen-Make-up relativ häufig der Fall, denn kritisch an den Farben ist just die Farbe. Diese Tatsache muss einem nicht den Spaß an der Verwandlung verderben, sollte jedoch den Blick für Risiken schärfen.

Das Gesichts-Make-up

Für das Gesichts-Make-up gibt es eine ganze Reihe von Bezeichnungen. In der Sache geht es jedoch immer um ein und dasselbe: um einen bräunlich frisch aussehenden Teint.

• Das unkomplizierteste Make-up ist die getönte Tagescreme. Sie unterscheidet sich von einer normalen Creme nur durch den Zusatz von Farbpigmenten und wird direkt auf die Haut aufgetragen. Die getönte Tagescreme hat jedoch keine abdeckende Wirkung.

• Unter Foundation, Grundierung oder Make-up versteht man ein Produkt, das zusätzlich zur normalen Tagescreme aufgetragen wird. Ein Make-up soll abdecken. Seine Grundlage ist, wie bei jeder anderen Creme, eine Emulsion aus Ölen, Fetten, Wachsen, erweitert um Puderbestandteile wie Talkum sowie um Farbpigmente. Make-ups können also durchaus pflegend sein. Doch für sie gilt das Gleiche wie für jede Emulsion: Die Qualität steht und fällt mit den Inhaltsstoffen – und es lohnt sich zu vergleichen (siehe Seite 213f.).

Loser Puder fixiert ein Make-up, ist transparent und passt sich gut dem Hautton an. Kompaktpuder mattiert stärker und deckt besser ab als loser Puder. Er sollte mit einer Quaste sanft aufgetupft werden, ohne zu reiben.

• Wie intensiv ein Make-up deckt, hängt in der Regel davon ab, wie flüssig oder fest es ist. Ein flüssiges Make-up, zumeist eine Wasser-in-Öl-Emulsion, deckt leicht ab, das cremige stärker, ein festes Make-up noch etwas mehr und die so genannte Camouflage (Theaterschminke) ist die intensivste Abdeckung.

Der Gesichtspuder

Gesichtspuder soll decken, Fett und Feuchtigkeit aufnehmen, gut haften und möglichst seidenweich sein. Jeder Puderrohstoff wird zunächst einmal sehr fein zermahlen, gesiebt und dann mit flüssigen bzw. halbfesten Komponenten gemischt.

• Häufigste natürliche Pudergrundlagen sind Talkum und Kaolin. Talkum ist ein weißer, geruchloser Stoff, der gründlich gereinigt und desinfiziert wird und vor allem frei von Asbest sein muss. Er vermittelt als Pudergrundlage ein angenehmes Hautgefühl, da Talkum ein sehr speckiger Stein ist. Kaolin hat diesen natürlichen Vorteil nicht in dem Maß und wird darum beispielsweise mit Jojobaöl besprüht, um der Haut zu schmeicheln.

• Preiswerte synthetische Pudergrundlagen sind aus Kunststoff hergestelltes Polyethylenpulver oder Nylonpulver, das dem Puder jedoch eine durchaus feine Konsistenz verleiht. Seidenpulver besteht größtenteils aus Seidenfibroin, einem Bestandteil des Seidenkokons.

• Als Zusatzstoffe werden häufig Stärken eingesetzt, wie beispielsweise Reisstärke, doch sie haben den Nachteil, dass sie verkleben, weil sie Feuchtigkeit aus der Luft aufnehmen. Eine ausgezeichnete

und leider auch recht teure Puderzutat ist der Aminosäureester Lauroyl Lysine. Er verleiht dem Produkt einen wunderschön weichen und angenehmen Charakter und wird zumeist in einer Größenordnung von ein bis zwei Prozent zugesetzt.

Der Lippenstift

Lippen haben keine Talgdrüsen, eine dünne Hornschicht und nur wenig Melanin (hauteigenen Sonnenschutz). Außerdem sind sie durch die Benetzung mit Speichel häufig rissig und bieten dadurch einen Nährboden für mikrobielle Infektionen. Eine gute Lippenpflege soll raue Lippen verhindern und Infektionen vorbeugen. Zusätzliche UV-Filter bewahren vor Sonnenschäden.
Lippenstifte unterscheiden sich vor allem durch die Farben, weniger durch die Grundlage. Jede Saison kommen Dutzende neuer Trendfarbkompositionen auf den Markt, denn kaum ein anderes Produkt ist dermaßen modebezogen und modeabhängig wie der Lippenstift. Die Grundrezepturen bleiben jedoch häufig über Jahre dieselben: Um die 2000 verschiedene Stifte wurden schon auf der Basis ein und derselben Grundrezeptur auf den Markt gebracht.
Gemixt wird eine Lippenstiftgrundlage aus etwa 20 Zutaten. Es sind vor allem Fette, Wachse und Öle. Wachs regelt die Konsistenz: Je mehr Wachs ein Stift enthält, desto fester ist er; je mehr Fett verwendet wird, desto geschmeidiger und weicher und damit auch weniger haftend fällt er aus. Die Öle sorgen dafür, dass sich die Farbpigmente verteilen und der Stift Glanz auf die Lippen bringt.

Nach Untersuchungen der Weltgesundheitsorganisation (WHO) können sich Mineralöle im Körper anreichern und Leberschäden oder entzündliche Reaktionen an Herzklappen (z. B. durch Paraffinwachse) verursachen. Noch sind erst einige Mineralöle und Erdölprodukte bewertet, doch die Hinweise sind ein Warnsignal, zumindest bei Lippenstiften auf diese Stoffe zu verzichten.

Das sollte drin sein

- Gute Grundzutaten sind Rizinusöl, Bienenwachs, Carnauba- und Cadillawachs oder Lanolin, minderwertige sind Paraffinöle. Vor allem, wenn sie in hoher Dosierung verwendet werden, stoßen die Lippen den fettigen Fremdkörper ab, fühlen sich immer trockener an und müssen ständig nachgecremt werden. Bei geringeren Paraffinölanteilen kann dieser Effekt durch Beimischen anderer und deutlich hochwertigerer Rohstoffe vermieden werden.
- Pflegender und schützender als gut haftende Lippenstifte sind fetthaltigere Stifte. Um zu verhindern, dass sie schmieren, sollten die Lippen mit einem Konturenstift gerahmt oder leicht gepudert werden.

Wer die Lippen optisch vergrößern möchte, sollte übrigens helle Farbtöne wählen. Dunkle Töne, noch dazu vielleicht sehr dick aufgetragen, machen einen kleineren Mund.

Lippenstifte mit Haftpflichtversicherung

Die Anforderungen an Lippenstifte haben sich gewandelt. Sie sollen längst nicht mehr nur schmücken und pflegen, sondern auch möglichst gut haften. Der Kussechte liegt voll im Trend. 110 Jahre nach seiner Erfindung soll der Lippenstift endlich dauerhaft dort bleiben, wo er hingehört: auf den Lippen. Fast jede zweite Frau (49 Prozent), hat der Lippenstiftanbieter Chicogo eruriert, stört sich an Spuren auf den Zähnen, auf der Tasse oder der Serviette. Die haftfeste Rezeptur ist ein Zusammenspiel von Farbpigmenten und leicht flüchtigen Ölen, die bei Hauttemperatur verdunsten. Sie versiegeln den Farbfilm nach etwa einer Minute. Öle und Keramide sollen sicherstellen, dass die Lippenhaut dennoch elastisch bleibt, doch der wirklich angenehm haftfeste und pflegende Stift ist noch nicht erfunden.

Frauen, die auf Modeschmuck allergisch reagieren, haben häufig auch Probleme mit der Wimperntusche (Mascara). Der Auslöser ist beim Schmuck wie bei der Tusche derselbe: Nickel. Dass Schminkprodukte fürs Auge relativ stark mit Schwermetallen belastet sind, liegt an den großen Anteilen an Farbstoffen und -pigmenten. Auslöser von Kontaktallergien sind vor allem Pigmentverschmutzungen.

Die Farben machen den Unterschied

Mehr als durch die Grundstoffe unterscheiden sich Lippenstifte durch die verwendeten Lichtschutzfilter und die Farben. Farbstoffe mit giftigen Schwermetallen sind inzwischen nicht mehr erlaubt. Stein des Anstoßes sind heute vor allem die Azofarbstoffe (siehe Seite 123) und Farbstoffe mit halogenorganischen Verbindungen. Je nach Modetrend werden Lippenstiften bis zu zehn Prozent Pigmente zugesetzt. Die Färbung, entscheidend für den Verkaufserfolg, ist der letzte Produktionsschritt. Die Pigmente werden sorgfältig – unter Einsatz modernster Maschinen, damit sie sich fein verteilen – in die noch warme Grundmasse eingerührt.

Das Augen-Make-up

Das schön geschminkte Auge ist ausdrucksstark. Sein bester Schutz sind die Wimpern, die es gegen Eindringlinge abschirmen. Die Wimpern und Augen zu schminken, läuft der Natur eigentlich völlig zuwider, denn das Aufbringen von Farbe und Tusche erhöht die Gefahr, dass Fremdkörper ins Auge gelangen. Sitzen Schminkpartikel nur im Lidwinkel, sind sie leicht zu entfernen. Ein Granulom jedoch ist ein

Fall für den Augenarzt. So ein drückender kleiner Knoten bildet sich, wenn sich Teilchen in der unteren Lidfalte einkapseln. Damit möglichst wenig ins Auge geht und über die Tränenkanäle und die Hornhaut in den Körper gelangt, sollte stets sehr vorsichtig mit Augenkosmetika hantiert werden.

Wimpern lassen sich besser tuschen, wenn man nach unten schaut (den Handspiegel entsprechend tiefer halten), das Augenlid also nur leicht öffnet. Wer Kontaktlinsen trägt, sollte die Mascarabürste nicht direkt am Lidrand ansetzen oder möglichst nur die obere Wimpernreihe tuschen.

Hautreizend – Farbstoffe und Konservierungsmittel

Dekorative Kosmetika bereiten häufig Allergieprobleme, weil sie einen hohen Anteil an Färbemitteln enthalten.

- Wimperntusche enthält vielfach Nickel. Darauf reagieren viele Frauen allergisch. Es stammt aus dem Eisenoxid, das die Hersteller zumeist für schwarzen Mascara verwenden. Natürliches Eisenoxid ist oft stark verunreinigt, aber auch synthetisches ist selten 100-prozentig rein. Farbiger Mascara hat ein noch größeres Irritationspotenzial.
- Lidschatten haben einen besonders großen Pigmentanteil: Sie enthalten bis zu 30 Prozent Färbemittel und haben ein entsprechend hohes Reizpotenzial. Bei Mascara werden nur um die fünf Prozent, bei einem Make-up bis acht Prozent Pigmente eingesetzt.
- Make-up und Mascara brauchen auch Zusätze, um sie haltbar zu machen. Hautreizend können vor allem die häufig zur Konservierung eingesetzten Formaldehydabspalter sein (siehe Seite 118f.).

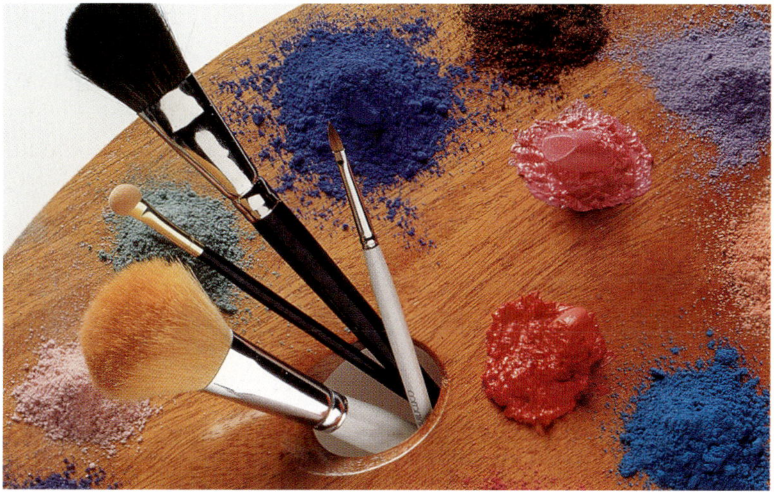

Auf Farbtupfer muss niemand verzichten, auch wenn dekorative Kosmetika relativ häufig Probleme bereiten: Es gibt eine bunte Palette reizarmer Produkte.

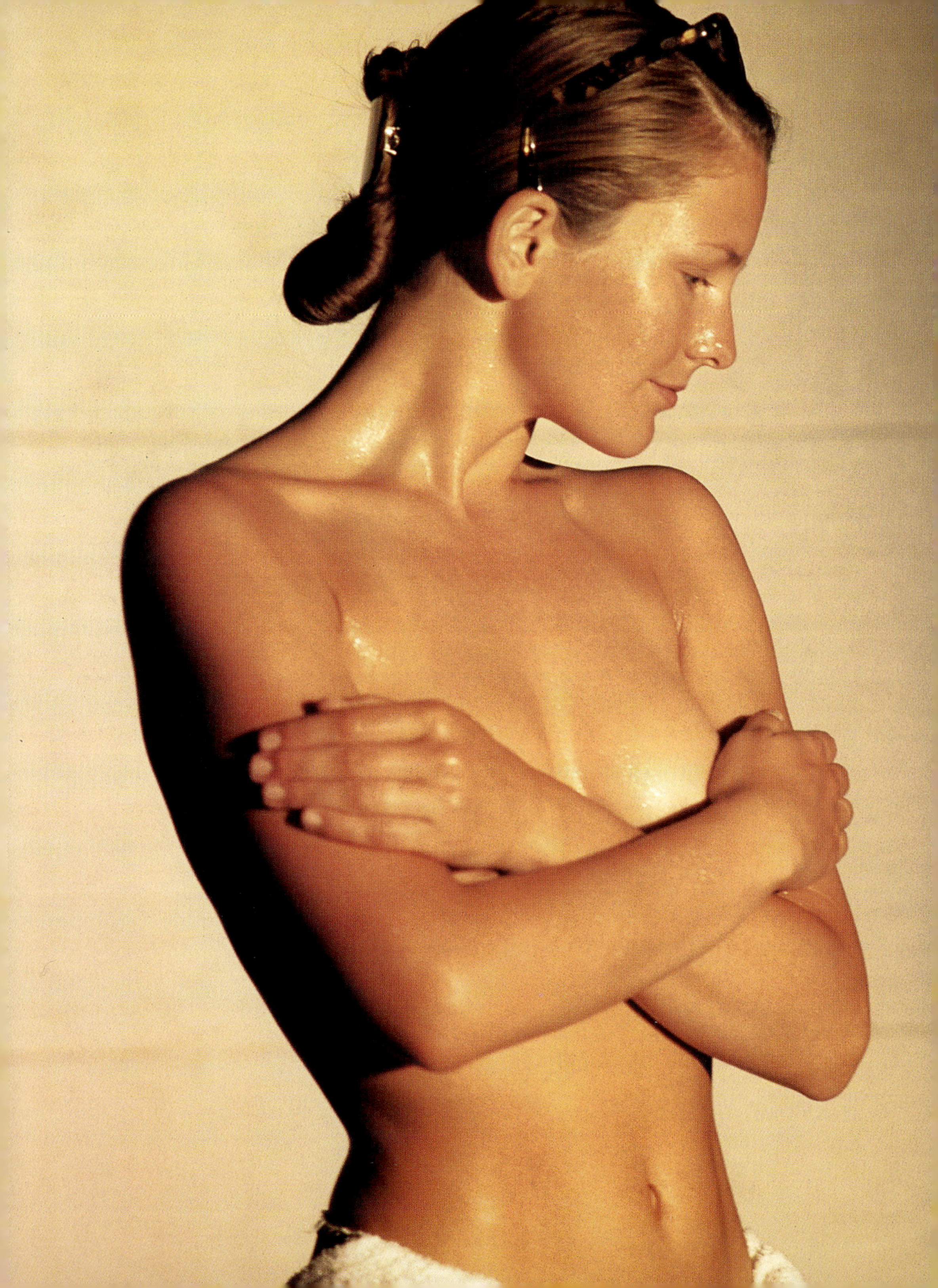

KÖRPERPFLEGE-PRODUKTE

»Wasser ist zum Waschen da«, an dieser Binsenweisheit hat sich nichts geändert. Doch Wasser allein erfüllt den Zweck nur bedingt, denn es entfernt wasserlöslichen, nicht aber den lipophilen (fetten) Schmutz. Zudem ist Körperpflege mehr als nur Waschen: Das entspannende Bad und die wohlriechende Lotion danach sind ein Stück Wellness im Alltag. Auch dass wir uns gern von Kopf bis Fuß cremen und ölen, ist die verwöhnend-schöne Seite der Medaille. Wer es allerdings mit der Hygiene übertreibt, muss cremen und cremen, um die immer trockener werdende Haut halbwegs im Lot zu halten.

Da der Schaum eines Duschgels oder Shampoos zum einen dafür sorgt, dass sich das Präparat gleichmäßig auf der Haut verteilt und zum anderen ein wesentliches Kriterium der Produktbeurteilung durch den Verbraucher ist, wird er ausgiebig getestet – bei hartem wie bei weichem Wasser. Und er soll auch nach 20 Minuten noch stabil, also kaum dahingeschmolzen sein.

Reinigung von Haut und Haaren

Reinigungspräparate haben sehr unterschiedliche Wirkungen oder Nebenwirkungen. Und das liegt vor allem an den eingesetzten Tensiden. Für eine Emulsion braucht man einen Emulgator, um Wasser und Öl zusammenzubringen. In Reinigungsmitteln werden Tenside eingesetzt. Sie haben eine ähnliche Aufgabe wie Emulgatoren, sollen Fett und Wasser jedoch nicht dauerhaft, sondern nur kurzfristig miteinander verbinden, damit sich das Fett auf der Haut löst und mit Wasser abgewaschen werden kann.

»Alle Tenside«, so Lothar Träger, »bewirken eine unterschiedlich starke Entfettung der Haut.« So steht »der guten Reinigungswirkung von Seifen ihre schlechte Hautverträglichkeit gegenüber«. Sie ist gleichbedeutend mit einer Schädigung des Säureschutzmantels. Dieser Schutzschild aus Milchsäure und Aminosäuren, Talg und der Verhornung hat einen pH-Wert zwischen 5,4 und 5,9, d. h., er ist schwach sauer. Er schützt gegen Einwirkungen von außen und bietet Keimen, die die Feinde der Haut abwehren, ideale Lebensbedingungen.

Billionen dieser Keime sorgen dafür, dass Infektionen verhindert werden und die Haut gesund bleibt. Ein intakter Säureschutzmantel stellt auch sicher, dass er nicht in alkalische, also in weniger gegen Mikroorganismen schützende Bereiche verändert wird.

Die Haut ist von vielen Bakterienarten besiedelt. Viele kommen und gehen, einige wenige Stämme sind Dauerbesiedler. Sie ernähren sich beispielsweise von Glyzerin oder Aminosäuren und wandeln diese Nahrung in Stoffe um, die Mikroorganismen wie Schimmelpilze hemmen. Die hauteigene Mikroflora ist also ein hocheffektiver Schutzschild.

Seife, das klassische Hautreinigungsmittel, wird aus Knochen hergestellt. Als Grundstoffe dienen Rindertalg, Schweinefett, Erdnussöl, Olivenöl oder Kokosfett. Wer keine Seife verwenden möchte, die Inhaltsstoffe von Tieren enthält, kann also leicht auf Pflanzenölseifen ausweichen. Cremeseifen bestehen zumeist aus einem Teil Emulsion und einigen Pflegestoffen, um sie etwas hautfreundlicher zu gestalten. Knackpunkt der meisten herkömmlichen Seifen ist der Komplexbildner EDTA (siehe Seite 120), der sich anreichert und deswegen toxikologisch bedenklich ist. EDTA-frei sind Seifen von seriösen Naturkosmetikherstellern.

Seife verändert den pH-Wert der Haut kräftig in den alkalischen Bereich, in Richtung neun bis elf. Er verbleibt selbst nach dem Abspülen noch bei etwa sieben. Eine gesunde Haut steckt diese Veränderung ganz gut weg und regeneriert sich, eine angegriffene Haut ist mit Seife jedoch nicht gut bedient.

Seife, Syndets oder Reinigungsmilch?

In der Fachsprache heißen Waschmittel wie Seife oder Duschgels Detergenzien. Sie schaden, häufig angewendet, vor allem der trockenen Haut. Zu den Folgen unseres »Waschzwangs« schreibt Prof. Heymann: »Durch häufiges Waschen mit Detergenzien, wie es in der modernen Gesellschaft üblich ist, werden die Komponenten des natürlichen Hautschutzfilms weitgehend entfernt. Auch die Lipide aus den äußeren Schichten der Hornhaut werden durch intensives Waschen mit Tensiden herausgelöst. Fehlen die wasserbindenden Stoffe auf der Haut, trocknen die äußeren Schichten schneller aus. Durch das Fehlen der lipophilen Stoffe entstehen feine Risse in der äußeren Hornhaut, die Haut wird messbar rauer.«

Waschstücke, Syndets genannt, werden im Gegensatz zu Seife auch für die Gesichtsreinigung empfohlen, weil sie den pH-Wert der Haut nicht erhöhen, die Haut also insgesamt weniger austrocknen. Noch sanfter wirken Gesichtsreinigungsmittel auf der Basis von Emulsionen (Reinigungsmilch).

Noch immer Stein des Anstoßes – die Tenside

Waschen muss sein, schadet aber zugleich. Deshalb ist es so wichtig, dass die Waschsubstanzen, die so genannten Tenside, in den Produkten so mild wie möglich sind. Tenside werden, je nach Härtegrad und damit korrespondierendem Irritationspotenzial, in drei Gruppen eingeteilt:

- Als stark irritierend werden Kationtenside eingeschätzt. Sie finden sich z. B. noch in Haarconditionern, um die elektrostatische Aufladung der Haare zu verhindern.
- Aniontenside sind milder, sie werden z. B. häufig in Shampoos eingesetzt (z. B. Natriumlaurethsulfosuccinate).
- Amphotere Tenside (z. B. Cocamidopropyl Betaine) sind noch etwas sanfter.
- Nichtionische Tenside (z. B. Cocoglucoside) sind besonders hautschonend. Im Vergleich zu einem Sodium Lauryl Sulfat haben z. B. Alkylpopylglycoside (APG oder Zuckertenside genannt) ein erheblich geringeres Irritationspotenzial. Sie werden aus nachwachsenden Rohstoffen wie Saccharose, Glukose und aus Stärke hergestellt, sind sanft zur Haut und sehr umweltverträglich.
- Acylglutamate übertreffen sie noch in puncto Hautfreundlichkeit, doch sie werden des hohen Preises wegen noch kaum in Körperpflegemitteln eingesetzt.

Diese Klassifizierung ist ein Leitfaden, doch Ausnahmen bestätigen die Regel: Nicht alle harten Tenside sind hart und alle weichen gleich weich. In den meisten Produkten werden Mischungen verschiedener Tenside eingesetzt, oder das Tensid selbst ist bereits eine Mischform, wie z. B. die Neuentwicklung Sodium Cocomonoglyceride Sulfate, ein Zwitter aus Aniontensid und APG. Seine pflanzliche Rohstoffbasis besteht aus Kokosöl/Glyzerin, es entwickelt einen schönen Schaum und ist biologisch sehr gut abbaubar. Es wäre wünschenswert, dass der Einsatz der neuesten Generation milder Tenside aus Haut- wie Umweltschutzgründen entschieden vorangetrieben wird.

Jahr für Jahr werden in Westeuropa 800 000 bis 900 000 Tonnen tensidhaltiger Kosmetika verbraucht, die vielen Seifen nicht mit eingerechnet. Angesichts dieser Zahlen kommt dem Einsatz ökologisch unbedenklicher Tenside eine ganz besondere Bedeutung zu.

Gerade Produkte für Badewanne und Dusche können die Haut nachhaltig auslaugen. Daher sollte man sie sparsam einsetzen und es generell mit dem Waschen nicht allzu sehr übertreiben.

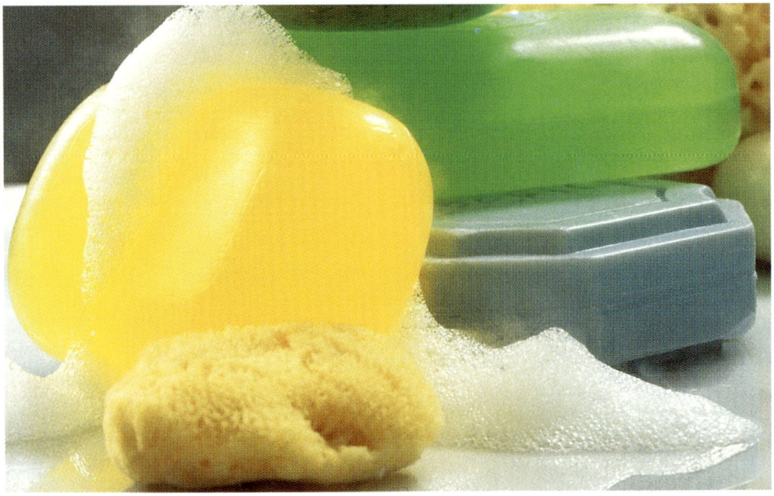

Duschpräparate

Two-in-one-Duschbäder enthalten immer mehr hautreizende Chemikalien wie Tenside und Emulgatoren als herkömmliche Duschgels. Der Großteil der hautpflegenden Wirkstoffe landet dagegen im Abfluss statt auf der Haut.

Unter Hautpflegegesichtspunkten sind die Tenside das A und O eines Duschbads und eines Shampoos. Gerade bei Duschpräparaten sind subjektive Empfindungen wie ein Gefühl von Frische oder der Eindruck, die Haut sei samtig weich, kaufentscheidend. Die Wahrnehmungen entsprechen jedoch häufig nicht den Tatsachen: Manche Rückfetter, die die austrocknende Wirkung der Tenside mindern sollen, täuschen eine Pflegewirkung nur vor. Wirklich hautschonend ist allein ein Mix sehr sanfter Basis- und Kotenside. Besonders auffällig bei Duschbädern sind die teils enormen Preisunterschiede. Was macht die Teuren so teuer? Zumeist der Duft, eine edle Verpackung und nicht zuletzt ein trendiger Herstellername. Ernüchternd ist die Lektüre der Inhaltsstoffe – da unterscheiden sich De-luxe-Produkte kaum von weniger luxuriösen.

So genannte Two-in-one-Duschbäder sollen reinigen und pflegen. Sie enthalten ein Mehr an Rückfettern, Feuchthaltemitteln und Ölzusätzen, gleichen den Feuchtigkeitsverlust jedoch in der Regel nicht aus, vor allem nicht bei trockener Haut. Sie sollte nach dem Duschen eingecremt werden, um die Entfettung wettzumachen.

Bäder

Schaumbäder – mit Vorsicht zu genießen

Bäder sind eine Wohltat für die Sinne. Sie pflegen die Haut, betören durch ihren Duft, entspannen und – last but not least – reinigen. Man unterscheidet zwei Grundtypen: Schaum- und Ölbäder.
Auch wenn Kotenside dazu beitragen, dass sie nicht mehr ganz so entfettend sind wie früher – schon das Liegen im Wasser trocknet die Haut nachhaltig aus. Das Gros der Schaumbäder enthält Rückfetter, zumeist jedoch nicht in ausreichender Menge, denn Rückfetter sind Schaumkiller. Würden Schaumbäder gut rückfetten, wäre es mit dem beliebten Schaum nicht mehr weit her. Um die Haut schön glatt zu erhalten, ist das Cremen nach dem Baden also ein Muss.
Baden und die Haut zugleich pflegen, das gelingt am besten mit einem Ölzusatz. Badeöle, die oben schwimmen, sind Produkte ohne Emulgator. Sie sind eigentlich nicht als Reinigungsmittel gedacht, und darum sollte man vor dem Bad lieber kurz duschen. Die Öle legen sich dafür aber als pflegender Film auf die Haut. Ihr Nachteil ist, dass sie haften bleiben und Spuren auf der Kleidung hinterlassen können. Darum werden vor allem pflanzliche Öle, die mit Tensiden wasserlöslich gemacht wurden, als Badeöle angeboten.

Ein Erholungsölbad kann man auch auf einfache Art selbst herstellen. An Zutaten werden benötigt: 20 Gramm Jojobaöl, 3 Tropfen Rosenöl, 2 Tropfen Patschuli, 3 Tropfen Jasminöl, 1 Tropfen Vetiver. Gibt man 1 Eigelb zu der Mischung, wird das Öl wasserlöslich.

Deowirkstoffe

Der Mensch verfügt über etwa zwei Millionen Schweißdrüsen und sondert täglich etwa einen halben Liter Wasser ab, denn zu schwitzen ist lebensnotwendig. Dass wir viele Millionen DM dafür ausgeben, den Schweiß zu bekämpfen, hat nur einen Grund: Er riecht unangenehm. Neben Seife, Duschgel und Badezusatz schaffen hier Deodorants Abhilfe. Deos gibt es in unterschiedlichen Zubereitungen. Beliebt sind vor allem die handlichen Roll-ons, Stifte und Sprays. Der Fachmann unterscheidet bei den Mitteln gegen Körpergeruch zwischen Transpiranzien und Desodoranzien.

- Transpiranzien sind Mittel, die verhindern, dass Schweiß an die Hautoberfläche gelangt. So sorgen z. B. Aluminiumsalze dafür, dass die Ausführungsgänge der Schweißdrüsen verschlossen werden.

Diese Art Schweißbekämpfung hat den erheblichen Nachteil, dass sich die verschlossenen Ausgänge entzünden können und sich unter Umständen Ekzeme bilden (siehe Seite 122).

- Desodoranzien wirken nach einem anderen Prinzip. Unangenehmer Schweißgeruch entsteht, wenn sich Schweiß zersetzt. Das kann durch Mittel verhindert werden, die den schweißzersetzenden Bakterien den Kampf ansagen. Ergänzend wirken Parfümöle, die den Geruch überlagern. Bakterizide Substanzen haben jedoch den großen Nachteil, dass sie die normale Keimflora auf der Haut verändern.

Spray, Roll-on-Deo oder Stift?

Was wir heute gemeinhin unter Deos verstehen, sind Kombinationen aus schweißhemmenden wie desodorierenden Wirkstoffen. In Sprays sind vielfach sehr kleine Aluminiumsalze enthalten. Roll-on-Produkte und Stifte bestehen meist aus ähnlichen Lösungen, mal in flüssigerer, mal in festerer Form. Bei Stiften besteht allerdings kaum das Risiko, dass sie Aluminiumsalze enthalten, da sie in Seifen nicht löslich sind. Hautempfindliche Menschen vertragen jedoch häufig die Alkalistearate in Deostiften nicht, da sie den Säureschutzmantel angreifen und zu Hautirritationen führen können. Ausgesprochen sanft sind natürlich desodorierende Wirkstoffe.

Deosprays bestehen wie Haarsprays zu 90 Prozent und mehr aus Treibgasen, vorzugsweise Propan oder Butan, und nur zu ca. zehn Prozent aus den eigentlichen Wirkstoffen.

Farnesol und Triethylcitrat sind gute natürliche Wirkstoffe

- Ein sehr hautverträgliches Mittel gegen Schweißgeruch ist Farnesol. Als hochwertiger Bestandteil ätherischer Öle ist der Naturstoff allerdings sehr teuer und wird darum oft als naturidentischer Stoff

Vorbeugen ist gesünder als viel zu sprayen

Sich regelmäßig mit einer möglichst hautschonenden Seife oder einem Duschmittel zu waschen, ist die beste Vorbeugung gegen unangenehmen Schweißgeruch. Und da die Achselhaare eine ideale Brutstätte für geruchverursachende Bakterien sind, trägt die regelmäßige Rasur dazu bei, weniger zu muffeln. Wird auf diese Weise vorgebeugt, reicht ein mildes Deomittel, um vor Schweißgeruch sicher zu sein.

eingesetzt. Zwar wird Farnesol nachgesagt, nicht die Kraft anderer Deowirkstoffe zu haben, doch es hält einen durchaus einen ganzen Tag lang frisch.

- Triethylcitrat, ein Zitronensäureester, ist eine Komponente, die z.B. in Fruchtsäften der Sauerkirsche oder der Roten Johannisbeere vorkommt. Seine desodorierende Wirkung beruht darauf, dass die Aktivität der Enzyme, die den Schweiß zu unangenehm riechenden Produkten abbauen, gehemmt wird. Triethylcitrat verhindert also die Entstehung des Schweißgeruchs und bildet außerdem ein lang anhaltendes Wirkstoffdepot.

300 bis 900 Haare hat man pro Quadratzentimeter auf dem Kopf. Haare wachsen über einen unterschiedlich langen Zeitraum. Ein Kopfhaar kann bis zu fünf Jahre alt werden und ist dann etwa 60 Zentimeter lang. Der Wachstumszyklus von Wimpern ist schon nach 100 bis 150 Tagen beendet.

Haarwäsche und -pflege

Das ungemein große Produktangebot belegt, dass die Haare ein zentrales Thema der Schönheitspflege sind. Milliarden werden für gesundes, farbschönes Haar ausgegeben, denn kaum jemand ist mit seinem Kopfschmuck zufrieden: Die Haare sind zu fettig, zu trocken, spröde, schuppig, haben zu wenig Glanz, Volumen oder Spannkraft. Shampoos sind die meistverkauften Kosmetikprodukte.

Shampoos

Ihr eigentlicher Zweck ist es, Haare und Kopfhaut von Schmutz, Fett, Rückständen von Haarsprays usw. zu befreien. Doch wir erwarten von einem Shampoo noch eine ganze Menge mehr. So soll das Haar nach der Wäsche nicht nur sauber sein, sondern glänzen, gut kämmbar und möglichst um einiges gesünder sein als vorher. Dass ein Shampoo die Augen nicht reizt, sich gut ausspülen lässt und wunderbar schäumt, versteht sich mittlerweile von selbst.

Mehr Schaum bedeutet nicht mehr Reinigungskraft

Shampoos bestehen zu allererst und zum allergrößten Teil aus Wasser, Tensiden und Verdickungsmitteln. Vor allem der Schaum hat es den Benutzern angetan. Das jedenfalls zeigen Vergleichstests mit mehr oder weniger schäumenden Produkten. Die »Schaumschläger« lagen in der Verbrauchergunst eindeutig vorn, sie wurden, entgegen den Tatsachen, als besser reinigend eingestuft. Kein Wunder also,

Haare sind tief in der Dermis verankert und werden durch Zellteilung nach außen getrieben. Ihr Wachstum wird durch Hormone gesteuert. Männliche Geschlechtshormone fördern den Wuchs der Bart- und Körperhaare. Der Wuchs der Kopfhaare wird durch sie eher gehemmt.

dass Hersteller sehr viel Mühe darauf verwenden, ihren Kunden den perfekten Waschschaum zu bieten. »Die Schaumbildung beim Shampoo«, erläutert Beiersdorf-Entwicklungschef Dr. Klaus-Peter Wittern, »ist eigentlich ein Zeichen dafür, dass es gar nichts mehr zu reinigen gibt. Salopp ausgedrückt: Vor lauter Verzweiflung werden mit der Umgebungsluft Schaumblasen gebildet, damit die Tenside überhaupt noch wirksam werden können. Aber im Kopf der Verbraucher ist gespeichert: Wenn ein Produkt nicht gut schäumt, bin ich nicht richtig sauber. Dieses Verbraucherverhalten zu verändern, ist ein sehr schwieriger Prozess.«

Werbung und Wirksamkeit

Vom eigentlichen Zweck, nämlich der Reinigung, ist im Mammutkonzert der Werbebotschaften immer weniger die Rede. Kasse gemacht wird mit so genannten neuen Pflegeformeln und Wirkstoffen jeder Art. Es gibt nichts, was es nicht gibt: Ausgelobt werden Vitamine, natürliche Öle und Früchte, von der Orange bis zum Apfel. Und es gibt kaum ein Shampoo, das nicht auf der Ökowelle mitschwimmen

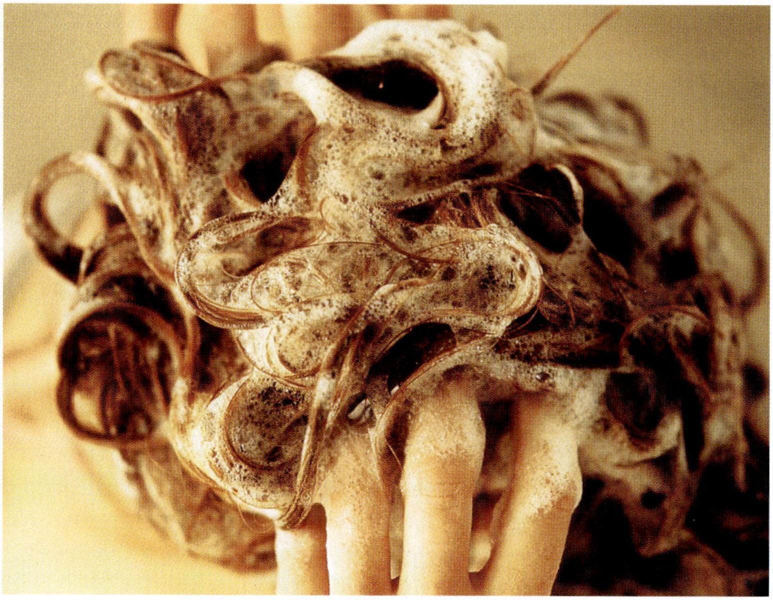

Viel Schaum bewirkt nicht mehr Sauberkeit. Wer seinen Haaren Gutes tun will, reduziert die verwendete Shampoomenge und wäscht die Haare nur, wenn es wirklich notwendig ist.

will und für sich in Anspruch nimmt, sanft oder natürlich zu sein. Zusätze wie »mit Mandelöl«, »mit Wirkstoffen aus der Zitrone« oder »biologisch abbaubar« sagen allerdings wenig bis gar nichts über die tatsächliche Qualität aus. Ein bisschen Mandelöl macht ein Shampoo nicht zu einem naturmilden Produkt. Die eingesetzten Tenside machen den Unterschied!

Ein Shampoo besteht in der Regel zu 65 bis 70 Prozent aus Wasser, bis zu 15 Prozent machen die Basistenside aus, fünf Prozent die Kotenside, bis fünf Prozent die Hilfs- und Verdickungsmittel. 0,5 bis 2 Prozent entfallen auf Parfümöle, Farbstoffe, Konservierungsmittel und Wirkstoffe. Duschgels unterscheiden sich kaum von Shampoos und sind darum auch als Haarwaschmittel zu benutzen. Sie sind oft sogar sanfter als manches Shampoo.

Auf die Tenside kommt es an

Nach wie vor werden unterschiedlich sanfte oder harte Tenside eingesetzt. Sanft oder hart heißt jedoch nicht, dass sie weniger oder stärker reinigen.
Die modernen milden Tenside reinigen ausgezeichnet, haben allerdings noch vielfach den »Nachteil«, dass sie weniger gut schäumen. Die jüngsten Tensidkreationen können auch in puncto Schaum mit dem Gewohnten mithalten, sind aber noch um einiges teurer als herkömmliche.

Für jeden Hauttyp das richtige Shampoo

Das Gros der Shampoos sind Spezialshampoos, um Kopfhautproblemen Herr zu werden. Produziert die Kopfhaut zu wenig Talg, sind die Haare trocken und spröde. Arbeiten die Talgdrüsen dagegen auf Hochtouren, sind die Haare fettig. Für die Talgproduktion ist in erster Linie der Hormonhaushalt zuständig. Shampoos können sie beeinflussen, aber nur in recht geringem Maß.
Die trockene Kopfhaut ist am besten mit milden Waschsubstanzen bedient, denn sie beeinträchtigen die bei trockener Haut auf Sparflamme arbeitende Talgproduktion am wenigsten. Bei fettigen Haaren scheint es auf den ersten Blick sinnvoll zu sein, sie mit härteren Tensiden zu bearbeiten, um die Talgproduktion einzudämmen. Die Rechnung geht leider nicht auf, denn eine unsanfte Drosselung reizt die Kopfhaut nach dem anfänglich austrocknenden Dämpfer nur noch mehr, Fett zu produzieren.
Um den komplexen unterschiedlichen Befindlichkeiten von Haut und Kopfhaut gerecht zu werden, sind Shampoos darum ein Mix aus Grundlage, Rückfettern, die ausgleichen sollen, was an tensidbedingter Austrocknung eingetreten ist, und Wirkstoffen, auf die zumeist das Hauptaugenmerk gerichtet wird.

Die Pflege trockener Haare

Gute Shampoowirkstoffe sind Panthenol, Kräuterextrakte wie Brennnessel und Ringelblume (Calendula) oder Seidenproteine.

Wirkstoffe gegen trockene Haare

- Panthenol, das zu den B-Vitaminen zählt, wird in der Haut zu Pantothensäure (Vitamin B5) umgebaut. Leidet der Organismus an einem Mangel an Pantothensäure, werden die Haare grau. In Haarpflegepräparaten unterstützt Panthenol die Feuchtigkeitsspeicherung im Haarschaft und bewahrt das Haar vor dem Austrocknen.
- Biotin (Vitamin H) ist ein wichtiges Vitamin. Wird es nicht ausreichend mit der Nahrung aufgenommen, sind Hautentzündungen und Haarausfall die Folgen. Biotinhaltige Lebensmittel wie Milch, Eigelb oder Hefe sind wahre Schönmacher für Haut, Haare und Nägel.
- Seidenproteine verleihen den Haaren einen schönen Glanz.
- Konditionierende Shampoos für trockene Haare enthalten Kationtenside, die verhindern, dass sich die Haare negativ aufladen. Diese Tenside reizen jedoch die Kopfhaut.

Wirksamer als Biotin (Vitamin H) von außen ist die Einnahme von Biotin. Es stärkt die Haare und regt den Haarwuchs an. Den positiven Effekt unterstützen Massagen mit einem hormonversetzten Haarwasser (in Apotheken zu bekommen).

Die Pflege fettiger Haare

Grundsätzlich unterscheiden sich Shampoos für normales und für fettiges Haar nur durch ein Mehr an Tensiden. Bei der Zusammensetzung der Tensidmischung kommt es darauf an, dass sie gut, aber mild reinigt, da sonst die Talgproduktion weiter angekurbelt wird. Bei fettigen Haaren zieht das Fett nicht, wie oft angenommen, von der Haarwurzel ins Haar, sondern breitet sich durch den Kontakt der Haare untereinander aus. Darum hilft z. B. eine leichte Dauerwelle: Sie raut die Haaroberfläche auf und bewirkt einen gewissen Abstand.

Wirkstoffe gegen fettige Haare

- Gerbstoffe, wie z. B. Tannin aus Rosmarin, rauen die Haare leicht auf und verhindern, dass sie zu dicht aneinanderkleben.

Die Pflege schuppiger Haare

Fast jede dritte Frau und jeder fünfte Mann haben mit dem Problem Schuppen zu kämpfen. Wirkstoffe in speziellen Antischuppenshampoos sollen Schuppen lösen, die Bildung von Schuppen verlangsamen und den Juckreiz, verursacht durch Mikroorganismen, vermindern, also antimikrobiell wirken.

Gegen starke Kopfschuppen können Shampoos allerdings wenig ausrichten. Sie sind Sache des Hautarztes, der gegen eine chronische Entzündung der Kopfhaut und gegen Mikroben ganz andere Wirkstoffe einsetzt, als sie für Kosmetika erlaubt sind. Der Arzt verordnet zumeist Tinkturen gegen die Entzündung und Breitbandantibiotika gegen Bakterien und Pilze.

Steinkohlenteere dürfen seit 1997 nicht mehr als Antischuppenmittel eingesetzt werden. Die steinkohlenteerhaltigen Shampoos mussten vom Markt verschwinden, weil die darin enthaltenen polyzyklischen aromatischen Kohlenwasserstoffe als Krebs erregend einzustufen sind.

Wirkstoffe gegen Schuppen

- Um Schuppen zu lösen, werden beispielsweise Salizylsäure oder Schwefel eingesetzt, und zwar oft in Kombination mit Piroctone Olamine, das die Zellteilung hemmt, und in Produkten, die abgewaschen werden, als Konservierung in einer Menge von bis zu einem Prozent erlaubt ist.

So beugen Sie Haarproblemen vor

- Nach wie vor werden die Haare viel zu oft und zu intensiv gewaschen. Selbst wer ein Shampoo mit milden Tensiden benutzt, sollte auf die tägliche Haarwäsche möglichst verzichten.
- Trockenes, sprödes und stumpfes Haar ist das Ergebnis diverser Strapazen: Die Haare wurden zu heiß geföhnt, zu häufig mit scharfen Shampoos gewaschen, übermäßig mit Haarfärbemitteln oder Dauerwellenbehandlungen traktiert. Es ist schon viel fürs Haar gewonnen, wenn es schonender behandelt wird.
- Hilfreich bei strapaziertem Haar sind Spülungen und Packungen. Der Effekt, das Haar mit einem glättenden Film zu versehen, kann auch mit einfachen, natürlichen Mitteln erreicht werden. Das Rezept für eine hausgemachte Kur: Verrühren Sie ein Eigelb mit einem Esslöffel Klettenwurzelöl, und massieren Sie die Mischung in die angefeuchteten Haare ein. Lassen Sie die Kur eine halbe Stunde lang einwirken, und spülen Sie sie mit warmem Wasser und einem milden Shampoo aus.
- Fettige Haare sollten möglichst wenig gekämmt und gebürstet werden. Die Bearbeitung mit Kamm und Bürste verändert nämlich das Fett: Der Anteil der ungesättigten Fettsäuren erhöht sich, und dieses chemisch veränderte Fett legt sich leichter an die Haare an. Folge: Sie werden fettiger.

- Einer der ältesten Antischuppenwirkstoffe ist das toxikologisch bedenkliche Zinc Pyrithone, das ebenfalls nur in sofort abzuwaschenden Produkten eingesetzt werden darf.
- Wacholderteere ohne Pyrrolizidinalkaloide, im Unterschied zu den Steinkohleteeren nicht toxisch, sind im Zuge der Teerdiskussion auf der Strecke geblieben. Sie werden kaum mehr eingesetzt, da der Verbraucher sie nicht von den belasteten Teeren unterscheidet.
- Fumarsäure, eine Fruchtsäure, wirkt gegen Hautpilze und ist darum ein gutes Mittel gegen juckreizverursachende Mikroben.

Die Wirkung von Haarpflegemitteln wie Spülungen beruht darauf, dass kationaktive Tenside auf die Haare aufziehen und dort wegen der Haarbeschädigungen haften bleiben können – trotz des Ausspülens. Und zwar über mehrere Haarwäschen. Wendet man solche Mittel zu häufig an, legt sich eine Schicht auf die andere, die Haare werden schwer und strähnig.

Spülungen und Kuren

Repariertes, wohlernährtes, sprich: besseres, gesünderes, volleres und glänzenderes Haar, verspricht jedes der vielen Zusatzpflegeprodukte für die Haare. Solche Conditioner gibt es in jeder Art Zubereitung: als Kur, Spülung, Packung, Milch, Wachs oder Creme. Dabei ist z. B. eine Kur im Prinzip nichts anderes als eine Spülung in fester Form, die länger auf dem Haar verbleibt und dadurch intensiver wirkt. Bei Haarpflegeprodukten hat der Verbraucher die Qual der Wahl, doch so unterschiedlich die Produkte zu sein scheinen, das Wirkungsprinzip unterscheidet sich kaum.

Conditioner sind nur eine Art Kitt

Gesundes Haar wirkt glatt und schön, weil eine Plättchenschicht die Fibrillen, die langen Zellfäden in Inneren des Haars, schützend umschließt. Ist diese Plättchenschicht nicht mehr intakt, werden die Haare rau und trocken. Fasern die Fibrillen an den Haarspitzen aus, spricht man von Spliss. Alle Conditioner sind eine Art Kitt: Sie bilden einen dünnen Film ums Haar und überdecken Schäden. Um es bildlich darzustellen: Überzieht man ein aufgerautes Seil mit einer Silikonschicht, fühlt es sich glatter an und sieht auch besser aus als vorher. Das ist von außen betrachtet ein Gewinn. Doch im Inneren der Hülle bleibt das Seil – oder eben das Haar – in seinem schlechten Zustand. Gesunde Haare müssen erst wieder nachwachsen.
So ein haarumschließender Film kann mit synthetisch-chemischen wie auch mit natürlichen Mitteln erreicht werden. Das Gros der filmbildenden Mittel wird aus Erdöl hergestellt (Paraffine), oder man verwendet künstliche (Silikonöle), pflanzliche oder tierische Öle bzw.

Fette. Eingesetzt werden auch Proteine (z.B. aus Seide oder Weizen) oder Fruchtwachse (aus Apfelschalen). Die Naturkosmetik setzt vor allem auf nachwachsende pflanzliche Rohstoffe wie Weizenkeim-, Soja-, Kokosöle, Kassia (eine tropische Pflanze) oder Hennaextrakt. Sie sind ökologisch verträglicher und haben gute haarpflegende Eigenschaften.

Wer angegriffene Haare hat, sollte in jedem Fall versuchen, die Ursachen herauszufinden. Infrage kommen chemische Behandlungen wie Haarefärben oder Dauerwelle, aber auch ein Zuviel an Sonne oder falsche Ernährung.

Es gibt kein Mittel, das kaputte Haare repariert

Conditioner können bei strapaziertem Haar durchaus etwas ausrichten. Ärgerlich sind allerdings die irreführenden »Repair«-Behauptungen: Repariert, nämlich in einen heilen Zustand versetzt, werden die Haare nicht. Bei Spliss wirken kosmetische Mittel eine Zeit lang, doch früher oder später kommt man nicht um den Griff zur Schere herum. Conditioner, z.B. mit dem Silikonöl Dimethicone oder mit einem natürlichen Kokosöl, können eine vorübergehende Glättung bewirken. Fülliger und glatter wirkt trockenes Haar auch, wenn es mit Feuchtigkeit versorgt wird. Spülungen haben einen solchen Befeuchtungseffekt. Pflegeprodukte sind aber keine Medizin fürs Haar, sondern beeinflussen nur die Kämmbarkeit, den Glanz, verhindern die Aufladung und vermitteln optisch mehr Fülle. Eine Haargesundung kann keines dieser Präparate bewirken.

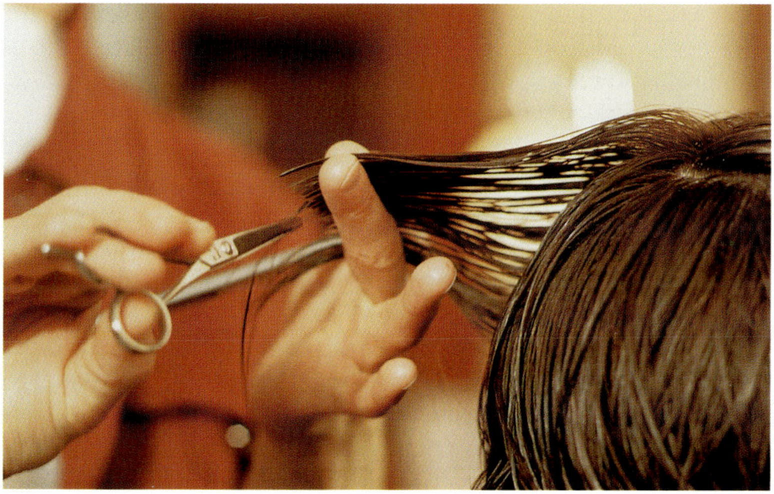

Haarpflegemittel können zwar manches glätten, doch bei starkem Spliss hilft nur noch der Griff zur Schere.

Haarstylingprodukte

- Haarsprays und Haarlacke haben eine einzige Aufgabe: Sie kleben die Haare aneinander. Das tun sie mehr oder weniger fest oder sanft. Als fixierende Mittel werden Kunstharze (Acrylate) oder natürlichere Mittel wie Schellack oder Chitin (aus dem Panzer von Krabben) eingesetzt. Sprays gegen fettiges Haar enthalten Zusätze, um Fett zu binden, Haarsprays für trockenes Haar enthalten zumeist Rückfetter.
- Haarfestiger sind Filmbildner. Wird der flüssige Festiger aufgetragen, verdampft das Lösungsmittel und es bleibt ein Haarfilm zurück, der mit jedem Kämmen weniger wird.
- Schaumfestiger sind beliebt, weil sie leicht aufzutragen sind. Sie unterscheiden sich prinzipiell nicht vom normalen Haarfestiger.

Rein chemisch betrachtet sind Haare dankbare »Objekte«: Da ihre Oberfläche sehr uneinheitlich ist, haftet eine Reihe chemischer Stoffe sehr gut daran, z.B. Farben, wie sie für Tönungen verwendet werden.

Haarfärbemittel

Bei der Haarfarbe meint es die Natur scheinbar nicht immer gut mit einem, und darum verlockt der Griff ins lange Regal mit Haarfärbemitteln. Den Spaß an der Farbe verleiden einem jedoch eine Reihe von Untersuchungen, die allesamt zu demselben Ergebnis kommen: Friseurinnen erkranken häufiger an Krebs als andere Frauen. Und nicht nur sie: Neuere amerikanische Studien belegen, dass auch Frauen, die über viele Jahre regelmäßig ihre Haare färben, ein erhöhtes Krebsrisiko haben. Als kanzerogen und als stark allergieverdächtig gelten dabei in erster Linie die aromatischen Amine (siehe Seite 122).

Auf Nummer Sicher nur mit natürlichen Färbemitteln

Eine neue, frischere Haarfarbe verändert das Aussehen sichtbarer und nachhaltiger als eine Gesichtscreme. Doch was tun angesichts der zahlreichen Warnungen? Ganz sicher ist, wer natürliche Haarfarben verwendet. Bei chemischen Haarfärbemitteln sind die Risiken unterschiedlich groß – nicht zuletzt deshalb, weil der Einsatz von Färbemitteln in der Haarpflege gesetzlich weniger geregelt ist als bei allen anderen kosmetischen Produkten. Die Kosmetikverordnung schreibt z.B. bei Farben für Make-ups, Lippenstifte usw. genau vor, welche eingesetzt werden dürfen. Für Haarfärbemittel aber gilt: Erlaubt ist alles, was nicht ausdrücklich verboten ist. Hilfreich bei der

Suche nach einem möglichst schadstoffarmen chemischen Färbemittel sind folgende Kriterien:

- Ein-Komponenten-Produkte wie Tönungscremes oder Tönungsschäume sind bei hellen Farbtönen weniger riskant. Je dunkler die Farben, so eine Faustregel, desto größer ist das Risiko, dass gesundheitsbelastende Farbstoffe darin enthalten sind.
- Zwei-Komponenten-Produkte sind in der Regel mit Warnhinweisen versehen. Sie sind ein Indikator dafür, dass gesundheitsgefährdende aromatische Amine darin enthalten sein können.

Bei direkt ziehenden Farbstoffen ist das Ergebnis relativ stark vom Zustand der Haare abhängig: So nimmt geschädigtes Haar an den Spitzen mehr Farbe auf. Im Mix mit der vorhandenen Farbe entsteht stets ein dunklerer als der Ausgangsfarbton. Eine Aufhellung lässt sich nur durch vorheriges Bleichen erzielen.

Unterschiede zwischen Tönung, Färbung und Blondierung

Haarfärbemittel werden grundsätzlich in drei Typen eingeteilt: Tönungen, Färbungen und Blondierungen.

- In Haartönungsprodukten werden so genannte direkt ziehende Farben eingesetzt. Diese Farbstoffe dringen nicht ins Haar ein, sondern haften außen am Haar und können darum auch wieder ausgewaschen werden. Eine direkt ziehende Naturfarbe ist z. B. Henna.
- Die so genannten Oxidationsfarben färben dauerhaft. Es sind eigentlich gar keine Farben, denn der Farbton entsteht durch einen chemischen Prozess. Um den in Gang zu setzen, werden zwei farblose Vorprodukte benötigt. Unter Mitwirkung von Wasserstoffperoxid bildet sich dann per Oxidation der gewünschte Farbton.
- Die Blondierung von Haaren besorgt Wasserstoffperoxid (H_2O_2). Blondierungen/Strähnchenprodukte sind zumeist frei von bedenklichen Farben. Das gilt auch für Zwei-Komponenten-Mittel.

Haare färben mit Pflanzenfarben

War es anfänglich nur Henna, angeboten von einigen kleinen Biofirmen, so bietet die Naturkosmetik heute eine bunte Palette, von diversen Blond- über Rot- und Braunschattierungen bis hin zu tiefem Schwarz.

Färbungen mit dem Pflanzenfarbstoff Henna sind sehr dauerhaft. Bei häufigem Haarewaschen verblasst die Farbe zwar, aber seinen Naturton gewinnt das Haar, nicht anders als bei chemischen Färbungen, erst beim Nachwachsen zurück.

Hautpflege und -schutz

Bei den Körperpflegeprodukten sowie bei den Sonnenschutzmitteln rangieren Emulsionen in Form von Milchen, Lotionen und Cremes an erster Stelle. Für sie gilt in puncto Qualität das Gleiche wie für Gesichtspflegepräparate: Je hautverwandter die für die Grundlage verwendeten Inhaltsstoffe sind, desto pflegender ist das Gesamtprodukt. Im Trend sind liposomenhaltige Körperpflegeprodukte, sowohl bei Bodylotions als auch bei Handcremes. Für sie gilt, analog zur Gesichtspflege: Eine Wirkstofftiefenwirkung wird nicht erreicht, wohl aber eine verbesserte Befeuchtung.

Der biologische Schutz der Haut ist der Säureschutzmantel. Überwiegen die Säuren, ist die Haut trocken, wenig aufnahmefähig und sie spannt. Überwiegen die Basen, ist sie fettig und anfällig für Krankheitserreger. Eine gute Hautpflege sorgt daher für Ausgewogenheit zwischen Säuren und Basen.

Körperpflegeprodukte im Vergleich

- Emulsionen in Form von Milchen, Cremes und Lotionen sollen in erster Linie den natürlichen Hydrolipidschutz der Haut schnell wiederherstellen. Die Körpermilch ist in der Regel eine Öl-in-Wasser-Emulsion mit einem relativ hohen Wasseranteil, damit sie sich gut verteilen lässt, nicht klebt oder fettet. Angereichert ist sie zumeist mit einigen Wirkstoffen.
- Körperöle oder Wasser-in-Öl-Emulsionen für die Körperpflege sind nicht für die tägliche Anwendung, sondern für den Fall gedacht, dass die Haut einer besonderen Belastung ausgesetzt war, beispielsweise nach dem Sonnenbad.
- Wohltuend sind gelegentliche Körperpeelings (am besten einmal im Monat), die abgestorbene Hautschüppchen entfernen und die Durchblutung der Haut anregen. Den gleichen Effekt können Sie übrigens auch mit Ganzkörperbürstmassagen erreichen. Nach dem Peelen und Bürsten stets gut eincremen.

Welche Pflege für welchen Hauttyp?

Auch die Körperhaut braucht wie das Gesicht eine auf den individuellen Hauttypus abgestimmte Cremepflege. Die normale Haut ist in der Regel genügsam und pflegeleicht. Besondere Aufmerksamkeit erfordern jedoch die trockene sowie die fettige, unreine Haut.

Die Pflege trockener Haut

Wer eine trockene Haut hat und entspannende Vollbäder liebt, sollte möglichst in Öl baden, das sich wie ein schützender Film auf die Haut legt und sie vor dem Austrocknen bewahrt. Versuchen Sie, sich nach dem Baden so sanft wie möglich abzutrocknen, damit die pflegende Schicht nicht abgerubbelt wird. Als Cremepflege sollten Sie ein Wasser-in-Öl-Produkt oder ein Körperöl wählen. Eine besondere Wohltat für die trockene Haut ist Jojobaöl. Gels sind bei trockener Haut nicht zu empfehlen, denn eine Emulsion bietet ein deutliches Mehr an Pflege und Schutz.

UV-B-Strahlen machen nur fünf Prozent der Sonnenstrahlung aus. Doch ihre Wirkung kann schmerzhaft spürbar werden, denn UV-B-Strahlen gelangen bis in die Basalzellschicht der Haut, regen die Pigmentzellen an, das hautschützende Melanin zu bilden, und sind verantwortlich für den Sonnenbrand.

Die Pflege fettiger, unreiner Haut

Was der trockenen Haut gut tut, bekommt dem fettigen Hauttypus gar nicht. Auf Creme- oder Ölbäder sollte ganz verzichtet werden, besser sind Syndets als Badezusatz und leichte Öl-in-Wasser-Emulsionen zum Eincremen.

Die Pflege der Hände

Hände, ständig Wind und Wetter ausgesetzt, sind durch häufiges Waschen sowie die Haus- oder Gartenarbeit noch zusätzlich strapaziert und darum oft rau und angegriffen. Ein guter Schutz ist bereits, sie nach dem Waschen sorgfältig abzutrocknen und bei der Arbeit im Haushalt spezielle Handschuhe zu tragen.

Handcremes werden als Lotionen oder Gels angeboten, zumeist mit einem hohen Glykolanteil, der feuchtigkeitsbindend wirkt. Als pflegende Wirkstoffe sorgen z.B. Panthenol oder Allantoin für eine gute Erholung stark beanspruchter Haut.

Die Sonnenschutzmittel

Eine Sonnenmilch bzw. -lotion für den Körper sowie eine Sonnencreme fürs Gesicht sind ein guter Schutz für die Haut. Im Vergleich zu einer Emulsion bieten Sonnenöle nur wenig Schutz. Bei noch ungebräunter Haut sind sie gar nicht zu empfehlen, bei bereits gebräunter Haut reicht ihr Schutz höchstens bis Faktor vier, bei »Tropics« liegt die Schutzwirkung noch darunter.

Wie die Strahlen auf die Haut wirken

In Sonnenschutzmitteln werden UV-A-Filter, UV-B-Filter bzw. Breitbandfilter gegen UV-A- und gegen UV-B-Licht eingesetzt. Was versteht man unter UV-A- bzw. UV-B-Strahlung?

Bei fast allen Lichtschutzfiltern beträgt die zulässige Höchstkonzentration maximal zehn Prozent. So darf der häufige Lichtschutzfilter Octyl Methoxycinnamate bis zehn Prozent, 4-Methylbenzylidene Camphor bis vier Prozent, Benzophenone-4 bis fünf Prozent und Isopropylbenzylsalicylate nur bis zu vier Prozent eingesetzt werden. Lediglich Zinkoxid und Titandioxid sind ohne Begrenzung zugelassen.

- Die Intensität des UV-B-Lichts ist abhängig vom Sonnenstand, vom Breitengrad, ob man sich auf einem Berg oder am Meer aufhält und natürlich auch vom Grad der Bewölkung.
- Die UV-A-Strahlung ist stets und überall auf der Welt in etwa gleich – und heimtückisch-gefährlich. Sie dringt bis in die Lederhaut, kann die Kollagen- und Bindegewebsfasern schädigen, die Hautalterung beschleunigen und im schlimmsten Fall zu Hautkrebs führen.

Sonnencreme ist kein ultimativer Schutz vor der Sonne

Ein noch gar nicht abzuschätzendes Gesundheitsrisiko kann die Scheinsicherheit, in der sich Sonnenanbeter durch Produkte mit einem hohen Lichtschutzfaktor wiegen, nach sich ziehen. Mit einem hohen Faktor passiert einem doch wirklich nichts – das ist ein Irrtum! Richtig ist: Ein Sonnenschutzmittel schützt vor Sonnenbrand. Und wer ein Mittel mit hohem Lichtschutzfaktor benutzt, kann länger in der Sonne liegen, ohne sich die Haut zu verbrennen. Unschädlich ist das lange Sonnenbad ohne Sonnenbrand jedoch keineswegs.

Denn Sonnencremes, -gels und -lotionen schützen zwar, doch nicht unbedingt vor den Krebs erregenden UV-A-Strahlen. Bestimmend für den angegebenen Lichtschutzfaktor ist die Sonnenbrandreizung der Haut. Doch dieser Faktor sagt wenig Verlässliches über die UV-A-bedingten Schäden aus, da man die Auswirkungen dieser Strahlung noch gar nicht wirklich eindeutig messen kann. Um eine vorzeitige Hautalterung zu vermeiden und das Hautkrebsrisiko zu verringern, sollte darum das Sonnenbad bereits nach der Hälfte der errechneten Schutzzeit abgebrochen werden. Gelingt es nicht, passionierte Sonnenanbeter zu einem maßvollen Sonnengenuss zu bewegen, rechnen Hautärzte mit einem erschreckenden Anstieg der Hautkrebsfälle. Es ist schon paradox: Einerseits verkaufen sich Tagescremes mit Lichtschutzfaktor gut, weil man meint, sich vor dem – kaum gefährlich zu nennenden – normalen Tageslicht schützen zu müssen, andererseits werden beim Sonnenbaden schwer wiegende und unberechenbare Gesundheitsrisiken recht sorglos in Kauf genommen.

Exzessiver Einsatz von Lichtschutzmitteln

Sonnengenuss ohne Reue – wer wünschte sich das nicht? Denn gebräunte Haut wird immer noch mit Attributen wie schick, dynamisch, sportlich assoziiert. Warnungen vor dem Ozonloch und vor Hautkrebs hatten durchaus eine schockierende Wirkung, doch die Industrie hatte das Gegengift im Handumdrehen parat: Sonnenschutz mit hohem Lichtschutzfaktor. Faktor 15, 30, gar 60 – um diese Werte zu erreichen, musste ein mengenmäßig mächtiger Mix her: Bis zu 30 Prozent eines Produkts bestehen bei einem hohen Faktor nur aus Lichtschutzfiltern.

Über den Run auf hohe Schutzfaktoren geriet völlig in Vergessenheit, dass Filter nicht allein ein Schutz vor Sonne, sondern auch eine Belastung für die Haut sind. Zugelassen ist darum auch nur eine bestimmte Anzahl von Mitteln, und für jedes einzelne sind Höchstmengen vorgeschrieben. Bei manchen Lichtschutzfiltern, z.B. Oxybenzone, reicht es nicht, sie in der INCI-Deklaration aufzulisten. Nötig ist ein zusätzlicher warnender Hinweis, z.B.: »Enthält Oxybenzone«.

Die Praxis, Lichtschutzfilter in Kombination einzusetzen, um die hohen Schutzfaktoren zu erreichen, läuft den Absichten des Gesetzgebers diametral entgegen. Diesem Missbrauch sollen neue Bestimmungen Rechnung tragen mit dem Ziel, den Gesamtanteil der Lichtschutzfilter in einem Produkt zu begrenzen.

Auf die Tatsache, dass Lichtschutzfilter der Sonne nicht beliebig lang standhalten, macht der Hinweis »Fotostabil« aufmerksam. Nicht alle Filtersubstanzen sind gleich gut. Es kann durch längere Sonneneinwirkung zu einer Fülle von Unverträglichkeitsreaktionen kommen, z.B. Allergien und Fotoallergien.

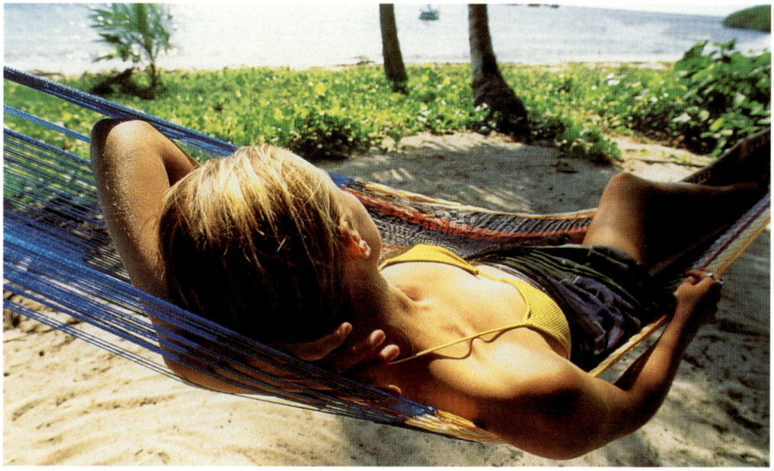

Lieber ein Schattendasein führen, als seiner Haut zu viel pralle Sonne zuzumuten. Außerdem sind luftige Baumwollkleidung, ein breitkrempiger Hut und eine Sonnenbrille mit UV-Filter ein wirksamer und zugleich unbedenklicher Lichtschutz.

So wird der Schutzfaktor ermittelt

Für die Ermittlung des Lichtschutzfaktors (COLIPA-Methode) sind Menschen die Versuchskaninchen. Der Rücken der Testpersonen wird in Prüffelder eingeteilt, mit Sonnenschutzprodukten bestrichen und mit einem Sonnensimulator bestrahlt. Und zwar unterschiedlich lang. Je nach Grad der Hautbeschädigungen wird der Lichtschutzfaktor festgelegt. Dieser Faktor ist stets ein Mittelwert. Denn jede Haut ist anders: Bei einigen Testpersonen reagiert die Haut bereits nach kurzer Bestrahlungszeit, bei anderen erst nach längerer. Wirklich sicher bzw. eine verlässliche Größe ist der Lichtschutzfaktor vor allem für Menschen mit sehr empfindlicher Haut darum keineswegs.

Laut Weltgesundheitsorganisation steigt die Hautkrebsrate jährlich weltweit um fünf bis zehn Prozent. Vor allem Sonnenbrände während Kindheit und Jugend erhöhen das Risiko deutlich.

Wie die Lichtschutzfilter arbeiten

UV-Filter wirken, wie der Name schon sagt: Sie filtern UV-Strahlen, um die schädlichen von der Haut fernzuhalten. Sie absorbieren also einen Teil der Strahlung und lassen nur einige Strahlen durch (chemischer Schutz). Ein anderer Filtertypus reflektiert das Licht: Er deckt die Haut so ab, dass die Strahlung zurückgeworfen, gestreut und teils absorbiert wird (physikalischer Schutz).

Physikalische und chemische Lichtschutzfilter

Häufige so genannte physikalische Lichtschutzsubstanzen sind die Mikropigmente Titandioxid (INCI: Titanium Dioxide) und Zinkoxid (INCI: Zinc Oxide). Titandioxid ist ein natürlicher Stoff, Zinkoxid kommt nicht in der Natur vor und wird aus Zinkerz hergestellt.

Chemische Lichtschutzfilter liegen nicht wie eine abschirmende Decksubstanz zwischen Haut und Strahlung, sondern wirken durch Reaktionen auf und mit der Haut. Diese Prozesse sind der Grund für ihre oft nicht unerheblichen Nebenwirkungen, denn die Filterfunktion beruht darauf, dass Moleküle einen bestimmten Wellenbereich aufnehmen. Das geht nicht spurlos an ihnen vorbei: Sie werden dadurch verändert. Es entstehen neue Molekülverbindungen, die ein stark allergisierendes Potenzial haben oder zu fototoxischen Reaktionen führen können.

Alles über Faktor 20 bringt nichts mehr

Ein Lichtschutzfaktor 60 ist bereits auf dem Markt, und der Faktor 100 liegt in Labors auf Abruf bereit und wird kommen – wenn die Vernunft nicht über das Marketing siegt. Hohe Lichtschutzfaktoren stehen beim Verbraucher hoch im Kurs, obwohl sie ihn nur Geld kosten und nichts mehr bringen. Alles, was über Faktor 20 ist, so die einhellige Expertenmeinung, macht in der Schutzwirkung kaum mehr einen Unterschied. Dr. Klaus-Peter Wittern: »Die Inflation der Lichtschutzfilter ist eine leidvolle Entwicklung. Für den Verbraucher signalisiert ein Faktor 100 im Gegensatz zu einem Faktor 50 die doppelte Schutzwirkung. In Wirklichkeit bietet der Faktor 100 nur 0,1 Prozent mehr Wirkung!« Den unsinnigen Wettlauf, Produkte mit immer höheren Lichtschutzfaktoren auf den Markt zu bringen, kann wohl nur der Verbraucher durch sein Kaufverhalten beenden – bis Faktor 20 lohnt der Kauf, darüber nicht mehr.

Silikone bieten einen großen Marketingvorteil: Sie haben Öleigenschaften, sind aber keine Öle. Darum kann z. B. ein Sonnenschutzprodukt mit Silikonölen ölfrei genannt werden. Der Käufer assoziiert, dass dieses Produkt keine Mallorcaakne auslöst.

Gels bieten Feuchtigkeit, aber wenig Hautpflege

Der Trend zum Gel geht auf Untersuchungen zurück, wonach das Dreigestirn Sonne, Emulgatoren und Fette Auslöser der so genannten Mallorcaakne ist. Untersuchungen belegen jedoch, dass Fettstoffe und Emulgatoren nicht pauschal für die Mallorcaakne verantwortlich sind. Bei den Emulgatoren scheinen gerade die PEG, die ethoxilierten Emulgatoren (siehe Seite 120f.), ein Auslöser der toxischen Akne zu sein. Die normale Haut ist jedenfalls mit einer klassischen Emulsion (Creme, Lotion) bedeutend besser bedient als mit einem Gel. Um die Pflegedefizite des Gels auszugleichen, gibt es Produkte mit rückfettenden Komponenten oder Kombizubereitung (Gel plus Emulsion). Doch beide Varianten sind Kompromisse.

Bei Mallorcaakne rechtzeitig die Pflege umstellen

Menschen, die zu Mallorcaakne neigen, sollten sicherheitshalber auf Produkte ohne Fettstoffe und Emulgatoren ausweichen. Allerdings raten Hautärzte dazu, nicht allein auf ein Gel-Sonnenschutzpräparat zu setzen. Um sich wirksam zu schützen, sollte die gesamte Pflege vor einem Sonnenurlaub auf fettstoff- und emulgatorfreie Präparate umgestellt werden. Es kann aber auch schon reichen, Sonnenschutzlotionen ohne ethoxilierte Inhaltsstoffe zu benutzen.

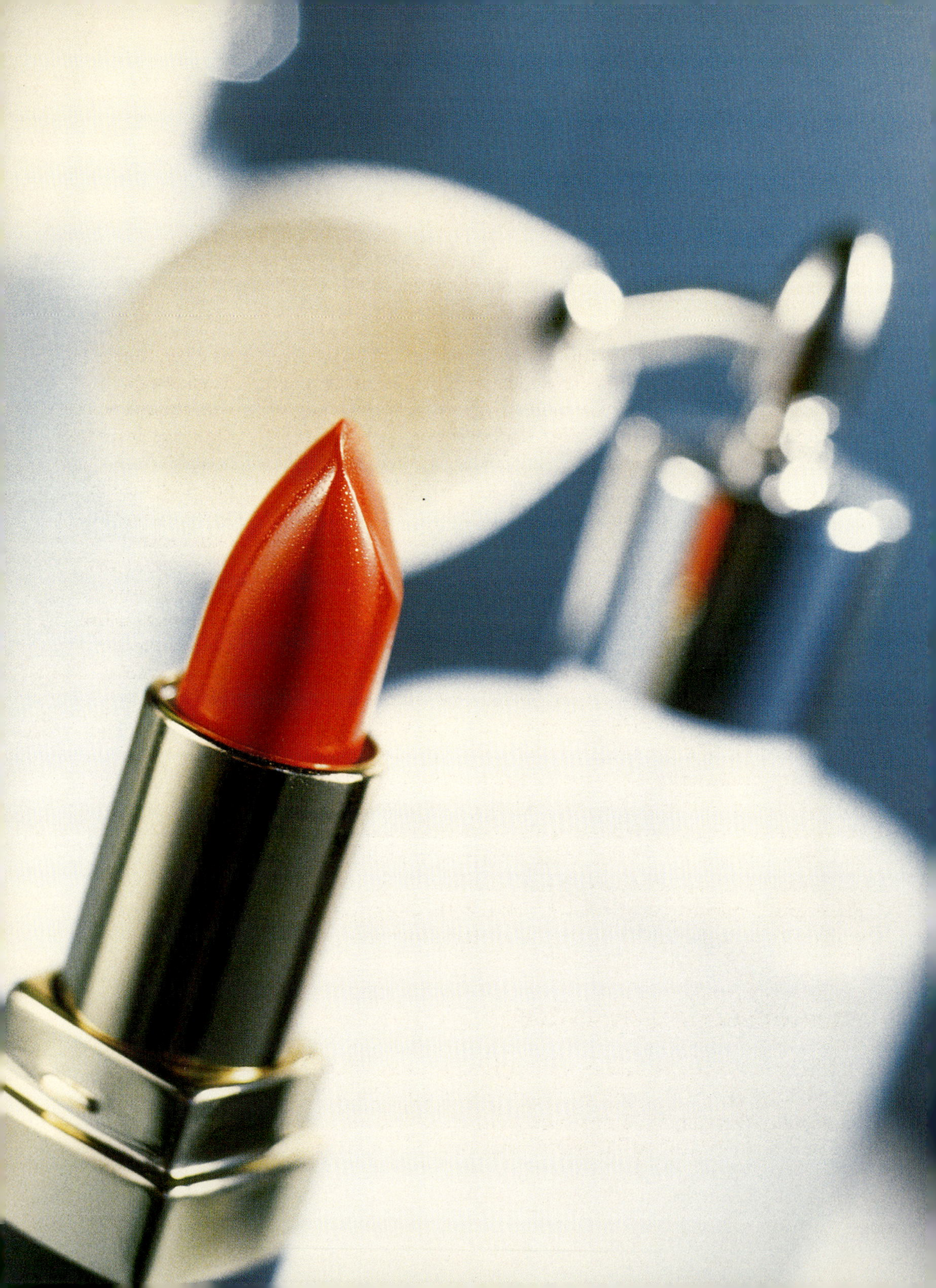

KOSMETISCHE HILFS- UND DUFTSTOFFE

Es werden eine Reihe von Hilfsstoffen benötigt, um ein kosmetisches Produkt zu komponieren, ihm die gewünschte Konsistenz zu geben und es abzurunden. Die unter gesundheitlichen Aspekten wichtigsten und zugleich kritischsten sind die Konservierungs- und die Färbemittel. Leider sind auch die durchaus verzichtbaren Duftzutaten nicht frei von Risiken.

Frei von Konservierungsmitteln sind zumeist Seifen, die wegen ihres hohen pH-Werts mikrobiologisch stabil sind, sowie Ölbäder und Produkte wie Gesichtspuder, die nur einen minimalen oder gar keinen Wasseranteil enthalten.

Gefahr für die Gesundheit?

Kosmetika dürfen den Verbraucher nicht infizieren. Darum müssen sie konserviert werden. Eine nicht ausreichend vor dem Verderben geschützte kosmetische Zubereitung kann die Haut durch Stoffwechselprodukte der Mikroben reizen. Außerdem können sich zersetzende Stoffe hautunverträgliche Spaltprodukte freisetzen. Die richtige Konservierung ist eine Gratwanderung zwischen Wirkung und Nebenwirkungen. Sie soll verhindern, dass sich Mikroben vermehren, aber möglichst wenig hautschützende natürliche Bakterien töten. Sie muss toxikologisch unbedenklich sein, darf also keine Hautreizungen oder Allergien verursachen, soll sich mit den übrigen eingesetzten Stoffen vertragen, stabil sein und nicht unangenehm riechen.

Die Konservierungsmittel

Problematisch sind zahlreiche synthetische Konservierungsmittel wegen ihres hohen Allergiepotenzials. Zu diesen Mitteln zählen Formaldehydabspalter wie Bronopol, DMDM-Hydantoin oder Isothiazolinon. Die Kritik an Konservierungsmitteln hat dazu geführt,

dass sie vom Verbraucher teils in Bausch und Bogen abgelehnt werden. Eine extreme Haltung, die darauf hinausläuft, sich dem Risiko einer Infektion mit verdorbenen Kosmetika auszusetzen!
Das andere Extrem sind Überkonservierungen. Heinz-Jürgen Weiland-Groterjahn: »In manchen Produkten sind noch hochtoxische Quecksilberverbindungen enthalten, die allein wegen eines einzigen Keims eingesetzt werden, der dazu noch sehr selten ist.«

Konservierungssysteme werden aus Mitteln komponiert, die gegen Hefen, Schimmel und Bakterien wirken. So wird Phenoxyethanol häufig gegen Hefen eingesetzt, während Zinkpyrthion ein starker »Alleskiller« ist. Das heftige Mittel darf aber auch nur in Produkten verwendet werden, die nicht auf der Haut verbleiben.

Unbedenklich hinsichtlich seiner Haltbarkeit muss ein Produkt sein, doch inwieweit ein Hersteller auf Nummer Sicher geht, ist fast ein Glaubenskrieg. Dr. Klaus-Peter Wittern plädiert für ein hohes Maß an Verbraucherschutz: »Beiersdorf ist sich der Problematik sehr wohl bewusst. Konservierungsmittel sind leider nicht nebenwirkungsfrei. Das sind Substanzen, die Bakterien töten und auch Wechselwirkungen mit den Hautzellen eingehen. Eine Konservierung wird auf der Basis mikrobiologischer Belastungstests ausgewählt. Man simuliert eine Kontamination, d.h. eine Verunreinigung mit Bakterien und Keimen. Die Frage ist nun, in welcher Zeit diese Verunreinigung auf ein bestimmtes Maß zurückfällt. Wir wollen kein Risiko eingehen und jemanden mit einem kritischen Keim infizieren. Die Konservierungen sind auf das jeweilige Produkt abgestimmt, und sie sind das Ergebnis langwieriger mikrobiologischer Tests.« Reagiert die Haut gereizt auf ein kosmetisches Präparat, sollte es sicherheitshalber gleich abgesetzt werden.

Öle sind unterschiedlich gut haltbar

Kritiker pflanzlicher Öle weisen darauf hin, dass sie im Vergleich zu Mineralölen leicht ranzig werden und darum stabilisiert werden müssen. Doch der Einwand, dass natürliche und biologisch gut abbaubare Inhaltsstoffe den Nachteil haben, mit potenziell gefährlichen Wirkstoffen haltbar gemacht werden zu müssen, ist ein wenig stichhaltiges Argument: Gerade Produkte mit Mineralölen sind zumeist auch mit starken Konservierungsmitteln versetzt. Für Kosmetika werden auch bevorzugt pflanzliche Öle mit einem hohen Anteil an gesättigten Fettsäuren verwendet, die weitaus haltbarer sind als Öle mit einem hohen Anteil an mehrfach ungesättigten Fettsäuren. Von Natur aus sehr gut haltbar sind beispielsweise Avocado- und Jojobaöl. Beide werden kaum ranzig.

Sanfte konservierende Mittel und Systeme

Ähnlich wie bei den Tensiden und Emulgatoren kommt der Entwicklung sanfter Konservierungsmittel und -systeme eine besondere Bedeutung zu. Einen wichtigen Beitrag leisten bereits die Auswahl der Rohstoffe, die Herstellungsverfahren sowie die Art der Verpackung.

- Sind die eingesetzten Rohstoffe keimarm oder gar keimfrei, muss das Gesamtprodukt nicht mehr so stark konserviert werden.
- Wesentlich für die Art und Menge der einzusetzenden Mittel ist zudem die hygienisch einwandfreie Herstellung.
- Eine Verpackung, die sicherstellt, dass z.B. eine Creme nicht mit Fingern in Berührung kommt, verringert die Notwendigkeit, das Produkt stärker zu konservieren. Ein Creme, die aus der Tube herausgedrückt wird, kann ohne Kontakt der Haut mit dem übrigen Tubeninhalt entnommen werden. Um diese Infektionsquelle auszuschließen, werden Naturkosmetika häufig in Tuben angeboten.
- Als natürliche Alternativen zu synthetischen Konservierungsmitteln werden z.B. Alkohole oder bestimmte ätherische Öle eingesetzt.
- Als wenig belastend gelten auch so genannte naturidentische Stoffe wie Sorbin- oder Benzoesäure. Sie kommen zwar in der Natur vor, werden aber nicht natürlich, sondern synthetisch gewonnen.
- In manchen Fällen tragen auch Koemulgatoren, wie z.B. Sodium Lauroyl Lactylate oder Glyceryl Caprylate, zur Konservierung bei.

Vitamine sind häufige Wirkstoffe in Cremes, weil sie auch das Präparat selbst stabilisieren: Da geringe Mengen Luftsauerstoff regelrechte zersetzende Kettenreaktionen in einem Produkt auslösen können, werden Vitamin E (Tokopherol) und Vitamin C als Antioxidanzien eingesetzt.

Keine Konservierung – ist das möglich?

Manche Herstelleraussagen zur Konservierung eines Produkts sind scheinbar eindeutig, aber dennoch erklärungsbedürftig.

»Enthält keine Konservierungsmittel«: Das ist eine zumeist irreführende Formulierung, da zumindest alle wässrigen Produkte entweder durch ein konservierendes System oder ein Konservierungsmittel haltbar gemacht wurden. Meist bedeutet diese Formulierung, dass das Produkt frei von den in der Kosmetikverordnung aufgelisteten Konservierungsstoffen ist.

Nicht als Konservierungsmittel gelten auch Stoffe, die eigentlich zu einem anderen Zweck als dem zu konservieren gedacht sind, die aber konservierende Eigenschaften haben, z.B. Pentylene Glycol. Ein Produkt mit Pentylene Glycol kann als frei von Konservierungsmitteln bezeichnet werden.

»Enthält keine synthetischen Konservierungsstoffe«: Diese Formulierung ist genauer: Welches Mittel verwendet wurde, sollte bei Allergieempfindlichkeit beim Hersteller erfragt werden. Die Konservierung kann z. B. in der Parfümierung enthalten sein.

Die Färbemittel

Färbemittel werden in zwei Gruppen unterteilt: lösliche Farbstoffe, z. B. zum Färben von Textilien, und unlösliche, Pigmente genannt. Pigmente färben dadurch, dass sie sich im Produkt mikrofein verteilen. Make-up-Produkte werden mit Pigmenten gefärbt, ebenso Lidschatten, Mascara, Augenbrauenstifte und die meisten Lippenstifte.

Alle zugelassenen kosmetischen Färbemittel sind gesetzlich in vier Anwendungsbereiche unterteilt. Bei einigen Färbemitteln sind Höchstmengen festgesetzt, die nicht überschritten werden dürfen. Zu problematischen Färbemitteln siehe »Azofarbstoffe«, Seite 123, und »Aromatische Amine«, Seite 122.

- Nur die Färbemittelkategorie eins (Anwendungsbereich eins) darf bei allen kosmetischen Mitteln verwendet werden.
- Färbemittel des Anwendungsbereichs zwei dürfen nicht zur Herstellung von Produkten verwendet werden, die mit den Schleimhäuten des Auges in Berührung kommen.
- Der Anwendungsbereich drei umfasst Färbemittel, die nicht bei Präparaten benutzt werden dürfen, die mit den Schleimhäuten in Kontakt kommen.
- Färbemittel des Anwendungsbereichs vier dürfen nur bei kosmetischen Mitteln eingesetzt werden, die lediglich kurze Zeit mit der Haut in Berührung kommen.

Die Duftstoffe

Der Verbraucher kauft mit der Nase: Was als wohlriechend empfunden wird, verkauft sich gut. Darum kommt der Parfümierung eines kosmetischen Produkts eine außerordentlich hohe Bedeutung zu. So setzen sich z. B. eine Reihe natürlicher Inhaltsstoffe nicht durch, weil es nicht leicht ist, ihren Geruch mit einer als angenehm empfundenen Parfümierung zu überdecken. Nicht zuletzt ist der Duft ein wichtiger Faktor, um Käufer an eine Marke zu binden und zum Kauf möglichst vieler Produkte mit gleicher Duftnote zu animieren. Er schafft eine Assoziation mit einer bestimmten Firma. Diese Markenbindung zu festigen und auszubauen, ist für den Hersteller ausgesprochen lukrativ. Der Duft ist also einerseits die besondere Stärke, andererseits aber auch die Achillesferse der Hersteller. Denn viele Duftstoffe sind nicht unbedenklich – besonders für empfindliche und allergische Haut. Sehr kritische Duftsubstanzen sind z.B. Moschusverbindungen. Doch Veränderungen in der Rezeptur sind kostspielig und wandeln das »Duftimage« einer Marke. Entsprechend groß ist der Widerstand der Kosmetikindustrie.

Kosmetische Hilfsstoffe von A bis Z

Antioxidanzien schützen Fette/Öle vor dem Ranzigwerden.
Antischaummittel beseitigen Schaum, der bei der Herstellung entsteht, bzw. verhindern, dass ein Produkt ungewollt schäumt.
Antistatika sorgen dafür, dass die Haare nicht »elektrisieren«.
Emulsionsstabilisatoren unterstützen den Prozess der Emulgierung und verbessern die Stabilität der Zubereitung.
Filmbildner werden eingesetzt, damit ein Produkt bei der Anwendung einen zusammenhängenden Film bildet.
Konsistenzgeber sind Hilfsmittel, die den Grundstoff einer Zubereitung verdicken bzw. weicher machen.
Lösemittel werden benötigt, um Stoffe darin zu lösen.
Puffersubstanzen stabilisieren den hautfreundlichen pH-Wert.
Schleifmittel werden im Fachjargon Abrasiva genannt und sind eine Hauptzutat in Peelingprodukten (z.B. Weizen- oder Mandelkleie) und in Zahnpasten, um die Zähne zu reinigen und den Glanz zu verbessern.
Treibgase sind gasförmige Substanzen, z.B. in Haar- und Deosprays, um den Inhalt aus dem Behälter zu drücken; bei Schaumfestigern z.B. den Schaum.
Viskositätsregler Viskosität besagt, ob ein Stoff z.B. weich, gelartig oder wachsartig ist. Eine kosmetische Zutat mit hoher Viskosität ist meist recht klebrig, d.h., sie haftet sehr fest an der Oberfläche. Die Viskosität einer Flüssigkeit kann z.B. durch einen Gelbildner als Viskositätsregler beeinflusst werden, dann ist sie stark verdickt.

Die meisten Riechstoffe entdeckte man als Naturstoffe in Pflanzenextrakten und fing an, sie synthetisch nachzubauen. Inzwischen gibt es zahlreiche neue Duftnoten, die es in der Natur gar nicht gibt. So ein künstlicher Duft ist der Xylolmoschus. Synthetische Düfte sind billig und in großer Menge bei immer gleichbleibendem Duft herzustellen.

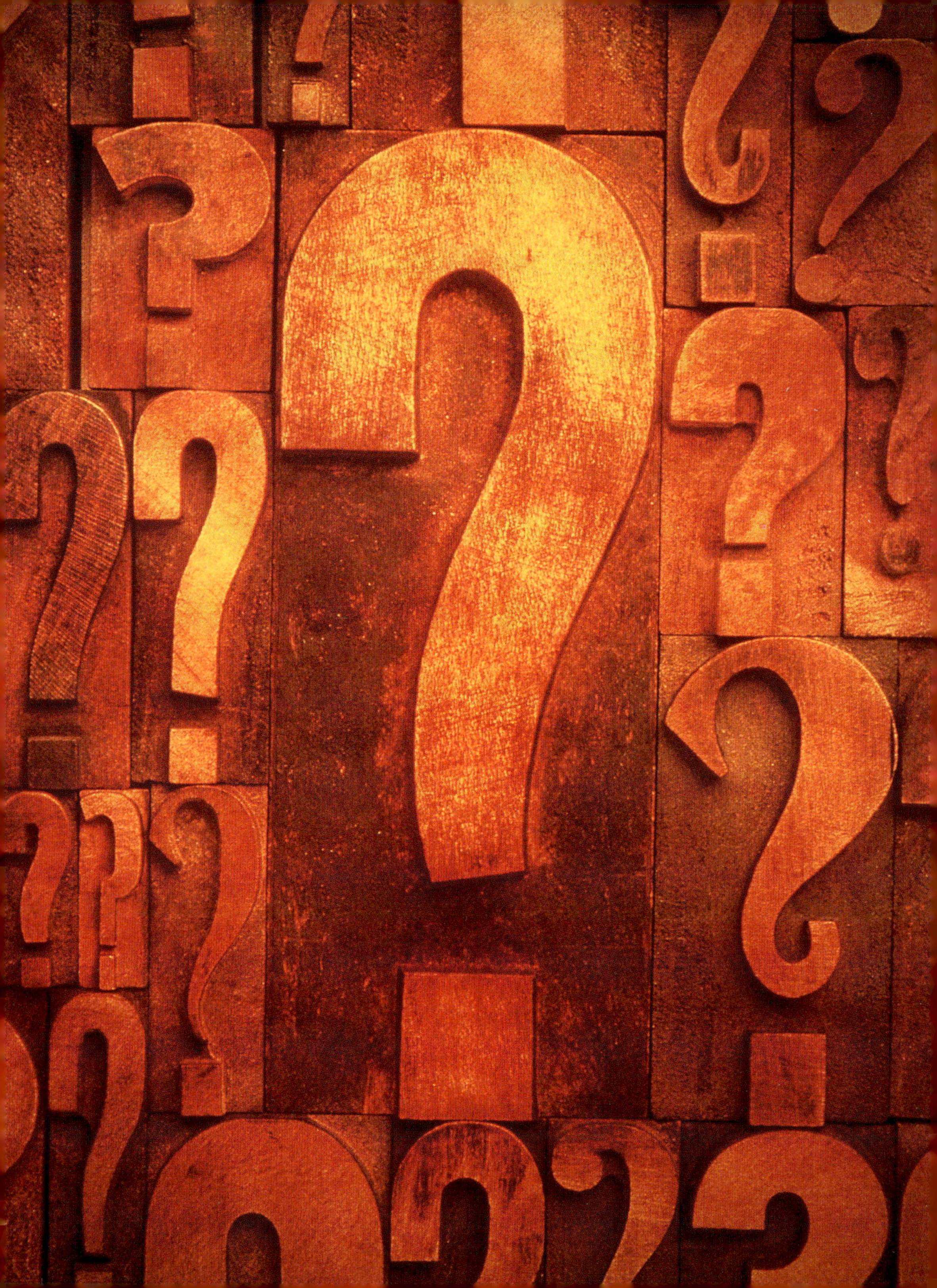

RISIKEN UND NEBENWIRKUNGEN

Die Toxikologie ist die Schlüsseldisziplin, um Stoffe als positiv-wohltuend oder negativ-kritisch zu beurteilen. Aber wann ist eine Substanz als schädlich einzustufen? Der Meinungsstreit entzündet sich oft an der Frage, wann reagiert werden soll: Erst wenn eindeutig nachgewiesen ist, dass ein Stoff z. B. Krebs erregend ist oder bereits, wenn es Anzeichen dafür gibt, dass er es sein könnte? Da es oft Jahre dauert, bis wissenschaftliche Studien abgeschlossen sind, unterstützt dieses Buch den Standpunkt, dass nur nachweislich unschädliche Stoffe zum Einsatz kommen sollen. Die Vergangenheit hat oft genug gezeigt, dass ein Anfangsverdacht in die traurige Gewissheit der Schädlichkeit mündete.

Dermatologen unterscheiden zwischen einer Allergie und der so genannten Intoleranzreaktion. Bei einer Allergie reagiert das Immunsystem auf ein bestimmtes Allergen (z. B. Nickel oder Formaldehyd). Die Intoleranzreaktion hingegen erfolgt aufgrund eines auf die Haut stärker wirkenden Reizes.

Allergien und Hautirritationen

Dass auch die Kritik an Kosmetikinhaltsstoffen oft weit übers Ziel hinausschießt, erschwert die Gratwanderung zwischen berechtigter Warnung und den Gefahrenabwiegelungen mancher Hersteller und Verbände. Der Hinweis darauf, dass gut und unschädlich ist, was erlaubt ist, geht ebenso häufig an der Sache vorbei wie eine Überdramatisierung der Gefahren, z. B. der Hinweis Vergiftungsrisiko im Zusammenhang mit einem kosmetischen Inhaltsstoff. Ein Vergiftungsrisiko besteht vielleicht für jemanden, der eine Flasche Gesichtswasser austrinkt, statt das Produkt wie vorgesehen zu verwenden. Bei den geringen Konzentrationen in Kosmetika setzt sich bei normalem Gebrauch niemand einem Vergiftungsrisiko aus – auch nicht bei einem als potenziell giftig eingeschätzten Stoff.

Dass Kosmetika unerwünschte Nebenwirkungen haben können, ist eine Tatsache. In welchen Umfang sie auftreten, ist eine kaum zu beantwortende Frage. Neben den harten Fakten wie kosmetikabedingten Allergien gibt es eine Fülle kosmetikabedingter Befindlichkeitsstörungen der Haut, die in keiner Statistik auftauchen. Der Dermatologe Prof. Wolfgang Raab und die Apothekerin Ursula Kindl kommen zu dem Schluss: »Kein Zweifel kann an der Tatsache bestehen, dass Gesichtspflegeprodukte am häufigsten unter allen Kosmetika zu unerwünschten Reaktionen Anlass geben. Unter den dekorativen Kosmetika stehen Augen-Make-up-Produkte an erster Stelle der zu unerwünschten Reaktionen führenden Produkte.«

Eine starke Zeichnung am Hals lässt eine Neigung zu Neurodermitis erkennen, ebenso weiße, raue Flecke am Oberarm. Auch ein einfacher Test gibt Aufschluss: Reizt man die Haut am Innenarm durch Kratzen, und sie verfärbt sich nicht rot, sondern weiß, ist das ein Signal für eine Veranlagung zu Allergien.

»Unerwünschte Reaktionen«, das ist die zusammenfassende Bezeichnung für Hautirritationen und allergische Reaktionen (Kontaktallergien). In Deutschland leidet bereits jeder Dritte unter allergischen Symptomen, und Experten befürchten eine Verdoppelung in den nächsten zehn Jahren.

Der Informationsverbund Dermatologischer Kliniken (IVDK) in Göttingen veröffentlicht jährlich eine »Hitliste« der 20 häufigsten Allergene, erstellt auf der Basis der Ergebnisse von 24 Hautkliniken. Demnach ist Nickel noch immer das Kontaktallergen Nummer eins. Und da zahlreiche Augen-Make-up-Produkte Nickel enthalten, sind sie häufig Auslöser von Allergien.

Duftstoffe als Allergene

Düfte – natürliche wie synthetische – rangieren laut IVDK bereits an zweiter Stelle. Auslöser kann z.B. Zimtaldehyd in Zahnpasta sein, das Öl der Duftlampe oder die Zitruskraft eines Reinigungsmittels. Auf den Duftstoff Perubalsam reagiert fast jeder Zweite allergisch. Und auch die Männer bleiben nicht verschont: Wer sich trocken rasiert und täglich ein Rasierwasser benutzt, geht ein zwei- bis dreifach höheres Allergierisiko ein als der Nassrasierer, der weniger mit Rasierwasserduftstoffen in Berührung kommt. In allen Untersuchungen zu Auslösern von Hautallergien, ob in den Niederlanden, den USA oder Deutschland erstellt, stehen Duftstoffe an erster oder zweiter Stelle – Tendenz steigend. Der Grund wird darin vermutet, dass wir mit zu viel parfümierten Produkten in Kontakt kommen. Vor allem bei Frauen, die nicht nur viele Kosmetika benutzen, sondern auch im Haushalt mit parfümierten Reinigungs- und Waschmitteln in Berührung kommen, nimmt die Empfindlichkeit zu.

Allergische Reaktionen müssen vom Facharzt genau analysiert werden, um die richtigen Konsequenzen daraus zu ziehen. Es reicht unter Umständen nicht, auf ein bestimmtes Produkt zu verzichten, denn nicht selten ist jemand auf eine ganze Gruppe von Stoffen allergisch. Dann reagieren die Antikörper bei Kontakt mit einem Farbstoff (z.B. p-Phenylendiamin), einem Lichtschutzmittel (p-Aminobenzoesäure und ihre Derivate) oder Konservierungsmitteln (Nipa-Ester/Parabene).

Eine besondere Problemgruppe sind Atopiker; das sind Menschen aus Familien, in denen häufig Asthma, allergischer Schnupfen oder Neurodermitis auftreten. Sie haben zumeist eine sehr trockene Haut. Gut vertragen werden in der Regel Feuchtigkeitscremes mit Harnstoff (Urea) und Produkte auf der Basis hautfreundlicher Fette (z.B. Jojobaöl).

Konservierungsmittel als Allergene

Statistiken aus Großbritannien, Schweden und den USA kommen bei der Benennung der akuten Auslöser von Konservierungsmittelallergien zu unterschiedlichen Ergebnissen. Nach Raab/Kindl ist auffallend, »dass in Europa unter den Konservierungsmitteln Chloracetamide und Quaternium 15 hinsichtlich der Auslösung von Unverträglichkeitsreaktionen größte Bedeutung haben. In jüngster Zeit treten mehr und mehr unerwünschte Reaktionen auf Methylchlorisothiazolinon und Methylisothiazolinol hervor. In den USA hingegen

Allergien und Hautreizungen

Unter dem Begriff »Allergie« wird oft jede Hautreaktion subsummiert. Doch nicht alle Nebenwirkungen sind Allergien. Unterschieden werden die Kontaktallergie (häufig durch Konservierungsmittel und Duftstoffe), fotoallergische Reaktionen (z.B. durch Bergamotteöl in Kombination mit Sonne) oder Irritationen wie Mitesser, gar akneähnliche Ekzeme (oft bei trockener, fettarmer Haut). Solche Irritationen sind ein Hinweis darauf, dass die Haut empfindlich ist und mit den falschen Produkten gepflegt wird.
Allergieempfindlichen Menschen können vor allem folgende natürliche Stoffe Probleme bereiten:

- Arnika und Johanniskraut
- Bergamotte-/Rosmarinöl
- Schafgarbenextrakt
- Thymianöl
- Kamille und Nelkenöl
- Zimt- und Zitronenöl
- Propolis, Wollwachs
- Perubalsam

stellen die Kontaktallergien auf Nipa-Ester (Parabene) ein größeres Problem dar.« Das Bundesinstitut für gesundheitlichen Verbraucherschutz und Veterinärmedizin (BgVV) veröffentlicht fortlaufend Ergänzungen zu dem Grundwerk »Chemikalien und Kontaktallergien – eine bewertende Zusammenstellung«. Eingeteilt werden die Stoffe in die Gruppen A (bedeutendes Kontaktallergen), B (begründeter Hinweis auf kontaktallergene Wirkung) und C (unbedeutendes Kontaktallergen oder fragliche kontaktallergene Wirkung). Zur Gruppe A gehört nach diesem Register z.B. das Konservierungsmittel Formaldehyd.

Eine allergische Hautreaktion tritt frühestens 24 Stunden nach dem Kontakt auf und blüht nach ca. zwei Tagen richtig auf. Sie reicht über die Kontaktstelle hinaus. Eine toxische Reaktion tritt sehr bald, jedoch spätestens nach 24 Stunden, auf und klingt relativ schnell wieder ab.

Reizarm sind Grundlagen und Wirkstoffe

Allergische Reaktionen auf die Grundlagen (Fette, Wachse, Öle) und die Wirkstoffe eines Produkts sind ausgesprochen selten. Vaseline und Propolis (Bienenkittharz) haben jedoch ein nicht unerhebliches Allergiepotenzial. Die Suche nach dem Auslöser ist zumeist eine Sisyphusarbeit: 50 Inhaltsstoffe des Bienenkittharzes waren bereits erfolglos identifiziert, bis man schließlich den Verursacher der Allergie dingfest machen konnte. Bei Lanolin (Wollwachs) fand man heraus, dass Spuren von Nickel die allergische Reaktion verursachten. Die Verunreinigung mit Nickel war eine Folge der zur Hydrierung des Lanolins verwendeten Nickelkatalysatoren. Viele Mitesser, im schlimmsten Fall akneartige Ekzeme, sind ein Hinweis auf eine Unverträglichkeit, die durch Pflegeprodukte verursacht wird, die der Haut nicht bekommen. Selbst ein mildes Präparat kann, wenn es für den jeweiligen Hauttyp das falsche ist, Irritationen auslösen. Deshalb ist es für Menschen mit sehr empfindlicher Haut besonders wichtig, darauf zu achten, dass Pflegeprodukte, vor allem die Cremes, vom Emulsionstyp wie von den Fettkomponenten her möglichst hautverwandt sind. Das Reizpotenzial ist umso geringer, je hautnaher der Zutatenmix (z.B. Jojobaöl oder Sheabutter) ist und je besser die Emulsion auf den Hydrolipidmantel abgestimmt ist.

Manche Stoffe vertragen die Sonne nicht

So genannte fotoallergische und fototoxische Reaktionen kommen unter Einwirkung von Sonne zustande. Wer mit Bergamotteöl auf der Haut in die Sonne geht, muss mit braunen Flecken rechnen, denn das ätherische Öl enthält fotodynamische Substanzen. Verursacher der

Flecken sind die Furocumarine. Unproblematisch sind Bergamotteöle mit dem Zusatz »FeF«. Solche Öle wurden zusätzlich destilliert und sind frei von Furocumarinen. Auch Konservierungsmittel und Parfüms, die ja nicht deklariert werden müssen, können fotodynamische Substanzen enthalten.

Raab/Kindl: »Zu den fotoallergisch wirksamen Substanzen in Kosmetika gehören Konservierungsmittel vom Typ der halogenierten Salizylanilide und synthetischer Moschus, eine viel verwendete Parfümkomponente. Ambremoschus ist ein Duftstoff, der z. B. häufig in Aftershavelotionen eingearbeitet wird.«

Ätherische Öle sind ein Naturprodukt, das es in sich hat. Darum müssen sie mit großer Sorgfalt und Vorsicht dosiert werden. Es kommt dabei auf jeden Tropfen an! In zu hoher Konzentration kann ein ätherisches Öl Hautirritationen, Allergien oder Kopfschmerzen verursachen.

Ätherische Öle – Missbrauch erhöht das Allergierisiko

Ob chemische Substanzen generell ein höheres Allergiepotenzial haben als pflanzliche oder tierische Inhaltsstoffe, ist eine müßige Frage. Jede Substanz kann Allergien auslösen. Dass oftmals nachdrücklich vor dem Allergierisiko durch natürliche Substanzen gewarnt wird, hat jedoch eine gewisse Berechtigung, denn bei natürlichen Substanzen bedient man sich vielfach überreichlich. Weil es Natur ist, darf es ruhig ein bisschen oder sogar sehr viel mehr sein – wer nach diesem Motto handelt, geht ein Risiko ein. Vor allem bei ätherischen Ölen: Was auf der einen Seite ihr besonderer Nutzen ist – sie werden von der Haut blitzschnell aufgenommen und haben eine enorme Tiefenwirkung –, kann bei falscher Anwendung zu heftigen unerwünschten Reaktionen führen.

Hypoallergene Kosmetika

Apothekenkosmetika tragen häufig den Zusatz »Hypoallergen« oder »Hyporallergenic/Adallergique«. Dieser Zusatz weist darauf hin, dass auf Substanzen verzichtet wurde, von denen bekannt ist, dass sie eine hohe Sensibilisierungsrate haben.
Immer mehr Kosmetikhersteller tragen der Tatsache Rechnung, dass zahlreiche Menschen eine sehr empfindliche Haut haben. Für sie werden besonders reizstoffarme Pflegeserien entwickelt. Seriöse Anbieter haben ihre Produkte auch immer besonderen dermatologischen Verträglichkeitstests unterzogen.

Beurteilung der Inhaltsstoffe

Wie unterschiedlich kosmetische Substanzen beurteilt werden, zeigen z. B. die sehr voneinander abweichenden Beurteilungen von Färbemitteln: In den USA sind z. B. eine Fülle von Farbstoffen verboten, die in der EU noch erlaubt sind. Die in diesem Buch für das Lexikon »Inhaltsstoffe von A bis Z« angelegte Messlatte zur Bewertung kosmetischer Zutaten orientiert sich an vier Kriterien: An allererster Stelle steht die gesundheitliche Unbedenklichkeit der verwendeten Zutaten. Das weitere entscheidende Kriterium sind die hautpflegenden und -schonenden Eigenschaften, gefolgt von der Umweltverträglichkeit und dem Tierschutz.

Beimischungen aus Veredelungsprozessen und Zwischenprodukte der Synthese von Stoffen müssen durch eine gründliche Reinigung entfernt werden, damit saubere Rohstoffe für Kosmetika verarbeitet werden. Das gilt auch für natürliche Zutaten wie Wollwachs, das mit Pestiziden verunreinigt sein kann.

Große Verantwortung der Hersteller

Abgesehen von der grundsätzlichen Einschätzung des Gefahrenpotenzials einer Substanz spielen eine Reihe von Faktoren eine Rolle, die sich einer allgemeinen Beurteilung entziehen. Vom Rohstoffeinkauf über die hygienisch einwandfreie Produktion bis zur mikrobiologischen Überprüfung ist der Verbraucher auf das verantwortungsbewusste Handeln von Herstellern angewiesen. Die wichtigsten Qualitätskriterien sind dabei:

- *Reinheit der Stoffe:* Synthesereste, Pestizide oder Reste von Lösungsmitteln sind nach der INCI-Deklaration nicht zu erkennen. Wie wichtig das Engagement von Herstellern ist, möglichst saubere Stoffe einzukaufen, unterstreicht auch Beiersdorf-Entwicklungschef Dr. Klaus-Peter Wittern: »Wenn bei Rohstoffen eine Katalyse gemacht wurde, fragen wir nach, wie viel Katalysereste noch in dem Produkt drin sind. Denn kein Katalysator geht rein, raus und es bleibt nichts hängen. Lieferanten überprüfen das zum Teil gar nicht, und plötzlich stellt sich heraus, dass noch 10 ppm eines Bleikatalysators in dem Rohstoff drin sind. Wollen Sie Blei in einem Produkt haben? Wir nicht. Und darum muss der Bleikatalysator gegen einen anderen ausgetauscht werden. So kann man sich durch gezieltes Hinterfragen auf eine sichere Rohstoffbasis begeben.«
- *Die mikrobiologische Unbedenklichkeit eines Produkts:* Gerade bei Kosmetika mit natürlichen Inhaltsstoffen und einer sanften Konservierung kommt der Mikrobiologie eine besondere Bedeutung zu.

• *Die Konzentration bestimmter Inhaltsstoffe:* Das Beispiel Lichtschutzfilter in Sonnenschutzprodukten zeigt, wie selbst bestehende, den Verbraucher schützende Begrenzungen ad absurdum geführt werden können (siehe Seite 95ff.).

1. Kriterium – die gesundheitliche Unbedenklichkeit

Kosmetika dürfen bei sachgemäßer Anwendung keine gesundheitsbeeinträchtigenden oder gar gesundheitsgefährdenden Nebenwirkungen haben. Das Spektrum möglicher Nebenwirkungen reicht jedoch, das zeigt die Realität, von Hautirritationen bis zu Allergien. Ein besonderes Kapitel sind die möglicherweise kanzerogenen, also als Krebs erregend verdächtigten Substanzen.

Die wichtigste Quelle für die toxikologische und dermatologische Einschätzung eines Stoffs sind die in Tierversuchen ermittelten Daten. Über die Interpretationen gehen die Meinungen teils weit auseinander. Mit Sicherheit ist die Wahrscheinlichkeit, dass ein Kosmetikprodukt, das einen als potenziell kanzerogen eingeschätzten Stoff enthält, Krebs verursacht, in der Regel gering. Doch Studien zeigen, dass z.B. ständiges Haarefärben mit krebsverdächtigen Substanzen das Krebsrisiko signifikant erhöhen kann. Hochreaktive Stoffe sind grundsätzlich bedenklich, weil die Wirkung auf die Zelle sowie die Wirkungen der Stoffe untereinander kaum berechenbar sind und sich erst zeigen, wenn es zu spät ist – wenn die Allergie ausbricht oder Untersuchungen ein Krebspotenzial bestätigen.

Menschen mit einer dünnen Haut reagieren besonders sensibel auf kosmetische Inhaltsstoffe, da Substanzen durch eine dünne Hornschicht leichter eindringen. Auch wenn die Haut durch häufiges Waschen ausgelaugt ist, treten häufiger Empfindlichkeitsreaktionen auf.

2. Kriterium – die hautpflegenden Eigenschaften

Bei der Beurteilung der hautpflegenden Eigenschaften sind Zielkonflikte vorprogrammiert: Gute hautpflegende Qualitäten kollidieren z.B. nicht selten mit ökologischen Bedenken. Als mangelhaft benotet werden jedoch nur Inhaltsstoffe mit hohem Nebenwirkungsrisiko.

Aus ökologischer Sicht sind beispielsweise Silikone abzulehnen, weil sie kaum abbaubar sind. Da sie jedoch durchaus akzeptable hautpflegende Eigenschaften haben, werden sie entsprechend mit der Note »befriedigend« beurteilt. Da Silikone, Paraffine oder natürliche Öle und Fette den Löwenanteil der meisten Cremes und Lotionen ausmachen, kommt ihnen bei der Bewertung der Hautverträglichkeit und -pflege eines Produkts eine herausragende Bedeutung zu. Die

Sonnenschutzmittel sind auch für die Umwelt nicht ohne: An Badeseen schwimmen häufig Ölfilme auf der Wasseroberfläche, Biologen konnten Rückstände von UV-Filtern in Fischkörpern feststellen.

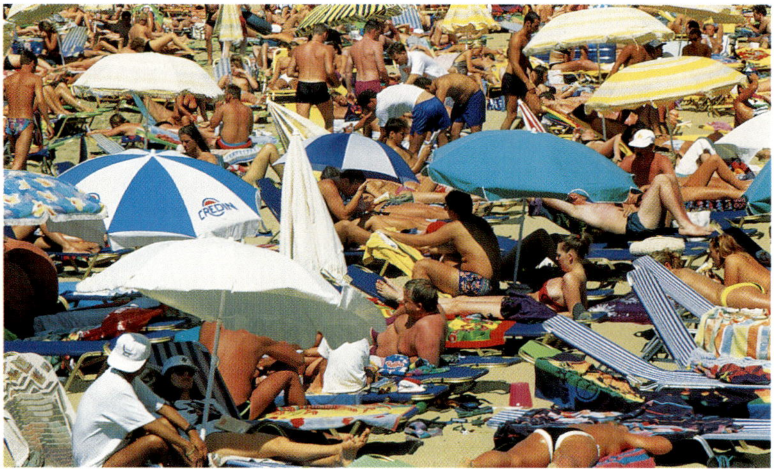

Bilden sich bei einer zu Unreinheiten neigenden Haut zahlreiche Mitesser, können Inhaltsstoffe wie Cetylalkohol, Butylstearat, Isopropylmyristat, Hexylenglycol, Natriumlaurylsulfat, Polyethylenglycol-300 oder rote Farbpigmente im Rouge die Auslöser sein. Sie sind bekannte Verursacher solcher Unverträglichkeitsreaktionen.

aus Erdölabfallprodukten gewonnenen Paraffine (Öle und Wachse) werden als Hauptbestandteil der Grundlage eines Gesichtspflegeprodukts als mangelhaft beurteilt, weil sie keinerlei pflegende Eigenschaften aufweisen. Eine Creme für die tägliche Gesichtspflege, die zum Großteil aus Paraffinum liquidum/Paraffinöl besteht, kann sich nicht mit einem Produkt messen, bei dem natürliche Öle einen signifikanten Bestandteil der Grundlagenmixtur ausmachen.

3. Kriterium – der Umweltschutz

Schönheit ja, aber nicht auf Kosten der Gesundheit, der Tiere, der Menschen in anderen Erdteilen – und der Umwelt. Nach dieser Prämisse handeln bereits viele – vor allem junge – Verbraucher und nehmen durch ihr Kaufverhalten Einfluss auf die Unternehmenspolitik der Kosmetikindustrie. Engagement nach dem Motto: »Meine Mark bekommt nicht jeder« ist eine erfolgreiche Strategie – und weiter auf dem Vormarsch: »Sich selbst zu verwöhnen und durch den Kauf eines Produkts etwas Gutes zu tun«, so auch der Trendforscher Mathias Horx, »ist ein Konzept, das ankommt.« Dass der Umweltschutz beim Verbraucher erfreulicherweise einen hohen Stellenwert hat, zeigen immer häufiger anzutreffende Hinweise wie »biologisch abbaubar« bei Shampoos und anderen Produkten. Doch mit einem Verzicht auf ökologisch bedenkliche Stoffe ist es noch nicht weit her.

Umweltschutz durch den Verbraucher – das Kaufverhalten

Bei den Sonnenschutzmitteln, von Abermillionen Menschen in Mengen benutzt, ist es am offensichtlichsten, mit wie vielen Tonnen teils kaum abbaubarer Stoffe die Umwelt belastet wird. Vor allem Silikone und Quats (siehe Seite 41f. und 123), Bestandteile fast aller konventionellen Haut- und Haarpflegeprodukte, liegen der Umwelt besonders schwer im Magen. Das Problem nicht überzudramatisieren, ist ein gängiges Argument der Industrie gegen eine Thematisierung dieser Beautylasten. Es gibt schlimmere Übeltäter, das ist richtig, doch die Pingpongdiskussion, dass stets der andere den Anfang machen soll, dem Umweltschutz durch einen Verzicht auf belastende Rohstoffe, chemische Verfahren oder unnötige Verpackung Rechnung zu tragen, ist leider eine altbewährte Antiumweltstrategie. Ohne Druck wird sich kaum etwas ändern: Der Umweltschutz steht und fällt mit dem Kaufverhalten des Verbrauchers.

Sonnenschutzmittel werden nicht nur über die Kläranlage entsorgt, sondern gelangen in großen Mengen auch ins Grundwasser. Wie viel von ihnen beim Baden ins Wasser gelangt, kann man an einem See besonders in der Abendsonne gut beobachten. Dann schimmern große Fettaugen auf der Wasseroberfläche.

Umweltschutz per Gesetz – die VOC-Abgabe

Im Visier staatlicher Umweltschützer sind in jüngster Zeit die VOC. VOC sind flüchtige organische Kohlenwasserstoffe, die in Farben, Lacken und Reinigungsmitteln – und auch in Kosmetika – eingesetzt werden. Zu den VOC gehören kosmetische Inhaltsstoffe wie Aceton (in Nagellackentfernern), Butane (ein häufiges Treibgas) oder Ethanol. »Die VOC-Emissionen«, so das Schweizer Departement des Inneren, »tragen zusammen mit den Stickoxidemissionen unter Einwirkung der Sonneneinstrahlung zur übermäßigen Ozonbildung in Bodennähe bei (Sommersmog). Die hohen Ozonwerte beeinträchtigen Gesundheit und Umwelt.« Bislang waren Ge- und Verbote die Hauptumweltschutzinstrumente. Die Schweiz setzte mit der VOC-Abgabe erstmalig auf marktwirtschaftliche Hebel: auf die Steuerung über den Preis. Die VOC-Abgabe wird ab Januar 1999 erhoben, ausgenommen sind Produkte, die unter drei Prozent VOC enthalten. Kalifornien war Vorreiter der Anti-VOC-Bewegung, die auch in Europa weiter greifen wird, denn es ist damit zu rechnen, dass die Verteuerungen die erwünschte Wirkung zeigen und VOC durch andere Inhaltsstoffe ersetzt werden. Macht das kalifornische Beispiel Schule, werden flüchtige Silikone die Nachfolger sein – leider auch keine ideale Lösung: Sie tragen zwar nicht zur Ozonbildung bei, sind aber schlecht abbaubar.

Relativ gering – das BSE-Risiko

Seit 1994 gibt es einen Erlass, der Lieferanten von Rohstoffen für Kosmetika dazu verpflichtet, die BSE-Unbedenklichkeit der Stoffe per Zertifikat zu garantieren. Auch wenn das BSE-Risiko bei kosmetischen Produkten als ausgesprochen gering einzuschätzen ist – auf Nummer Sicher geht nur, wer auf Inhaltsstoffe vom Rind oder vom Kalb verzichtet oder beim Hersteller nachfragt, aus welcher Quelle ihr Thymus, Kollagen oder Glykogen stammt. Einige große Kosmetikkonzerne haben Konsequenzen aus der Diskussion um das BSE-Risiko gezogen und setzen anderes Kollagen (z.B. aus Fisch) ein.

4. Kriterium – der Tierschutz

Für eine Reihe von Bereichen ist auch in den nächsten Jahren noch nicht mit Alternativtests, d.h. mit einem Ende von Tierversuchen, zu rechnen. Das gilt für die Bereiche Augenreizung, Hautreizung und -sensibilisierung, systemische Toxität oder Kanzerogenität.

Der humane Charakter einer Gesellschaft und ihr ethisch-moralisches Selbstverständnis zeigt sich auch in ihrem Verhältnis zu Tieren. Wer einmal das verätzte Auge eines Versuchskaninchen gesehen hat, wird mit Sicherheit intensiver hinterfragen, was im Namen der Schönheit vertretbar ist und was nicht. Doch zum Thema »Tierschutz« gehört nicht nur die Ablehnung von Tierversuchen, sondern auch die Einstellung zu tierischen Inhaltsstoffen. Schlagzeilen machten diese, als Warnungen vor dem BSE-Risiko verdeutlichten, dass Mensch und Tier ein gefährliches Schicksal teilen könnten. Ob Stoffe vom toten Tier verwendet werden sollten, ist eine ethisch-moralische Frage, die in unserer pluralistischen Gesellschaft je nach Standpunkt unterschiedlich beantwortet wird. Unter Hautpflegegesichtspunkten betrachtet, haben die meisten ausgesprochen gute Eigenschaften. Wo genau die Grenze zwischen vertretbar und nicht vertretbar veräuft, ist auch von engagierten Tierschützern nur schwer zu beantworten. Naturkosmetikhersteller orientieren sich an der Messlatte, dass nur Mittel verwendet werden, die vom lebenden Tier stammen und deren Art der Gewinnung sicherstellt, dass ein Tier artgerecht weiterleben kann. Wollwachs z.B. wird aus Schafwolle gewonnen; die Schur ist ein normaler und notwendiger Prozess, der das Leben und die Lebensweise der Tiere nicht beeinträchtigt.

Die Risikosubstanzen

Immer noch werden in Kosmetika Substanzen verwendet, die gesundheitlich bedenklich sind: Die Risiken reichen von Hautirritationen bis hin zur Krebsgefahr. Dass bestimmte kosmetische Inhaltsstoffe erst nach langem Hin und Her als Krebs erregend eingestuft und schließlich doch aus dem Verkehr gezogen wurden, lässt sich mit einer Reihe von Fällen belegen. So heißt es beispielsweise zum Krebs erregenden Charakter der lang in Kosmetika verwendeten Steinkohlenteere im Amtsblatt der Europäischen Gemeinschaft vom 24.7.1997: »Die verfügbaren wissenschaftlichen Daten deuten darauf hin, dass polyzyklische aromatische Kohlenwasserstoffe (PAH) in raffiniertem Steinkohlenteer in vergleichbaren Konzentrationen vorhanden sind wie in rohem Steinkohlenteer. Mehreren Studien ist zu entnehmen, dass PAH in die Haut eindringen kann, was zur dermalen wie systemischen Karzinogenese führen kann. Zahlreiche PAH sind genotoxische Karzinogene, so dass keine Konzentration als sicher betrachtet werden kann. Daher sollte die Verwendung von rohen und raffinierten Steinkohlenteeren in kosmetischen Mitteln verboten werden.« Im Klartext: Steinkohlenteere sind Krebs erregend. Und darum inzwischen verboten. Doch es gibt eine Reihe von Stoffen, die noch immer erlaubt sind, deren toxikologische Unbedenklichkeit jedoch nicht ausreichend erwiesen ist.

Bei Parfümölen handelt es sich zumeist um komplexe Gemische, deren Zusammensetzung Kosmetikherstellern in der Regel nicht bekannt ist. Da auch Parfümöle in die Sicherheitsbewertung eines Produkts mit einbezogen werden, sollen die Rohstoffhersteller per Zertifikat bestätigen, dass die Anforderungen erfüllt werden.

Risiken und Restrisiken sind nicht akzeptabel

In derselben Ausgabe des EU-Amtsblatts ist z.B. zu Benzethoniumchlorid zu lesen: »Eine weitere toxikologische Bewertung von Benzethoniumchlorid unter Zugrundelegung neuer, von der Industrie vorgelegter Daten lässt erkennen, dass sich ein akzeptabler Sicherheitsabstand erzielen lässt, solange sich die Verwendung auf Konservierungsstoffe beschränkt und Konzentration wie auch Einwirkungszeit auf der Haut begrenzt werden.« Selbst wenn diese Einschätzung richtig ist, stellt sich dennoch die Frage: Warum sollte sich der Verbraucher auf gesundheitsgefährdende Stoffe, die eines Sicherheitsabstands bedürfen und bei denen hart um akzeptable Einsatzmengen gerungen werden muss, einlassen? Denn es gibt Alternativen, die keinerlei Risiko oder Restrisiko darstellen.

Hochreaktive Stoffe sind unberechenbar

Als problematische Stoffe bei Kosmetika nennt »Der Unternehmenstester« »EDTA (Disodium EDTA, Tetrasodium EDTA), Nitromoschusverbindungen und polyzyklische Moschusverbindungen, Butylhydroxytoluol, halogenorganische Verbindungen (z. B. Triclosan), Toluol, Trialkanolamine, Haarfärbemittel wie aromatische Amine oder Farbstoffe auf der Basis aromatischer Amine«. Ein häufiger gemeinsamer Nenner dieser wie anderer im »Lexikon der Inhaltsstoffe« abgewerteten Substanzen ist ihre Eigenschaft, hochreaktiv zu sein. Hochreaktive Stoffe reagieren nicht nur blitzschnell miteinander, sondern auch im Körper. Und alles, was schnell reagiert und sich anlagern kann, kann auch Zellen zerstören.

Tenside müssen besonders sorgfältig auf irritierende Wirkungen untersucht werden. Nach Prof. Eberhard Heymann können z. B. »aus Zahncremes über die Mundschleimhaut ins Bindegewebe aufgenommene Tenside die Parodontose begünstigen«.

Zum Thema »Produktsicherheit« beschreibt Dr. Klaus-Peter Wittern als Leitlinie für Beiersdorf: »Wir kombinieren ein Produkt aus Rohstoffen, die möglichst nicht mehr miteinander reagieren können. Die quasi nebeneinander sitzen, sich nicht weh tun und auf der Haut ihren jeweiligen Teilnutzen erfüllen. Schließlich weiß niemand, wie es auf der Haut des einzelnen Benutzers aussieht. Hochreaktive Stoffe zu verwenden, erhöht die Gefahr, dass irgendwelche Reste auf der Haut plötzlich mit Stoffen in Kosmetika reagieren.«

BHT und BHA

BHT (Butylhydroxytoluol) und BHA (Butylhydroxyanisol) werden als Antioxidanzien eingesetzt. Es handelt sich also um Mittel, die das Ranzigwerden verhindern. »Sie werden«, so die Erfahrung von Heinz-Jürgen Weiland-Groterjahn, »noch in einer Reihe lipophiler (öliger) Rohstoffe eingesetzt. Das müsste nicht sein, doch viele Einkäufer fragen erst gar nicht, was in dem Rohstoff, den sie einkaufen, sonst noch drin ist, um ihn zu stabilisieren.«

BHT und BHA sind ausgiebig auf ihre Gefährlichkeit hin untersucht und stehen, was die Einschätzung der Krebs erregenden Potenz angeht, auf der Kippe. Da kanzerogene Wirkungen bei höherer Dosis im Magen festgestellt wurden, dürfen sie in Lebensmitteln nicht mehr vorkommen. Für Kosmetika sind sie trotz aller toxikologischer Bedenken noch erlaubt. Da BHA und BHT jedoch problemlos durch das natürliche Antioxidanz Tokopherol (Vitamin E) zu ersetzen sind, besteht keinerlei Grund, sie noch zu verwenden.

Halogenorganische Verbindungen

Halogenorganische Verbindungen sind durch die Untersuchungen der Zeitschrift »Öko Test« zum Begriff geworden. Das Verbrauchermagazin suchte nach einer einfachen analytischen Methode, um synthetische Konservierungsmittel nachzuweisen. Solche Konservierungsmittel sind zu 80 Prozent halogenierte Stoffe. Das bedeutet chemisch gesehen: Sie haben irgendwo am Molekül Chlor, Brom oder Jod hängen. Sind Halogene in einem kosmetischen Produkt, so der Rückschluss, dann wegen der synthetischen Konservierungsmittel.

Da halogenorganische Verbindungen in der Natur äußerst selten vorkommen und ansonsten in einer Creme nichts verloren haben, weisen Spuren davon meist auf die Verwendung von chemischen Konservierungsmitteln oder auf Verunreinigungen hin. Heinz-Jürgen Weiland-Groterjahn: »Das trifft in 90 Prozent der Fälle auch zu. Aber man hat inzwischen auch festgestellt – und das sind wissenschaftliche Erkenntnisse, die man nicht von der Hand weisen kann –, dass es auch in der Natur nicht wenige halogenorganische Verbindungen gibt.« Halogenorganische Verbindungen – schädlich oder doch nicht schäd-

Manche Warnhinweise klingen informativ-neutral und sind vom Verbraucher kaum als solche zu erkennen, z.B. die Anmerkung: »Enthält Oxybenzon«. Da dieser Lichtschutzfilter zudem in normalen Cremes absolut verzichtbar ist, sollte man auf oxybenzonhaltige Präparate verzichten.

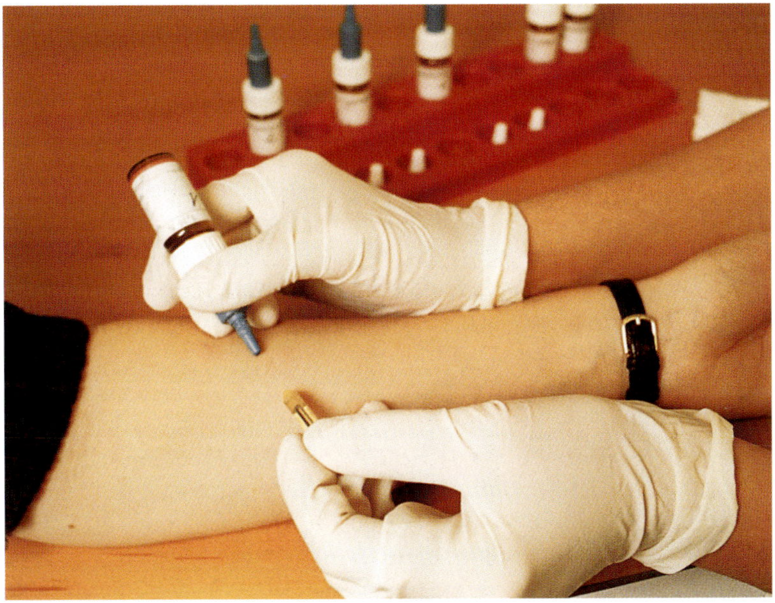

Allergien – auch gegen Kosmetika – sind das Leiden unserer Zeit. Bereits jeder vierte Bundesbürger leidet unter einer Überempfindlichkeit.

lich, wenn sie auch in der Natur vorkommen? Mit einem einfachen Ja oder Nein ist die Frage nicht zu beantworten. Zum einen ist das Adjektiv »natürlich« nicht gleichbedeutend mit unbedenklich und der Hinweis »chemisch« nicht gleichzusetzen mit bedenklich. So gibt es durchaus chemische Konservierungsmittel, die vertretbar sind – vor allem die so genannten naturidentischen wie Sorbin- oder Ameisensäure. Doch halogenierte Stoffe sind kritisch zu bewerten: Sie haben beispielsweise ein beträchtliches Allergiepotenzial. Sie sind hochreaktiv und können sich, wenn sie ins Gewebe gelangen, dort zersetzen, anlagern und Schädigungen hervorrufen.

Um eine Kontaktallergie auslösen zu können, muss sich ein Stoff an Proteine binden. Die Allergiewahrscheinlichkeit wird umso größer, je fester diese Bindung ist. Aldehyde und Aldehyde abspaltende Stoffe (zahlreiche Riechstoffe und Konservierungsmittel) sind solche Substanzen, aber auch Dauerwellenmittel.

Formaldehyd und Formaldehydabspalter

Nach jahrelangen Auseinandersetzungen ist Formaldehyd, das als Krebs erregend eingestuft wird, weitestgehend gebannt. In Kosmetikpräparaten darf es z.B. nur noch in 0,2-prozentiger Menge als Konservierung, bis 0,1 Prozent in Mundpflegeprodukten oder bis fünf Prozent in Nagelhärtern eingesetzt werden.

Das aktuelle heiße Thema sind Formaldehydabspalter. Formaldehydabspalter sind Stoffe, die bei längerem Kontakt mit Wasser Formaldehyd freisetzen. Zu diesen Substanzen zählen Formaldehyd, aber auch die Stoffe DMDM Hydantoin oder Bronopol. Raab/Kindl beziehen zum Einsatz von Formaldehydabspaltern klar Position: »Alle Stoffe, die in der Lage sind, Proteine zu denaturieren, sind zu vermeiden; das gilt auch für Konservierungsmittel, die Formaldehyd ab-

Alternativen intensiver nutzen

Eine Reihe kritisch eingestufter Inhaltsstoffe könnte ohne weiteres durch andere ersetzt werden. So auch Alkanolamide wie das häufig verwendete Triethanolamin, das aufgrund des Risikos, gefährliche Nitrosamine zu bilden, als mangelhaft eingestuft wurde.

Glucamine, ein Glukosederivat mit guten hautpflegenden Eigenschaften, ist beispielsweise ein Stoff, der ähnliche Eigenschaften hat, aber keine Nitrosamine bildet, völlig ungiftig und dazu noch vollständig biologisch abbaubar ist.

spalten.« Prof. Eberhard Heymann beschreibt Formaldehydabspalter als Trojanisches Pferd: »Die Formaldehyd abspaltenden Stoffe sind noch stärker antimikrobiell wirksam als Formaldehyd selbst. Das beruht vermutlich darauf, dass diese Stoffe den Aldehyd wie in einem Trojanischen Pferd in die Zelle einschleusen, während freier Formaldehyd wegen seiner Reaktionsfähigkeit auf verschiedene Art vernichtet wird, bevor er die Zelle erreicht.«

Der eine Zeit lang erlaubte Lichtschutzfilter Urokainsäure ist verboten worden, für den Einsatz von Lithium- und Kalziumhydroxid in Entkräuselungsmitteln für Haare werden neue Vorschriften erlassen – je mehr mit Kosmetika per Chemie bewirkt werden soll, desto größer werden auch die Gesundheitsrisiken.

Jeder neue Stoff wirft neue Fragen auf

Nach wie vor gibt es jedoch ernst zu nehmende Experten, die Formaldehyd für eines der sichersten Konservierungsmittel halten. Vor allem, weil es kaum ein anderes gibt, das so gut ausgetestet ist und über das man so gut Bescheid weiß. Dr. Klaus-Peter Wittern: »Seit das in geringen Dosen zur Konservierung eingesetzte Formaldehyd in großem Stil durch andere Konservierungsmittel abgelöst wurde, ist die Zahl der Reaktionen auf Konservierungsmittel in signifikantem Maß hochgeschnellt.« Die sehr emotionsgeladene Formaldehyddebatte beschreibt ein Hauptdilemma der Chemie: Wird ein Stoff, dessen kritisches Potenzial erkannt ist, durch andere ersetzt, stehen die Experten zunächst einmal wieder vor Fragezeichen.

Dennoch: Auch wenn nur wenige Tests an Ratten Formaldehyd als Krebs erregenden Stoff auswiesen, ist das Mittel als kritisch zu betrachten. Formaldehyd und Formaldehydabspalter gehören von der Substanz her eindeutig zu den hochreaktiven Stoffen, die zellschädigend wirken können.

Die Bildung von Nitrosaminen

Wie Nitrosamine entstehen können, kennt jeder von der Grillparty: wenn Fett auf die Kohle tropft. Ausführliche Untersuchungen ergaben, dass Nitrosamine durch verunreinigte Rohstoffe in Kosmetika gelangen und dass sie sich während der Lagerung bilden können. Nitrosamine sind eindeutig Krebs erregend. Da immer zwei Stoffe aufeinandertreffen müssen, um Nitrosamine zu bilden, sollten alle kosmetischen Inhaltsstoffe vermieden werden, bei denen die Gefahr der Nitrosaminbildung entsteht. Schon deswegen ist z.B. der Verzicht auf halogenierte Stoffe als Konservierungsmittel ein Stück zusätzliche Verbrauchersicherheit.

EDTA

EDTA war und ist immer noch sehr beliebt, weil es ein guter Komplexbildner ist. Ein Haupteinsatzgebiet sind Seifen. Doch EDTA wie auch der Ersatzstoff Etidronic Acid reichern sich an, sind deshalb toxikologisch bedenklich und zudem sehr schlecht abbaubar. Es wurde lange nach Alternativen gesucht, und inwischen gibt es sie auch, so dass ohne weiteres auf EDTA verzichtet werden kann. Eine natürliche Alternative ist Phytinsäure. Sie wird aus Reisschalen gewonnen und mittlerweile in einer Reihe von Produkten eingesetzt.

Da Riechstoffe aus Kosmetika lange Zeit mit der Haut in Kontakt sind und auch durch die Haut resorbiert werden können, sollten sie unbedingt toxikologisch unbedenklich sein. Im Schnitt enthalten Cremes und Lotionen bis 0,8 Prozent Parfüm, Shampoos bis ein Prozent, Seifen gar bis vier Prozent und Badepräparate vier bis fünf Prozent.

Moschusverbindungen

Alarmierende Daten liegen zur Duftgruppe der Moschusverbindungen vor. Sie zeigen, dass sich die langlebigen, künstlichen Duftstoffe im Gewebe anreichern. Den Stein ins Rollen brachten Untersuchungen, die insbesondere die Substanz Moschus Xylol in der Muttermilch nachwiesen. Verboten sind bereits Moschus Ambrette, Moschus Mosken und Moschus Tibeten. Derzeit wird über alle Nitromoschusverbindungen, aber auch über polyzyklische Moschusverbindungen vom Wissenschaftlichen Komitee der EU-Komission beraten. Nitromoschusverbindungen sind vielfach kanzerogen. Bei den polyzyklischen Moschusverbindungen kann man die Toxikologie noch nicht vollständig einschätzen. Man weiß jedoch, dass sie sich auch im Gewebe anreichern. Und diese Erkenntnisse sollten eigentlich ausreichen, um ihren Einsatz zu stoppen.

Aus PEG und PPG aufgebaute Stoffe

Unter den als mangelhaft beurteilten Inhaltsstoffen sind die aus Polyethylenglykol (PEG) und Polypropylenglykol (PPG) aufgebauten eine gewisse Ausnahme. Sie werden nicht in erster Linie wegen gesundheitlicher Bedenken abgewertet, sondern weil sie aus überaus giftigen Gasen, die auch als Kampfstoffe eingesetzt werden, gewonnen werden. Diese Gase sind sehr reaktiv und extrem giftig.

Die Gefahren sind erkannt, und man arbeitet heute mit diversen Reinigungsverfahren, um PEG ohne freies Ethylenoxyd herzustellen. Dennoch: Auch wenn die angewendeten Verfahren sicherstellen, dass ein kosmetischer Inhaltsstoff entsteht, der sauber und nicht mehr gefährlich ist – Kampfstoffe als Ausgangsprodukte für einen kosmetischen Stoff und harte chemische Verfahren wie die Ethoxilierung müssen nicht sein. Ethoxilierungen sind eine hochexplosive Angelegenheit, die nur unter Beachtung strenger Sicherheitsmaßnahmen durchgeführt werden dürfen. Ethylenoxid, der flüssige giftige Ausgangsstoff, hat einen Siedepunkt von nur 10,7 °C, ist leicht entzündlich und kann explosionsartig zerfallen. Die Reaktoren, zumeist Druckkessel aus Edelstahl, sind mit speziellen Berstscheiben gegen Überdruck gesichert. Während der gefährlichen Reaktion von Ethylenoxid und Alkoholen, Aminen oder Fettsäuren mit Hilfe eines winzigen Katalysatoranteils (0,1 bis 1 Prozent) muss heftig gerührt und gekühlt werden. Neben dem Herstellungsverfahren sind außerdem Verunreinigungen Zielscheibe der Kritik. Sie haben die ethoxilierten Stoffe in die Schlagzeilen gebracht. So war Lauryethersulfat mit großen Mengen (500 ppm = parts per million) gesundheitsgefährdendem Dioxan versetzt. Nach Bekanntwerden der Verunreinigungen gingen die Werte auf 50 ppm runter, heute liegen sie in der Regel bei nicht mehr bedenklichen 10 ppm.

Für einen guten Zuckeremulgator braucht man weder Druckkessel noch Kampfstoffe, sondern nur eine natürliche Fettsäure, Zucker und Wärme. Veresterung heißt dieses sanfte Verfahren, um aus den Grundzutaten (Fettsäure und Alkohol) hochwertige und ökologisch verträgliche Emulgatoren herzustellen.

Wo PEG immer noch eingesetzt werden

PEG gibt es in flüssiger und in wachsartiger Konsistenz. Sie werden vielfach als Emulgatoren und Tenside eingesetzt, weil sie sowohl Wasser wie auch Fett lieben, also beide miteinander verbinden. Verwendet werden sie zur Herstellung von Hautpflegemitteln, Shampoos, Rasiercremes und Seifen – besonders, wenn der Haut kein Fett zugeführt werden soll (bei Seborrhö oder jugendlicher Akne). Sie kommen aber auch in Zahncremes (als Verdickungsmittel), in Haarsprays (als Antistatika) oder als feste PEG in Lippenstiften vor.

Alternativen zu PEG und PPG

Für PEG kann sprechen, dass z. B. ein Laureth Sulfat (PEG) im Vergleich zum Laurylsulfat (kein PEG) milder ist. Will man dennoch auf Laureth Sulfat verzichten, muss das Laurylsulfat durch Abmischung mit anderen Tensiden »besänftigt« werden, damit das Endprodukt mild ausfällt. Das ist aber durchaus möglich. Seit etwa fünf Jahren gibt es so viele alternative Emulgatoren, dass auf ethoxilierte Stoffe ohne weiteres verzichtet werden kann. »Es gibt«, bestätigt Dr. Klaus-Peter Wittern, »ein kompetentes Angebot an nichtethoxilierten Stoffen.« Der Verbraucher hat also die Wahl und kann durch sein Kaufverhalten unterstützen, dass PEG und PPG in Kosmetika bald ganz der Vergangenheit angehören.

Aluminiumsalze und Triclosan

Aluminiumsalze/Metallsalze werden in Desodorierungsmittel eingesetzt. Sie sind eine Art Abdichtung der Poren, um zu verhindern, dass Schweiß an die Hautoberfläche gelangt. Dadurch kann es zu entzündlichen Reaktionen kommen. Raab/Kindl empfehlen: »Zubereitungen auf der Basis von Aluminiumkomplexen sind höchstens einmal täglich zu verwenden, da die Schweißdrüsen bei lang anhaltendem Gebrauch beschädigt werden können.« Ein häufig in Deos eingesetztes kritisches Mittel gegen Bakterien ist Triclosan – ein hochreaktivier chlorierter Stoff. Triclosan ist ein starkes Bakteriengift, das die Arbeit der Leber beeinträchtigen kann. Zudem ist es oft mit dem bedenklichen Dioxin verschmutzt. Dioxine können z.B. schon in kleinen Mengen Chlorakne auslösen.

Da das Färben der Haare mit gesundheitlichen Risiken verbunden sein kann, sollten die Haare vorher nicht gewaschen werden. Das Fett auf der Kopfhaut ist ein gewisser Schutz davor, dass schädliche Stoffe durch die Haut diffundieren können.

Kosmetische Färbemittel und Haarfarben

Sich die Haare zu färben, ist leider besonders bei dunklen Farbtönen gesundheitlich bedenklich. Und wenn Hersteller darauf verweisen, dass sie an Farben nur verwenden, was erlaubt ist, sagt dies bei Haarfarben besonders wenig über die Unbedenklichkeit aus. So war Phenyldiamin (PDA) jahrzehntelang verboten und wurde 1985 trotz aller Warnung vor den Risiken wieder erlaubt. Die einzige Einschränkung: Das Färbemittel muss mit dem Warnhinweis »Erzeugnis kann eine allergische Reaktion hervorrufen« versehen werden.

Aromatische Amine

Grundstoffe der Oxidationsfarben sind aromatische Diamine und Aminophenole (Sammelbezeichnung: aromatische Amine). Da sie für das Zustandekommen des Farbstoffs benötigt werden, nennt man sie auch Entwickler. Phenole oder aromatische Amine sind so genannte Kuppler, die für Farbnuancierungen sorgen. Prof. Eberhard Heymann: »Außer H_2O_2 sind alle Entwickler und Kuppler Giftstoffe, die durch die Haut resorbiert werden können. Die aromatischen Diamine besitzen auch ein beträchtliches Potenzial zur Sensibilisierung.«

Azofarbstoffe in dekorativen Kosmetika

Azoverbindungen machen einen Großteil der heute verwendeten Farbstoffe aus. In Kosmetik werden meist die so genannten Monoazos eingesetzt, die als nicht gesundheitsgefährdend eingestuft sind. Dennoch: Anders als in der EU sind die meisten Azofarbstoffe in den USA nicht oder nur sehr eingeschränkt erlaubt. Azofarben sind synthetische Teerfaserstoffe mit Aminogruppen, die grundsätzlich toxikologisch bedenklich sind. In der EU rangieren viele auch nur in der Kategorie vier (nur für kurzfristigen Kontakt mit der Haut erlaubt).

Amerikanische Wissenschaftler haben bei Benutzerinnen von Haarfärbemitteln ein fünffach höheres Brustkrebsrisiko festgestellt. Von 100 Krebspatientinnen in einer New Yorker Praxis hatten 87 länger als fünf Jahre Haarfärbemittel benutzt.

Quats und Polyquats

Quats (quarternäre Ammoniumverbindungen; INCI: Quaternium plus eine Zahl) werden als Antistatika in Haarpflegemitteln eingesetzt, um eine elektrische Aufladung der Haare zu vermeiden und die Kämmbarkeit zu verbessern. Heinz-Jürgen Weiland-Groterjahn: »Die klassischen und häufigsten Quats sind das CTAC (Cetyltrimethylammoniumchlorid) sowie DSDMAC (Quaternium 5). Alle einfachen Quats sind nicht biologisch abbaubar und haben größtenteils eine leicht hautreizende, irritierende Wirkung. Das Gleiche gilt für Polyquats (Polyquaternium plus eine Zahl). Das sind komplexe Verbindungen mit quaternären Ammoniumsalzen als Zentralmolekül.« Solche Polyquats werden eingesetzt, weil Polykationen besser an der Haaroberfläche haften als einfache Kationen. Sie enthalten oft natürliche Bestandteile wie z. B. Polyquaternium 4 oder 10, beides komplexe Verbindungen mit dem natürlichen Bestandteil Zellulose. Die natürlichen Anteile können in der Regel auch biologisch abgebaut werden, das Zentralmolekül jedoch nicht.

Esterquats sind sanfte, natürliche Haarpflegemittel

Quats und Polyquats werden aufgrund ihrer irritierenden Eigenschaften wie ihrer schlechten Abbaubarkeit mit der Note mangelhaft bewertet. Man könnte auf sie verzichten, denn es gibt mit den Esterquats (Distearoylethyl Hydroxyethylmonium Methosulfate und Dipalmitoyl Hydroxyethylmonium Methosulfate) ausgezeichnete Alternativen. Diese Esterquats haben den Vorteil, dass sie biologisch gut abbaubar sind, dazu hautverträglich und größtenteils auf pflanzlicher Rohstoffbasis hergestellt werden können.

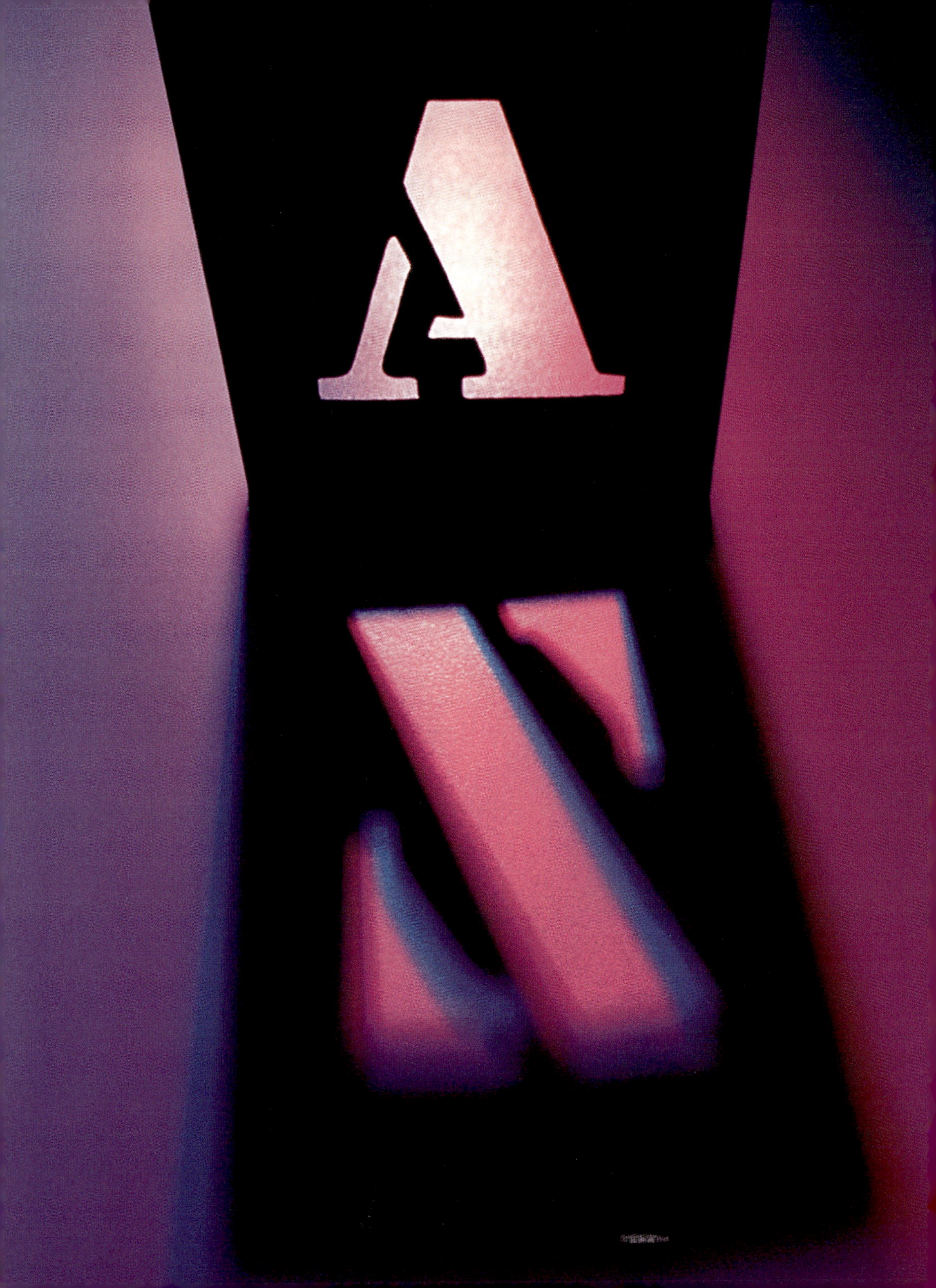
A

DAS LEXIKON DER INHALTSSTOFFE

Über 1200 Kosmetikzutaten kamen für das Lexikon »Inhaltsstoffe von A bis Z« auf den Prüfstand. Es bietet erstmalig ein ausführliches Nachschlagewerk für den Verbraucher, um zu erkennen und zu beurteilen, was hinter der auf einer Kosmetikverpackung oder dem Produkt ausgewiesenen Deklaration der Inhaltsstoffe steckt.

Abwertungen für toxikologisch bedenkliche Stoffe: Substanzen, deren toxikologische Einschätzung Anlass zu gravierenden Bedenken geben, wurden im Lexikon »Inhaltsstoffe von A bis Z« mit »ungenügend« (👎👎) bewertet. Die Note »mangelhaft« (👎) – bei entsprechender Kombination von negativen Merkmalen auch »ungenügend« – bekamen in der Regel Inhaltsstoffe, deren Irritations- und Allergiepotenzial bekannt und beträchtlich ist.

Wissen, was wirklich drin ist

Die Kosmetikverpackung ist seit der Pflicht zur Offenlegung der Inhaltsstoffe (INCI-Deklaration) eine wichtige Quelle der Information, denn bei Produkten mit Umkarton steht die Auflistung auf der Packung. Wie kundenfreundlich oder -unfreundlich Hersteller damit umgehen, zeigt sich auf einen Blick: Manche drucken die Angaben klar und gut leserlich, andere so winzig, dass man sie kaum entziffern kann – obwohl ausreichend Platz für eine lesbare Schriftgröße wäre. Bei Produkten ohne Umkarton wie z.B. Shampoos befindet sie sich auf der Rückseite des Präparats. Bei dekorativen Kosmetika wie Lippenstiften oder Lidschatten, in der Regel klein und nicht im Karton verpackt, hängt mancher Hersteller kleine Broschüren (z.B. für die Marke Jade) mit der Deklaration der Zutaten in Drogeriemärkten usw. aus. Da man sie dort kaum vernünftig überprüfen kann, empfiehlt es sich, sich das Infoheftchen schicken zu lassen.
Interessanterweise sind zwei pflanzliche Zutaten – die Wirkstoffe Abies alba (Fichte) und Zingiber officinalis (Ingwer) – das erste und das letzte Stichwort dieses Lexikons, doch dazwischen verzeichnet es einiges an kritischer Chemie und minderwertigen Kosmetikzutaten. Die folgenden Seiten sind der Leitfaden, sie zu erkennen und sich für ein Mehr an Hautpflegequalität zu entscheiden.

Inhaltsstoffe von A bis Z

Mehr als 1200 kosmetische Zutaten umfasst dieses Lexikon. Zu jedem Stoff ist angegeben, zu welchem Zweck er hauptsächlich eingesetzt wird (als Hautpflegemittel, Filmbildner, Konservierungsmittel usw.) und welchen Ursprungs er ist (pflanzlich, chemisch, mineralisch, tierisch, biotechnologisch oder diverse Quellen). Eine Reihe wichtiger kosmetischer Zutaten wie Silikone und Paraffine wurden differenziert bewertet: So sind Silikone durchaus hautverträglich, aber ökologisch kaum vertretbar. Diese Umweltnote wird gesondert ausgewiesen. Und Paraffine, noch immer eine häufige Grundzutat, haben keinerlei hautpflegende Eigenschaften. Bei Paraffinen und mineralölähnlichen Stoffen ist darum die Hautpflegenote »mangelhaft« gesondert ausgewiesen. Nach Untersuchungen der WHO können sie auch gesundheitlich bedenklich sein.

👍👍 Sehr gut	👍 Gut	👎 Befriedigend
👎👎 Ausreichend	▼ Mangelhaft	▼▼ Ungenügend
p = pflanzlich, c = chemisch, m = mineralisch, t = tierisch, d = diverse Quellen, b = biotechnologisch		

A

👍👍 **Abies alba (Fichte)**
Wirkstoff, p
Durchblutungsfördernd; wird als Pflanzenextrakt oder als ätherisches Öl eingesetzt

👍👍 **Abietic Acid (Abietinsäure)**
Stabilisator, Filmbildner, p

👍 **Abietyl Alcohol**
Lösungsmittel, p

👍👍 **Acacia (Gummi arabicum)**
Gelbildner, p
Pflanzensaft, der nach dem Trocknen vermahlen wird

👍👍 **Acacia catechu (Catechu)**
Haarfärbemittel, p
Der Catechubaum (indische Gerbakazie) liefert ein hellbraunes Pulver zum Haarefärben

👍👍 **Acer saccharinum (Zuckerahorn)**
Wirkstoff, p

👎 **Acetamide MEA**
Hautpflegemittel, Lösungsmittel, c
Feuchtigkeitsspendender Stoff

👎👎 **Acetanilid**
Zusatzstoff, c
Wird z. B. eingesetzt, um Präparate, auch Riechstoffe, zu stabilisieren; toxikolisch bedenklich

👎 **Acetone (Aceton)**
Lösungsmittel, c
Wirkt unverdünnt stark entfettend

Acetic Acid (Essigsäure)
Puffersubstanz, p

Acetum (Essig)
Antistatikum, p

Acetylated Castor Oil (Rizinusöl)
Hautpflegemittel, p
Wegen seiner guten Lösungseigenschaften für Farbstoffe vor allem für Lippenstifte verwendet

Acetylated Lanolin (Lanolin)
Antistatikum, Hautpflegemittel, Emulgator, t

Achillea millefolium (Schafgarbe)
Wirkstoff, p
Schafgarbe wirkt entspannend und beruhigend bei strapazierter Haut, außerdem antibakteriell, entzündungshemmend, harmonisierend; besonders geeignet für empfindliche Haut; Nachteil: Die Schafgarbe ist ein Naturstoff, auf den nicht wenige Menschen allergisch reagieren

Acrylamides Copolymer
Gelbildner, c
Umweltnote

Acrylamide Sodium Acrylate Copolymer
Film-, Gelbildner, c
Umweltnote

Acrylamidopropyltrimonium Chloride/Acrylates Copolymer
Haarweichspüler, Filmbildner, c
Umweltnote

Acrylated Glycol Stearate
Koemulgator, c
Umweltnote

Acrylates/C10-30 Alkyl Acrylate Crosspolymer
Filmbildner, c
Umweltnote

Acrylates Copolymer
Filmbildner, c
Umweltnote

Acrylates/Steareth-20 Methacrylate Copolymer
Viskositätskontrollierender Stoff, Gel- und Perlglanzbildner, c
Siehe Seite 120: PEG, PPG

Acrylic Acid/Acrylonitrogens Copolymer
Filmbildner, c
Umweltnote

Actinidia chinensis (Kiwi)
Wirkstoff, p

Adeps bovis (Talg)
Hautpflegemittel, t
Siehe Seite 114: tierische Inhaltsstoffe

Adiantum capillus-veneris (Venushaar)
Wirkstoff, p
Gegen schuppige Kopfhaut

Adipic Acid (Adipinsäure)
Hautpflege-, Feuchthaltemittel, c

Aesculus hippocastanum (Rosskastanie)
Wirkstoff, p
Enthält Flavonoide, die die Wirkung von Vitamin C sowie die Elastizität der Blutgefäße (Kapillaren) erhöhen; die Rinde liefert das so genannte Aesculin, einen Stoff, der vor Sonnenbrand schützt

👍👍 **Agar**
Gelbildner, Emulgator, p
Wird aus Algen gewonnen; feuchtigkeitsbewahrend, glättend

👍👍 **Alanine (Aminosäure)**
Wirkstoff, d
Feuchtigkeitsbewahrend

👍👍 **Albumen (Eiweiß)**
Klärmittel, Koemulgator, t
Getrocknetes Eiweiß; Grundlage für Mikrokapseln; wirkt auch antioxidativ (gegen Ranzigwerden)

👍👍 **Alchemilla vulgaris (Frauenmantel)**
Wirkstoff, p
Frauenmantelkraut enthält bis zu acht Prozent Gerbstoffe und wird vor allem in Mundwässern eingesetzt

👍 **Alcohol**
Lösungsmittel, p
Entfettend, reinigend

👎 **Alcohol denat.**
Lösungsmittel, p
Denaturierter Alkohol wirkt entfettend, reinigend; er wird auch als Konservierung eingesetzt; seine Qualität hängt vom Vergällungsmittel ab

👍👍 **Algae (Algen)**
Wirkstoff, p
Algen sind filmbildend und reich an Mineralstoffen, Proteinen, Kohlenhydraten, Vitaminen und Spurenelementen; sie straffen und festigen die Haut, aktivieren den Stoffwechsel und bieten Schutz vor freien Radikalen; Algen sind außerdem gute Feuchthaltemittel in Haut- und Haarpflegeprodukten

👍👍 **Algin**
Verdickungsmittel, p
Wird aus Algen gewonnen

Alkohol in Kosmetika ist nicht gleich Alkohol

Alkohole spielen bei kosmetischen Zubereitungen als Lösungsmittel eine außerordentlich große Rolle. Die INCI-Bezeichnung »Alcohol« steht für Ethanol. Auf Ethanol und Trinkalkohole, die daraus hergestellt werden können, wird jedoch eine Alkoholsteuer erhoben. Er ist darum um einiges teurer als vergällter Alkohol.

- Die Bezeichnung »Alcohol denat.« steht für denaturierten (vergällten) Alkohol. Er wurde durch schlecht schmeckende, riechende oder schwer abtrennbare Substanzen ungenießbar gemacht. Wie denaturierter Alkohol zu bewerten ist, hängt vom Vergällungsmittel ab, das aus der INCI-Deklaration jedoch nicht hervorgeht. »Alcohol denat.« wurde darum mit der neutralen Note »befriedigend« (👎) bewertet.
- Will ein Hersteller reines Ethanol einsetzen, ohne die Alkoholsteuer zu zahlen, kann er es auch mit vorher angemeldeten selbst gewählten Mitteln vergällen, beispielsweise mit ätherischen Ölen.

Alginic Acid (Alginsäure)
Gelbildner, Verdickungsmittel, p
Gewinnung aus Meeresalgen; wird z. B. als Verdickungsmittel in Zahnpasten und Gels oder als Haarlack eingesetzt

Allantoin
Wirkstoff, c
Allantoin wirkt heilungsfördernd und pflegt strapazierte, raue und rissige Haut wieder glatt und gesund; verbessert zudem die Feuchthaltefähigkeit

Almond Oil PEG-6 Esters (Mandelölester)
Hautpflegemittel, c
Glättet die Haut und sorgt für eine angenehme Weichheit; siehe Seite 120: PEG, PPG

Aloe barbadensis (Aloe vera)
Wirkstoff, p
Feuchtigkeitsspendend, bewährt bei gereizter Haut, verstärkt die Selbstheilung bei Sonnenbrand, leicht schützend gegen UV-Strahlung; macht trockene und angegriffene Haut wieder weich und geschmeidig, denn verschiedene Zucker wirken besonders glättend

Althea officinalis (Eibisch)
Hautpflegemittel, p
Entzündungshemmend, hautaufweichend; in der Naturkosmetik ein klassisches Mittel zur Pflege der unreinen Haut

Alumina
Verdickungs-, Schleifmittel, d

Aluminum Chloride
Desodorierungsmittel, Desinfektionsmittel, d
Gefahr entzündlicher Hautreaktionen; siehe Seite 122: Aluminiumsalze

Aluminum Chlorohydrate
Desodorierungsmittel, c
Gefahr entzündlicher Hautreaktionen; siehe Seiten 120 und 122: PEG, PPG, Aluminiumsalze

Aluminum Chlorohydrex
Desodorierungsmittel, c
Gefahr entzündlicher Hautreaktionen; siehe Seiten 120 und 122: Aluminiumsalze, halogenorganische Verbindungen

Aluminum Chlorohydrex PG
Antiperspirantwirkstoff, m
Siehe Seiten 120 und 122: PEG, PPG, Aluminiumsalze

Aluminum Distearate
Gelbildner, Emulgator, m
Schweißhemmend; Gefahr entzündlicher Hautreaktionen; siehe Seite 122: Aluminiumsalze

Aluminum Hydroxide
Hautpflegemittel, Klär- und Entfärbungsmittel, d
Tonerdehydrat; wirkt feuchtigkeitsspendend

Aluminum Lactate
Puffersubstanz, m
Adstringierend, schweißhemmend; kann die Hautporen in höherer Konzentration verschließen, siehe Seite 122: Aluminiumsalze

Aluminum/Magnesium Hydroxide Stearate
Stabilisierungsmittel, Gelbildner, Koemulgator, d
Mineralische Tonerde mit Stearinsäure

Aluminum Sesquichlorohydrate
Desodorierungsmittel, m
Gefahr entzündlicher Hautreaktionen; siehe Seiten 122 und 117: Aluminiumsalze, halogenorganische Verbindungen

Aluminum Starch Octenylsuccinate
Verdickungsmittel, Emulsionsstabilisator auf Stärkebasis, d

Aluminum Stearate
Koemulgator, Stabilisator, d
Schweißhemmend; Gefahr entzündlicher Hautreaktionen; siehe Seite 122: Aluminiumsalze

Aluminum Tristearate
Desodorierungsmittel, Gelbildner, Emulgator, Wirkstoff, d
Gefahr entzündlicher Hautreaktionen; siehe Seite 122: Aluminiumsalze

Aluminum Zirconium Trichlorohydrex GLY
Desodorierungsmittel, Wirkstoff, m
Gefahr entzündlicher Hautreaktionen; siehe Seiten 122 und 117: Aluminiumsalze, halogenorganische Verbindungen

4-Amino-2-Hydroxytoluene
Oxidationsfärbemittel, c
Toxikologisch bedenklich; siehe Seite 122: aromatische Amine

Aminomethyl Propanol
Neutralisationsmittel für Harze, c
Insbesondere in Aerosolsprays

Ammonia (Ammoniaklösung)
Puffersubstanz, m
Reguliert den pH-Wert, hautaufweichend

Ammonium Glycyrrhizate
Zusatzstoff, p
Reizlindernd bei sensibler Haut, feuchtigkeitsbewahrend

Ammonium Hydroxide
pH-Stellmittel, Neutralisierungsmittel für Säuren, p

Ammonium Laureth Sulfate
Tensid, c
Siehe Seite 120: PEG, PPG

Ammonium Lauryl Sulfate
Tensid, c

Ammonium Polyacryldimethylauramide
Gelbildner, Haarpflegestoff, c
Keine gesicherte Datenlage zu Toxikologie und Wirkung
Umweltnote

Ammonium Thiolactate
Wirkstoff, d
Z.B. in Enthaarungs- und Haarverformungsmitteln

Ammonium Xylenesulfonate
Oberflächenaktiver Stoff, c
Grundlage ist das Lösungsmittel Xylol; wird nur selten eingesetzt; Toxikologie nicht abschließend geklärt; ohne weiteres durch unproblematischere Stoffe ersetzbar

Amodimethicone
Antistatikum (Silikon), c
Verbessert die Kämmbarkeit der Haare; siehe Seite 41: Silikone
Umweltnote

Anacardium occidentale (Cashewnuss)
Hautpflegemittel, p

Ananas sativus (Ananas)
Hautpflegemittel, p

Anethole
Duftstoff, Wirkstoff, d
Desodorierend, entzündungshemmend

Angelica archangelica (Engelwurz)
Wirkstoff, p

Aniba rosaeodora
Wirkstoff, p
Rosenholz; das ätherische Öl aus den Hölzern wirkt entspannend und hautberuhigend

Anthemis nobilis (Kamille, römische)
Farbstoff, Wirkstoff, p
Beruhigend, entzündungshemmend; vor allem zur Pflege unreiner und empfindlicher Haut geeignet; als Haarfärbemittel ergibt die Kamille warme Blondtöne

Anthocyanins
Blütenfarbstoff, p

Apricot Kernel Oil PEG-6 Esters
Hautpflegemittel, Emulgator, p
Siehe Seite 120: PEG, PPG

Arachidonic Acid
Hautpflegemittel (Fettkörper), p
Glättend, heilungsfördernd

Arachidyl Palmitate
Hautpflegemittel, Wirkstoff, d
Hat entzündungshemmende Eigenschaften; Arachidonsäure ist eine ungesättigte essenzielle Fettsäure

Arachidyl Propionate
Hautpflegemittel, d
Macht die Haut weich

Arachis hypogaea (Erdnuss)
Ölkörper, Wirkstoff, p
Reich an Vitamin E, ungesättigten Fettsäuren und Mineralstoffen

Arctium majus (Klettenwurzel)
Wirkstoff, p
Kräftigt Haarboden und -wurzeln, pilztötend, hemmt das Wachstum von Bakterien, vorbeugend gegen Haarausfall

Arginine/Arginine Aspartate/-Glutamate/-PCA
Wirkstoff, p
Feuchtigkeitsbewahrend

Arnica montana (Arnika)
Wirkstoff, Ölkomponente, p
Enthält viel Provitamin A und wird vor allem für Gesichtswässer bei unreiner, fettiger Haut verwendet

Ascorbic Acid (Ascorbinsäure, Vitamin C)
Wirkstoff, Antioxidanz, d
Feuchtigkeitsbewahrend, AHA-Fruchtsäure

Ascorbyl Methylsilanol Pectinate
Wirkstoff, an Silikon gekoppelt, d
Siehe Seite 41: Silikone
Umweltnote

Ascorbyl Palmitate
Antioxidanz, d
Bildung aus Palmitinsäure und Ascorbinsäure (Vitamin C); stabilere Form des Vitamin C; wirkt anregend

Aspartic Acid (Asparaginsäure)
Wirkstoff, p
Feuchtigkeitsbindend

Atelocollagen
Wirkstoff, Feuchthaltemittel, d
Eine Mischung aus biotechnologisch gewonnener Hyaluronsäure und Kollagen vom Kalb; starkes Wasserbindevermögen; bewirkt ein geschmeidiges Hautgefühl; siehe Seite 114: tierische Inhaltsstoffe

Avena sativa (Hafer, Stärke)
Pudergrundlage, Emulsionsstabilisator (ölbindend), p
Stärke z.B. aus Getreide, Kartoffeln, Tapioka, Mehl; Einsatz z.B. in Peelingpräparaten

Avocado Oil PEG-11 Esters
Hautpflegestoff, c
Siehe Seite 120: PEG, PPG

Azulene (Azulen)
Wirkstoff, d
Azulenöl wirkt heilungsfördernd und hautberuhigend

B

Babassuamide DEA
Fettkörper, d
Siehe Seite 119: Bildung von Nitrosaminen

Bambusoidea (Bambus)
Wirkstoff, p

Barium Sulfate
Farbstoff, m
Haftmittel für Pudergrundlage

Barium Sulfide
Enthaarungsmittel, m
Haftmittel für Pudergrundlage; kann in höherer Konzentration irritierend wirken

Barm Extract (Hefe)
Hautpflegemittel, p
Ist vor allem bei fettiger, unreiner, aknebefallener Haut zu empfehlen

Beer (Bier)
Lebensmittelzusatzstoff, p
Bewährtes natürliches Mittel, gibt dem Haar schönen Glanz und mehr Volumen

Beeswax Acid (Bienenwachs)
Emulsionsstabilisator, t

Beheneth-5,-10,-20,-25 (Behenalkohol)
Emulgatoren, Gel- und Perlglanzbildner, c
Siehe Seite 120: PEG, PPG

Behenic Acid
Wirkstoff, Fettkomponente, p
Ungesättigte Fettsäure, z.B. in Traubenkernöl

Behenic Ester Dimethicone
Ölkörper, c
Siehe Seite 41: Silikone
Umweltnote

Behentrimonium Chloride
Konservierungsmittel, c
Siehe Seite 123: Quats

👍👍 **Behenyl Alcohol**
Konsistenzgeber, p
Wirkt hautglättend

👍👍 **Bentonite (Porzellanerde)**
Gelbildner, Haarweichspüler, m
Reinigend, entfettend

👎 **Benzalkonium Chloride**
Konservierungsmittel, Haarweichspüler, c
Gefahr entzündlicher Hautreaktionen, irritierend

👎👎 **Benzethonium Chloride**
Konservierungsmittel, c
Nur beschränkt (0,10 Prozent) zugelassen; steht im Verdacht, Krebs erregend zu sein

👍 **Benzoic Acid (Benzoesäure)**
Konservierungsmittel, c

👎 **Benzophenone-1, -3, -4, -9**
Breitbandlichtschutzfilter, c

👍 **Benzyl Alcohol**
Konservierungs-, Lösungsmittel, Duftstoff, d

👍👍 **Beta-Carotene (Provitamin A)**
Farbstoff, Wirkstoff, p
Ein wichtiger Radikalefänger

👍👍 **Betaine (Glycine)**
Wirkstoff, d
Gewinnung z. B. aus Rohrzucker; gibt Haaren Volumen; hautberuhigend, feuchtigkeitsspendend

👍👍 **Beta vulgaris (Rote Bete)**
Farbstoff, p
Wird aus den getrockneten und gemahlenen Knollen der Roten Bete gewonnen

👍👍 **Betula alba (Birke)**
Wirk- und Farbstoff, p
Verfeinert das Hautbild; wundheilend, farbgebend

👎👎 **BHA**
Antioxidanz, c
Siehe Seite 116: BHA/BHT

👎👎 **BHT**
Antioxidanz, c
Siehe Seite 116: BHA/BHT

👍👍 **Biosaccharide Gum-1**
Verdickungsmittel, b
Wird aus Sorbitol gewonnen

👍👍 **Biotin (Vitamin H)**
Zusatzstoff, Wirkstoff, d
Für Haut und Haare, regt nachweislich den Haarwuchs an

Aroma und Parfüm

- »Aroma« ist die zusammenfassende INCI-Bezeichnung für alle Aromen. Sie werden eingesetzt, um ein Präparat (z. B. Zahnpasten oder Lippenstifte) geschmacklich und geruchlich zu verbessern.
- Vom Aroma zu unterscheiden ist die Parfümierung eines Produkts. Die dafür verwendeten Parfümöle werden unter der zusammenfassenden Bezeichnung »Parfum« deklariert. Parfümierungen können aber auch mit Aromen vorgenommen werden.

Bisabolol
Wirkstoff, d
Entzündungshemmend, zur Pflege der empfindlichen und zu Irritationen neigenden Haut

BIS-Diglyceryl Caprylate/Caprate/Isostearate/ Hydroxystearate Adipate (Adipinsäure)
Konsistenzgeber, c
Auf pflanzlicher Grundlage hergestellt, Ester aus Diglyzerin mit natürlichen gehärteten Fettsäuren

Bismuth Oxychloride
Farbstoff, Perlmattglanz, m
Auch schweißhemmend

Borago officinalis (Borretsch)
Hautpflegemittel, p
Verbessert Elastizität und Wasserbindefähigkeit der Haut; zur Pflege fettiger, zu Entzündungen neigender Haut; auch bei brüchigen Nägeln

Boron Nitride
Pudergrundlage, c
Ein absolut unempfindlicher Puder; Hochtemperaturgleitmittel, Schmelzpunkt bei über 3000 °C

Boswellia carterii (Weihrauch)
Wirkstoff, p
Weihrauchextrakte wirken desinfizierend und regenerierend

Brassica oleifera (Raps)
Wirkstoff, Ölkörper, p

Bromochlorophene
Konservierungsmittel, c
Siehe Seite 117: halogenorganische Verbindungen

2-Bromo-2-Nitropropane-1,3-Diol (Bronopol)
Konservierungsmittel, c
Siehe Seite 118: Formaldehyd

5-Bromo-5-Nitro-1,3-Dioxane (Bronidox)
Konservierungsmittel, c
Siehe Seite 118: Formaldehyd

Butane
Treibgas, c

Butyl Acetate
Duftstoff, Lösungsmittel, c

Butylene Glycol
Lösungsmittel und Feuchthaltemittel mit konservierender Wirkung, c

Butyl Ester of PVM/MA Copolymer
Antistatikum, Filmbildner, c
Z.B. in Haarschaum

Butyl Methoxydibenzoylmethane
UV-A-Lichtschutzfilter, c

Butylparaben
Konservierungsmittel, c
Parabene können allergisieren; siehe Seite 117

Butyl Stearate
Synthetisches Hautpflegeöl, c

Butyris Lac (Buttermilch)
Hautpflegemittel, t

Butyrolactone
Lösungsmittel für Harze, c

Butyrospermum parkii (Sheabutter)
Fettsubstanz, Konsistenzregler, p
Hochwertiger Hautpflegestoff aus den Nüssen des Sheabutterbaums;

hat einen hohen Gehalt an natürlichem Allantoin, Vitamin E und Karotinen; ist rückfettend, glättend und wirkt heilend bei Hautentzündungen

👍👍 **Buxus chinensis (Jojobaöl)**
Wirkstoff, p
Ist reich an Vitamin E und an Mineralstoffen; wirkt pflegend, rückfettend und glättend, verbessert raue, beanspruchte und sonnenstrapazierte Haut

C

👎👎 **C9-19 Fluoralcohol Phosphates**
Zahnpflegewirkstoff, c
Gesundheitlich bedenklicher Rohstoff

👍👍 **C10-30 Cholestorol/Lanesterol Esters**
Wirkstoff, t
Bestandteil von Lanolin (Wollwachs); gute, feuchtigkeitsspendende Wirkung

👍 **C12-15 Alkyl Benzoate**
Spreitmittel, d

👍 **C12-15 Alkyl Lactate**
Spreitmittel, d

👎 **C12-20 Acid PEG-8 Ester**
Tensid, Emulgator, Gel- und Perlglanzbildner, c
Siehe Seite 120: PEG, PPG

👍👍 **C18-36 Acid Triglyceride**
Emulgator, Hautpflegemittel, d
Glättend, rückfettend

👍👍 **C12-13 Alcohols**
Konsistenzgeber, Emulsionsstabilisator, d
Wird vor allem in Cremes und Lotionen verwendet

👎 **C13-14 Isoparaffin**
Mineralöl, c
Hautpflegenote 👎

👎 **C13-16 Isoparaffin**
Lösungsmittel, c
Hautpflegenote 👎

👎 **C9-11 Pareth 8**
Emulgator, c
Siehe Seite 120: PEG, PPG

👍👍 **Caffeine (Coffein)**
Wirkstoff, p
Durchblutungsfördernd, straffend; wird u.a. als Antizellulitewirkstoff eingesetzt

👍👍 **Calamine**
Absorptionsmittel, Farbstoff, m
Abdeckender Wundpulver zur Sonnenbrandbehandlung

👍👍 **Calcium Carbonate (Marmor, Kalkstein, Kreide)**
Putzkörper in Zahnpasten, m

👍👍 **Calcium Chloride**
Salz, Zusatzstoff, m

👎 **Calcium Fluoride**
Wirkstoff, d
Mundpflegemittel

👎 **Calcium Glycerophosphate**
Wirkstoff, c
Wird zur Mundpflege eingesetzt, hilft bei Rachitis

👍👍 **Calcium Hydroxide (Kalk, gelöscht)**
Puffersubstanz, Grundstoff, d

Hautaufweichend, zur pH-Wert-Einstellung; ist in reiner Form ätzend; muss mit Warnhinweis versehen werden

Calcium Monofluorophosphate
Wirkstoff, c
Wird hauptsächlich als Mundpflegestoff eingesetzt, bietet Kariesschutz; siehe Seite 163: Fluoride

Calcium Pantothenate
Wirkstoff, Wundheilmittel, c
Salz der Vitamin-B-Gruppe

Calcium Stearate (Kalkseife)
Koemulgator, Emulsionsstabilisator, d

Calcium Sulfide
Enthaarungsmittel, m

Calendula officinalis (Ringelblume)
Wirkstoff, p
Hautberuhigend, entzündungshemmend, antiseptisch und regenerierend; auch in Zahnpasten und After-Sun-Produkten

Camelia oleifera (Grüntee)
Wirkstoff, p
Hautberuhigend; wird wegen seiner natürlichen Antioxidanzien verwendet, um vorzeitiger Hautalterung entgegenzuwirken; wird bei Gesichtspflegeprodukten häufig zur Pflege der empfindlichen Haut eingesetzt; in Zahnpflegeprodukten als Schutz vor Karies

Camelia sinensis
Hautpflegemittel, p
Grüntee; enthält Flavonoide; wirksam gegen freie Radikale

Camphor (Kampfer)
Wirkstoff, p, c
Beruhigend, juckreizstillend, antiseptisch, entzündungshemmend, kühlend; als Spiritus Bestandteil von Gesichtswässern

Camphor Benzalkonium Methosulfate
Lichtschutzfilter, c

Cananga odorata (Ylang-Ylang)
Wirkstoff, Duftstoff, p
Ätherisches Öl aus den Blüten der Cananga odorata; ein hochwertiger Hautwirkstoff, feuchtigkeitsspendend, antiseptisch

Candelilla cera (Candelillawachs)
Konsistenzgeber, p
Wird aus Wolfsmilchgewächsen gewonnen; hautpflegend, rückfettend, glättend; vorrangig fest in Stiften eingesetzt

Cannabis sativa (Hanf)
Wirkstoff, p
Reich an ungesättigten Fettsäuren, hautpflegend und -beruhigend, besonders bei irritierter, problematischer Haut, auch bei Neurodermitis; wird meist als Öl eingesetzt

Canola (Raps)
Wirkstoff, p
Hautpflegend, rückfettend; wird meist als Öl verwendet

Capryl Glycol
Hautpflegemittel, c
Netzmittel; feuchtigkeitsregulierend

👍👍 **Caprylic/Capric Triglyceride**
Hautpflege-, Lösungsmittel, p
Glättend, rückfettend

👍👍 **Caprylic/Capric/Linoleic Triglyceride**
Emulgator (Lebensmittelstoff), p
Glättend, heilungsfördernd

👍👍 **Caprylic/Capric/Stearic Triglyceride**
Emulgator, p

👍 **Capryloyl Salicylic Acid**
Wirkstoff, d
Hat antibakterielle Wirkung

👍👍 **Caprylyl/Capryl Glucoside**
Zuckertensid, Emulgator, p

👍👍 **Capsanthin/Capsorubin**
Karotinartiger Farbstoff, p

👍👍 **Caramel**
Farbstoff, c

👎 **Carbomer**
Stabilisator, Gelbildner, c
Acrylsäure; Umweltnote 👎

👍👍 **Carboxymethyl Chitin**
Filmbildner, t
Wird aus Schalen von Meerestieren gewonnen

👍 **Carboxymethyl Hydroxypropyl Guar**
Stabilisator, Gelbildner, d

👍👍 **Carnauba (Palmwachs)**
Konsistenzgeber, p
Aus der Carnaubapflanze gewonnenes Wachs; wirkt pflegend und hautschützend; wird z.B. bei dekorativer Kosmetik eingesetzt

👍👍 **Carrageenan**
Bindemittel, Verdicker aus Seealgen, p
Wirkt auch reizlindernd

👍👍 **Carthamus tinctorius (Distel)**
Hautpflegemittel, p
Wirkt rückfettend und glättend, strafft die Haut und macht sie geschmeidig; wird meist als Öl für trockene Haut eingesetzt

👍👍 **Carum carvi (Kümmel)**
Wirkstoff, p

👍👍 **Cassia italica**
Haarpflegemittel, p
Bekannt als Henna neutral; bewirkt als pflanzliche Haarkur Glanz und Pflege

So erkennen Sie kritische Stoffe

Ob ein Kosmetikprodukt kritische Stoffe enthält, erkennen Sie bei einigen bereits am Namen bzw. an bestimmten Wortbestandteilen:

- PEG/PPG-Derivate tragen Namen, die den Wortbestandteil »PEG« enthalten oder die Buchstaben »eth« in Verbindung mit einer Zahl, beispielsweise Ceteareth 33. Sie heißen auch Polyglykol, Polysorbate oder Copolyol.
- Halogenorganische Verbindungen sind an den Wortbestandteilen »Bromo«, »Jodo« oder »Chloro« zu erkennen.

👍👍 **Cellulose**
Peelingkörper, Pudergrundlage, p

👍👍 **Cellulose Gum (Natriumsalz)**
Bindemittel, Stabilisator, Filmbildner, Gelbildner, p
Z.B. in Zahnpasten

👍👍 **Cera alba (gereinigtes Bienenwachs)**
Hautpflegemittel, Koemulgator, Filmbildner, t
Aus geschmolzenen Bienenwaben; glättend, rückfettend

👍👍 **Cera flava (nicht gereinigtes Bienenwachs)**
Hautpflegemittel, Koemulgator, Filmbildner, t
Im Gegensatz zum gereinigten Bienenwachs (Cera alba) gelb

👎 **Cera microcristallina (Paraffinwachs)**
Bindemittel, Stabilisator, c
Hautpflegenote 👎

👍👍 **Ceramide 3**
Wirkstoff, d
Ceramide zählen zu den Lipiden und sind ein wichtiger Baustoff im Fett der Hornschicht; sie bilden einen Schutzfilm, der die Haut widerstandsfähiger gegen äußere Einwirkungen macht; zur Stärkung der Lipidbarriere

👎 **Ceresin (Paraffin)**
Fettkörper, d
Wirkt glättend und rückfettend; verschließt die Haut in höherer Konzentration
Hautpflegenote 👎

👎 **Ceteareth (auch Ceteareth-12, -15, -20, -25)**
Emulgatoren, c
Siehe Seite 120: PEG, PPG

👍👍 **Cetearyl Alcohol**
Hautpflegemittel, Stabilisator, Konsistenzgeber, p
Wirkt feuchtigkeitsbewahrend und glättend

👍👍 **Cetearyl Glucoside**
Zuckeremulgator, p
Milder, hautfreundlicher Emulgator für Öl-in-Wasser-Emulsionen

👍 **Cetearyl Isononanoate**
Hautpflegemittel (Wachs), d
Fettend

👍👍 **Cetearyl Octanoate**
Hautpflegemittel (Wachs), d
Glättend, rückfettend; macht die Haut weich und geschmeidig

👎 **Ceteth-1, -20**
Emulgatoren, c
Siehe Seite 120: PEG, PPG

👎 **Cetrimonium Chloride**
Haarweichspüler, p
Verbessert die Kämmbarkeit; siehe Seite 123: Quats

👍👍 **Cetyl Acetate**
Hautpflegemittel (Wachs), p
Ein Essigsäureester des Cetylalkohols; glättend

👍👍 **Cetyl Alcohol**
Hautpflegemittel, Emulsionsstabilisator, p
Glättend, rückfettend

Cetylamine Hydrofluoride
Mundpflegestoff, Konservierungsmittel, c
Siehe Seite 163: Fluoride

Cetyl Betaine
Hautpflegemittel, d

Cetyl Dimethicone
Hautpflegemittel, c
Siehe Seite 41: Silikone
Umweltnote

Cetyl Dimethicone Copolyol
Emulgator, Haarlack (Silikon), c
Siehe Seite 41: Silikone
Umweltnote

Cetyl Esters
Konsistenzgeber, Haarpflege, d

Cetyl Isononanoate
Hautpflegemittel (Wachs), c

Cetyl Lactate
Hautpflegemittel, d

Cetyl Octanoate
Hautpflegemittel (Wachs), d
Glättend, rückfettend

Cetyl Palmitate (Walratersatz)
Emulsionsstabilisator, d
Rückfettend

Cetyl Phosphate
Emulgator, Tensid, c

Cetylpyridinium Chloride
Desodorierungs-, Haarpflege-, Konservierungsmittel, d
Allergisierend, stark irritierend; siehe Seite 123: Quats

Cetyl Ricinoleate
Fettalkohol, Konsistenzregler, p
Rückfettend

Chamomilla recutita (Kamille)
Wirkstoff, p
Hautberuhigend, verfeinernd, entzündungshemmend, antiseptisch; wird vor allem zur Pflege gereizter und geröteter Haut eingesetzt; enthalten in Sonnenschutz, Babypflege, Handcremes sowie Shampoos und Spülungen für blondes Haar (wegen der leicht färbenden Wirkung)

Chlorhexidine Digluconate
Konservierungsmittel, c
Siehe Seite 117: halogenorganische Verbindungen

Chlorhexidine Dihydrochloride
Konservierungsmittel, c
Siehe Seite 117: halogenorganische Verbindungen

Chloroacetamide
Konservierungsmittel, c
Siehe Seite 117: halogenorganische Verbindungen

Chlorobutanol
Konservierungsmittel, c
Siehe Seite 117: halogenorganische Verbindungen

Chlorophene
Konservierungsmittel, c
Siehe Seite 117: halogenorganische Verbindungen

Chloroxylenol
Konservierungsmittel, c
Siehe Seite 117: halogenorganische Verbindungen

Chlorphenesin
Konservierungsmittel, c
Siehe Seite 117: halogenorganische Verbindungen

Cholecalciferol Polypeptide
Zusatzstoff, medizinischer Wirkstoff, d
Vitaminkomplex mit Vitamin A und D, heilungsfördernd

Cholesterol (Cholesterin)
Hautpflegemittel, Emulgator, d
Entzündungshemmend, glättend

Cholesteryl/Behenyl Octyldodecyl Lauroyl Glutamate
Wirkstoff, Hautpflegemittel, d
Feuchtigkeitsspendend

Cholesteryl Hydroxystearate
Verdickungsmittel, Wirkstoff, Emulsionsstabilisator, b
Feuchtigkeitsspendend

Choleth-10 , -20, -24
Emulgatoren, c
Siehe Seite 120: PEG, PPG

CI 10006
Farbstoff, grün
In der EU zugelassen für Kosmetika, die nur kurz Hautkontakt haben (Anwendungsbereich 4)

CI 10020
Farbstoff, grün
In der EU eingeschränkt zugelassen (Anwendungsbereich 3)

CI 10316
Farbstoff, gelb
In den USA nicht im Augen-/Lippenbereich zugelassen, in der EU eingeschränkt zugelassen

CI 11680 bis 40215
Siehe Kasten Seite 141

CI 40800
Farbstoff, orange
Beta-Karotin; auch als Lebensmittelfarbstoff zugelassen

CI 40820
Farbstoff, orange
Spezielles Beta-Karotin; auch als Lebensmittelfarbstoff zugelassen

CI 40825
Farbstoff, orange
Spezielles Beta-Karotin; auch als Lebensmittelfarbstoff zugelassen

CI 40850
Farbstoff, gelborange/rot
Lebensmittelfarbstoff

CI 42045
Farbstoff, blau
In den USA nicht zugelassen, in der EU eingeschränkt zugelassen

CI 42051
Farbstoff, blau
In den USA nicht zugelassen

CI 42053
Farbstoff, blaugrün
In den USA nicht im Augenbereich zugelassen

CI 42080
Farbstoff, blau
In den USA nicht zugelassen

CI 42090
Farbstoff, blau
Lebensmittelfarbstoff

CI 42100
Farbstoff, grün
In den USA nicht zugelassen

Toxikologisch bedenklich – die Azofarbstoffe

In den USA sind die so genannten Azofarbstoffe (Monoazo und Biazo), das sind synthetische Teerfaserstoffe mit Aminogruppen, größtenteils nicht zugelassen. In der EU rangieren viele in der Kategorie vier (nur für kurzfristigen Kontakt mit der Haut erlaubt). Die Abkürzung LMF bedeutet Lebensmittelfarbstoff.

CI 11680 *gelb*
CI 11710 *gelb*
CI 11725 *orange*
CI 11920 *orange*
CI 12010 *braun*
CI 12085 *rot*
CI 12120 *rot*
CI 12150 *rot (LMF)*
CI 12370 *rot*
CI 12420 *rot*
CI 12480 *braun*
CI 12490 *rot*
CI 12700 *gelb*
CI 13015 *gelb (LMF)*

CI 14270 *gelb*
CI 14700 *gelbrot*
CI 14720 *rot (LMF)*
CI 14815 *rot*
CI 15510 *orange*
CI 15525 *rot*
CI 15580 *rot*
CI 15620 *rot*
CI 15630 *rot*
CI 15800 *rot*
CI 15850 *rot (LMF)*
CI 15865 *rot*
CI 15880 *rot*
CI 15980 *gelborange*

CI 15985 *gelb-orange*
CI 16035 *rot (LMF)*
CI 16185 *rot*
CI 16230 *orange*
CI 16255 *rot*
CI 16290 *rot*
CI 17200 *blaurot*
CI 18050 *rot*
CI 18130 *rot*
CI 18690 *gelb*
CI 18736 *rot*
CI 18820 *gelb*
CI 18965 *gelb*

CI 19140 *gelb (LMF)*
CI 20040 *gelb*
CI 20170 *gelb-braun*
CI 20470 *tiefblau*
CI 21100 *gelb*
CI 21108 *gelb*
CI 21230 *gelb*
CI 24790 *rot*
CI 26100 *rot*
CI 27290 *rot*
CI 27755 *blau-schwarz*
CI 28440 *blauviolett*
CI 40215 *orange*

CI 42170
Farbstoff, grün
In den USA nicht zugelassen, in EU-Ländern jedoch eingeschränkt zugelassen

CI 42510
Farbstoff, rotviolett
In den USA nicht zugelassen, in der EU eingeschränkt zugelassen

CI 42520
Farbstoff, rotviolett
In den USA nicht zugelassen, in der EU eingeschränkt zugelassen

CI 42735
Farbstoff, blau
In den USA nicht zugelassen, in der EU eingeschränkt zugelassen

CI 44045
Farbstoff, blau
In den USA nicht zugelassen, in der EU eingeschränkt zugelassen

CI 44090
Farbstoff, blaugrün
Auch als Lebensmittelfarbstoff zugelassen

CI 45100
Farbstoff, rot
In den USA nicht zugelassen, in der EU eingeschränkt zugelassen

CI 45190
Farbstoff, rotviolett
In den USA nicht zugelassen, in der EU eingeschränkt zugelassen

CI 45220
Farbstoff, rot
In den USA nicht zugelassen, in der EU eingeschränkt zugelassen

CI 45350
Farbstoff, gelb
In den USA nicht im Augen- und Lippenbereich zugelassen

CI 45370
Farbstoff, orange
In den USA nicht im Augenbereich zugelassen

CI 45380
Farbstoff, rot
In den USA nicht im Augenbereich zugelassen

CI 45396
Farbstoff, orange
In den USA nicht zugelassen

CI 45405
Farbstoff, rot
In den USA nicht zugelassen

CI 45410
Farbstoff, blaurot
In den USA nicht im Augen- und Lippenbereich zugelassen

CI 45425
Farbstoff, rot
In den USA nicht im Augen- und Lippenbereich zugelassen

CI 45430
Farbstoff, rot
In den USA nicht zugelassen, in der EU auch als Lebensmittelfarbstoff zugelassen

CI 47000
Farbstoff, gelb
In den USA nicht im Augen- und Lippenbereich zugelassen, in den EU-Ländern nur eingeschränkt zugelassen

CI 47005
Farbstoff, gelb
Auch als Lebensmittelfarbstoff zugelassen

CI 50325
Farbstoff, rotviolett
In den USA nicht zugelassen, in der EU eingeschränkt zugelassen

CI 50420
Farbstoff, blauviolett
In den USA nicht zugelassen, in der EU eingeschränkt zugelassen

CI 51319
Farbstoff, violett
In den USA nicht zugelassen, in der EU eingeschränkt zugelassen

CI 58000
Farbstoff, rot
In den USA nicht zugelassen

CI 59040
Farbstoff, gelbgrün
In den USA nicht im Augen- und Lippenbereich zugelassen, in der EU eingeschränkt zugelassen

CI 60724
Farbstoff, violett
In den USA nicht zugelassen, in der EU eingeschränkt zugelassen

CI 60725
Farbstoff, blauviolett
In den USA nicht im Augen- und Lippenbereich zugelassen

CI 60730
Farbstoff, violett
In den USA nicht im Augen- und Lippenbereich zugelassen, in der EU eingeschränkt zugelassen

CI 61565
Farbstoff, blaugrün
In den USA nicht im Augen- und Lippenbereich zugelassen

CI 61570
Farbstoff, grün
In den USA nicht im Augenbereich zugelassen

CI 61585
Farbstoff, blau
In den USA nicht zugelassen, in der EU eingeschränkt zugelassen

CI 62045
Farbstoff, blau
In den USA nicht zugelassen, in der EU eingeschränkt zugelassen

CI 69800
Farbstoff, blau
In den USA nicht zugelassen

CI 69825
Farbstoff, blau
In den USA nicht zugelassen

CI 71105
Farbstoff, orange
In den USA nicht zugelassen, in der EU eingeschränkt zugelassen

CI 73000
Farbstoff, blau
In den USA nicht zugelassen

CI 73015
Farbstoff, blau
In den USA nicht zugelassen

CI 73360
Farbstoff, rot
In den USA nicht im Augen- und Lippenbereich zugelassen

CI 73385
Farbstoff, rotviolett
In den USA nicht zugelassen

CI 73915
Farbstoff, rot
In den USA nicht zugelassen

CI 74100
Farbstoff, blau
In den USA nicht zugelassen, in der EU eingeschränkt zugelassen

CI 74160
Farbstoff, blau
In den USA nicht, in der EU für alle Kosmetika zugelassen

CI 74180
Farbstoff, blau
In den USA nicht zugelassen, in der EU eingeschränkt zugelassen

CI 74260
Farbstoff, grün
In den USA nicht zugelassen, in der EU eingeschränkt zugelassen

CI 75100 bis 77947
Siehe Kasten unten

Naturfarben – sanft und verträglich

Naturfarben werden aus einer Fülle von Pflanzenbestandteilen gewonnen und erfreulicherweise inzwischen in sehr viel größerem Maß als noch vor wenigen Jahren in kosmetischen Produkten eingesetzt.

CI 75100 *gelb*
CI 75120 *gelborange*
CI 75125 *gelborange*
CI 75130 *gelborange*
CI 75170 *weißgelb*
CI 75300 *gelb*
CI 75470 *rot*
CI 75810 *grünrot*
CI 77000 *silber*
CI 77002 *weiß*
CI 77004 *weiß*
CI 77007 *blauviolett, rosa, rot, grün*
CI 77015 *rot*
CI 77120 *weiß*
CI 77163 *weiß*
CI 77220 *weiß*
CI 77231 *weiß*
CI 77266 *schwarz*
CI 77267 *schwarz*
CI 77268:1 *schwarz*
CI 77288 *grün*
CI 77289 *grün*
CI 77346 *blau/grün*
CI 77400 *kupfer*
CI 77480 *gold*
CI 77491 *rotbraun*
CI 77492 *gelb*
CI 77499 *schwarz*
CI 77510 *blau*
CI 77713 *weiß*
CI 77742 *violett*
CI 77745 *rot*
CI 77820 *silber*
CI 77891 *weiß*
CI 77947 *weiß*

Cinnamomum cassia (Zimt)
Wirkstoff, Duftstoff, p
Verfeinert das Hautbild, durchblutungsfördernd, antiseptisch; wird als ätherisches Öl eingesetzt; Allergierisiko

Cistus ladaniferus
Wirkstoff, p
Verfeinert das Hautbild, wirkt gegen Pickel verursachende Bakterien, antiseptisch

Citral
Duftstoff, d
Bestandteil des Zitronenöls

Citric Acid (Zitronensäure)
Puffersubstanz, c
Reguliert den pH-Wert

Citrulline
Wirkstoff, d

Citrullus vulgaris (Wassermelone)
Wirkstoff, p
Erfrischend, belebend

Citrus amara (Bitterorange)
Duftstoff, Wirkstoff, p
Hautberuhigend, kräftigend, stimulierend; wird in der Regel als ätherisches Öl eingesetzt

Citrus bergamia (Bergamotte)
Duftstoff, Wirkstoff, p
Verfeinert das Hautbild, antiseptisch, desodorierend; wird in der Regel als ätherisches Öl eingesetzt

Citrus dulcis (Orange)
Duftstoff, Wirkstoff, p
Hautberuhigend, kräftigend, stimulierend; wird in der Regel als ätherisches Öl eingesetzt

Citrus grandis (Pampelmuse)
Duftstoff, p
Wird in der Regel als ätherisches Öl eingesetzt

Citrus limonum
Duft-, Wirkstoff, p
Wird in der Regel als ätherisches Öl eingesetzt

Citrus nobilis (Mandarine)
Duftstoff, Wirkstoff, p
Entspannend, stimulierend; in der Regel als ätherisches Öl eingesetzt

Climbazole
Konservierungsmittel, c
Siehe Seite 117: halogenorganische Verbindungen

Cocamide
Konsistenzgeber, p

Cocamide DEA
Konsistenzgeber, c
Rückfettend; siehe Seite 119: Bildung von Nitrosaminen

Cocamide MEA
Verdickungsmittel, Wirkstoff, c
Entzündungshemmend

Cocamide MIPA
Konsistenzgeber, c

Cocamidopropylamine Oxide
Tensid, p
Entfettend, reinigend; siehe Seite 119: Bildung von Nitrosaminen

Cocamidopropyl Betaine
Mildes Tensid, c

Cocamine (Kokosfettamin)
Emulgator, Haarweichspüler, c
Siehe Seite 119: Bildung von Nitrosaminen

Coceth-8/-10
Emulgatoren, c, p
Siehe Seite 120: PEG, PPG

Coco-Betaine
Tensid, c

Coco-Caprylate/Caprate
Lösungs- und Spreitmittel, p
Gut spreitende Ölkomponente

Coco-Glucoside
Zuckertensid, p
Wirkt mild und ist besonders hautfreundlich; verbessert die Kämmbarkeit der Haare

Cocoglycerides
Fettkörper, Emulsionsstabilisator, Konsistenzgeber, p
Wirkt glättend und feuchtigkeitsbewahrend

Coconut Acid (Kokosfettsäure)
Hautpflegemittel, Koemulgator, Konsistenzgeber, p
Glättend, rückfettend

Coconut Alcohol
Konsistenzgeber, Emulsionsstabilisator, p
Fettalkohol aus Kokosöl

Cocos nucifera (Kokos)
Fettkörper, p
Wird aus dem Kern der Früchte der Kokospalme gewonnen; pflegt Haut und Haare; als gehärtetes Kokosfett Konsistenzgeber bei dekorativen Kosmetika und in Emulsionen

Cocotrimonium Chloride
Antistatikum, Haarweichspüler, p
Siehe Seite 123: Quats

Cocoyl Sarcosine
Mildes Tensid, p

Coffea arabica (Kaffeebohne)
Farbverbesserer, Wirkstoff, p
Soll den Stoffwechsel aktivieren, durchblutungsfördernd

Collagen
Wirkstoff, t
Bewahrt die Feuchtigkeit der Haut, wirkt glättend und heilungsfördernd; siehe Seite 114: tierische Inhaltsstoffe

Colloidal Oatmeal (Hafermehl)
Hautpflegemittel, p
Glättend; gut für Gesichtsmasken geeignet

Colloidal Sulfur (Schwefel)
Antimikrobieller Stoff, d
Antischuppenwirkstoff

Commiphora gileadensis (Myrrhe)
Hautpflegemittel, p
Keimtötend, adstringierend (zusammenziehend), festigend; wird oft zur Pflege alternder Haut eingesetzt

Commiphora myrrha (Myrrhestrauch)
Wirkstoff, p
Wird z.B. häufig in Zahnpasten verwendet

Cucumis sativus (Gurke)
Hautpflegemittel, p
Verbessert den Feuchtigkeitshaushalt der Haut; häufig in Reinigungsmilch, da Gurkensaft Talg und Schmutz schonend entfernt

Curcuma longa (Gelbwurz)
Farbgebender Stoff, p

Cyanocobalamin
Vitamin B12, d
Zusatz in Kosmetika – Werbeeffekt ist größer als die Wirkung

Cyanopsis tetragonalba (Guarkernmehl)
Verdickungsmittel, Gelbildner, p
Stammt aus den Samen der bohnenähnlichen Pflanze

Cyclodextrin
Lösungsvermittler, d
Wird ähnlich wie Liposomen als Wirkstofftransportsystem eingesetzt

Cyclomethicone (Silikonöl)
Antistatikum, Hautpflegemittel, c
Ölersatz, Spreitmittel;
siehe Seite 41: Silikone
Umweltnote

Cysteine HCL
Wirkstoff, d
Haarpflegend

Cymbopogon schoenanthus (Lemongras)
Duftstoff, p

D

Damar
Filmbildner, Verdicker, Duftstoff, p

Daucus carota (Karotte)
Hautpflegemittel, Wirkstoff, p
Zur Normalisierung der Hornschicht, sorgt für feinen Teint; leichtes Hautfärbemittel

Decene/Butene Copolymer
Filmbildner, c

Decyl Glucoside
Mildes Zuckertensid, d

Decyl Oleate
Fettkörper, Hautpflegemittel, p
Glättend, rückfettend

Decyl Polyglucose
Zuckertensid, p
Ist identisch mit Decyl Glucoside; die alte INCI-Bezeichnung wird abgelöst von Decyl Glucoside

Dehydroacetic Acid
Konservierungsmittel, d

Desamido Collagen
Filmbildner, Wirkstoff, t
Glättend, hautstraffend; siehe Seite 114: tierische Inhaltsstoffe

Dextran
Bindemittel, Gelbildner, d
Wirkt feuchtigkeitsbewahrend

Dextrin
Hilfsstoff, p
Wird z. B. als Trägerstoff für sprühgetrocknete Produkte oder als Pudergrundlage eingesetzt

2,4-Diaminophenol
Haarfarbe, c
Siehe Seite 122: aromatische Amine

2,4-Diaminophenoxyethanol HCL
Synthetisches Haarfärbemittel, c

Diazolidinyl urea
Konservierungsmittel, c
Siehe Seite 118: Formaldehyd

Dibromohexamidine Isethionate
Konservierungsmittel, c
Siehe Seite 117: halogenorganische Verbindungen

Dibutyl Phthalate
Weichmacher, Vergällungsmittel, c
Toxikologisch bedenklich, das Gesundheitsrisiko ist noch nicht abschließend geklärt

Dicalcium Phosphate
Schleifmittel, Mundpflegestoff, d
Kariesschutz

Dicalcium Phosphate Dihydrate
Schleifmittel, Mundpflegestoff, m
Kariesschutz

Dicaprylyl Ether
Ölkomponente, c

Dichlorobenzyl Alcohol
Konservierungsmittel, c
Siehe Seite 117: halogenorganische Verbindungen

Diethanolamine (DEA)
Puffersubstanz, Alkalisiermittel, c
Entfettend, reinigend; siehe Seite 119: Bildung von Nitrosaminen

Diethyl Phthalate
Vergällungsmittel, c
Toxikologisch bedenklich, mögliches Gesundheitsrisiko

Diglycerin
Wirkstoff, d
Feuchtigkeitsspendend

Dihydrogenated Tallowamidoethyl Hydroxyethylmonium Methosulfate
Haarpflegemittel, c
Siehe Seite 123: Quats

Dihydroxyacetone (DHA)
Zusatzstoff, Selbstbräuner, c
Unter UV-Einwirkung eventuell toxisch

Diisopropyl Adipate
Fettkörper, Hautpflegemittel, d
Glättet und wirkt rückfettend

Diisopropyl Dimer Dilinoleate
Hautpflegemittel, Weichmacher, Lösungsmittel, d

Diisopropyl Sebacate
Haarpflegemittel, d

Dilinoleic Acid
Fettkörper, Hautpflegemittel, p
Glättend, rückfettend

Dimethicone (Silikonöl)
Fettkörper, Ölersatz, c
Siehe Seite 41: Silikone
Umweltnote

Dimethicone Copolyol
Ölersatz, Koemulgator, Hautpflegemittel, c
Häufig in Duschbädern, Shampoos und Flüssigseifen; siehe Seite 41: Silikone
Umweltnote

Dimethicone Copolyol Acetate
Feuchtigkeitsspendender Stoff, c
Siehe Seite 41: Silikone
Umweltnote

Dimethicone Copolyol Avocadoate
Ölersatz, feuchtigkeitsspendender Stoff, c
Ester von Silikon und Avocadoöl; siehe Seite 41: Silikone
Umweltnote

Dimethicone Copolyol Beeswachs
Hautpflegemittel, c
Siehe Seite 41: Silikone
Umweltnote

Dimethicone Copolyol Cocoa Butterate
Ölersatz, Hautpflegemittel, c
Ester von Silikon/Kakaobutter; Siehe Seite 41: Silikone
Umweltnote

Dimethicone Copolyol Behenate
Feuchtigkeitsspendender Stoff, c
Siehe Seite 41: Silikone
Umweltnote

Dimethicone Copolyol Butyl Ether
Feuchtigkeitsspendender Stoff, c
Siehe Seite 41: Silikone
Umweltnote

Dimethicone Copolyol Hydroxystearate
Feuchtigkeitsspendender Stoff, c
Siehe Seite 41: Silikone
Umweltnote

Dimethicone Copolyol Isostearate
Feuchtigkeitsspendender Stoff, c
Siehe Seite 41: Silikone
Umweltnote

Dimethicone Copolyol Olivate
Hautpflegemittel, c
Siehe Seite 41: Silikone
Umweltnote

Dimethicone Crosspolymer
Feuchtigkeitsspendender Stoff, c
Siehe Seite 41: Silikone
Umweltnote

Dimethicone/Sodium PG-Propyldimethicone Thiosulfate Copolymer
Filmbildner, c
Spezielle Silikonverbindung, die sich am Haar anlagert; für Spülungen und Shampoos zur Pflege von geschädigtem Haar; siehe Seite 41: Silikone
Umweltnote

Dimethiconol
Haarpflegemittel, Entschäumer, c
Für geschädigtes Haar nach Dauerwellen; siehe Seite 41: Silikone
Umweltnote

Dimethylamine
Hilfsstoff, c
Sekundäres Amin; ein Ausgangsstoff für die Rohstoffherstellung; hat in Kosmetika eigentlich nichts verloren; siehe Seite 119: Bildung von Nitrosaminen

Dimethyl Cocamine
Emulgator, Konsistenzgeber, d
Wirkt rückfettend

Dimethyl Ether
Treibgas, Lösungsmittel, c

Dioctylcyclohexane
Fettkörper, synthetisches Überfettungsmittel, c
Wachsöl aus Estern und Alkoholen; wirkt hautglättend

Dioctyl Sodium Sulfosuccinate
Schnellnetzer, Tensid, d
Entfettend, reinigend

Dioscorea villosa (Yamwurzel)
Wirkstoff, p

Dipalmitoylethyldimonium Chloride
Aminosäureverbindung, c
Siehe Seite 123: Quats

Dipalmitoylethyl Hydroxyethylmonium Methosulfate
Antistatika, Haarpflegemittel, c
Neuer Esterquat; verbessert die Kämmbarkeit; siehe Seite 123: Quats, Esterquats

Diphenyl Dimethicone
Emulgator, c
Siehe Seite 41: Silikone
Umweltnote

Dipropylene Glycol
Lösungs-, Feuchthaltemittel, c

Disodium Adenosine Triphosphate
Wirkstoff, d
Eigentlich ein medizinischer Wirkstoff, durchblutungsfördernd, gefäßerweiternd

Disodium Azelate
Wirkstoff, d
Aknemittel (antimikrobiell); zur Aufhellung pigmentierter Hautstellen; kann Hautreizungen und fototoxische Reaktionen hervorrufen

Disodium Cocoamphodiacetate
Tensid, c
Entfettend, reinigend

Disodium Cocoyl Glutamate
Tensid, p
Mild reinigend, sehr hautschonend; sorgt für eine gute Schaumbildung

Disodium Distyrylbiphenyl Disulfonate
Weißmacher, c

Disodium EDTA
Komplexbildner, c
Siehe Seite 120: EDTA (Ethylene-Diamino-Tetra-Acetate)

Disodium Hydrogenated Tallow Glutamate
Oberflächenaktiver Stoff, d

Disodium Laureth Sulfosuccinate
Tensid, c
Siehe Seite 120: PEG, PPG

Disodium Lauryl Sulfosuccinate
Mildes Tensid, p

Disodium PEG-4 Cocamido MIPA-Sulfosuccinate
Tensid, d
Siehe Seite 120: PEG, PPG

Disodium PEG-10 Laurylcitrate Sulfosuccinate
Hautpflegemittel, c
Siehe Seite 120: PEG, PPG

Disodium Phosphate
Schleifmittel, Mundpflegestoff, m
Kariesschutz; Gefahr von Zahnsteinbildung

Disodium Pyrophosphate
Schleifmittel, Mundpflegestoff, m
Kariesschutz; Gefahr von Zahnsteinbildung

Disodium Ricinoleamido MEA-Sulfosuccinate
Mildes Tensid, c

Distarch Phosphate
Stärkephosphat, d
Öl- und wasserabweisendes Pulver; wird insbesondere in Pudergrundlagen und Make-ups verwendet

Distearoylethyl Hydroxyethylmonium Methosulfate
Antistatikum, Haarpflegemittel, c
Neuer Esterquat; verbessert die

Kämmbarkeit; siehe Seite 123: Quats, Esterquats

Distearyldimonium Chloride
Haarweichspüler, c

Ditallowdimonium Chloride
Haarweichspüler, c

DMDM Hydantoin
Konservierungsmittel, c
Kann Allergien auslösen; siehe Seite 118: Formaldehydabspalter

Dodecane
Flüssigkeit, c
Narkotisch, schleimhautreizend

Dodecyl Gallate
Antioxidanz, d
Eventuell sensibilisierend, aber ungiftig

D-Panthenol (Provitamin B5)
Wirkstoff, c
Siehe Seite 169: Panthenol

E

Echinacea angustifolia (Sonnenhut)
Wirkstoff, p
Wirkt normalisierend auf die Talgdrüsen; wundheilend, entzündungshemmend

EDTA (Edetinsäure)
Chelatbildner, Komplexbildner, Konservierungsmittel, c
Toxikologisch bedenklich und schwer abbaubar: EDTA hat die Eigenschaft, andere Stoffe, z. B. Schwermetalle, sehr fest zu binden; Siehe Seite 120: EDTA

Elastin
Wirkstoff, t
Feuchtigkeitsbewahrend, straffend; siehe Seite 114: tierische Inhaltsstoffe

Equisetum arvense (Ackerschachtelhalm)
Wirkstoff, p
Hoher Gehalt an Kieselsäure und Saponinen; verleiht müder Haut neue Spannkraft; wirkt festigend, durchblutend; wird in straffenden Cremes und bei Haarpflegeprodukten eingesetzt

Erythorbic Acid
Antioxidanz, b
Toxikologie ist noch nicht abschließend geklärt

Escin
Wirkstoff, p
Aus Rosskastaniensamen; hat eine abschwellende und ödemhemmende Wirkung

Ethanol (Weingeist)
Lösungsmittel, Lösungsvermittler, d
Wird durch alkoholische Gärung gewonnen (natürlicher Alkohol); reinigend, entfettend

Ethanolamine
Puffersubstanz, Alkalisiermittel, c
Reinigend, entfettend

Ethoxydiglycol
Lösungsmittel, c
Feuchtigkeitsspendend

Ethyl Acetate
Lösungsmittel, c

Ethyl Diisopropylcinnamate
Lichtschutzfilter, c
Kann allergisierend wirken

Ethylene/Acrylic Acid Copolymer
Haarpflegemittel, Filmbildner, c

Ethylene/VA Copolymer
Filmbildner, c

Ethyl Ester of PVM/MA Copolymer
Synthetisches Harz, c
In Haarpflegemitteln und -festigern; schlecht abbaubar

Ethyl Linoleate
Hautpflegemittel (Fettkörper), p
Glättend, heilungsfördernd

Ethyl Myristate
Hautpflegemittel (Fettkörper), p
Glättend, rückfettend

Ethyl Palmitate
Hautpflegemittel (Fettkörper), p
Glättend, rückfettend

Ethylparaben
Konservierungsmittel, c
Kann allergisierend wirken

Ethyl Stearate
Hautpflegemittel (Fettkörper), p
Glättend, rückfettend

Ethyl Urocanate
Chelatbildner (Komplexbildner), Lichtschutzfilter, c

Etidronic Acid
Komplexbildner, c
Nur eingeschränkt zugelassen

Eucalyptus globulus (Eukalyptus)
Wirkstoff, Duftstoff, p
Antiseptisch, regenerierend, fördert die Wundheilung, krampflösend, anregend; ätherisches Eukalyptusöl, wird vor allem in Fußpflegeprodukten, in Haarpräparaten und als Parfümierung eingesetzt

Euphrasia officinalis (Augentrost)
Wirkstoff, p
Augentrostextrakt wird zumeist als regenerierende und lindernde Substanz in Produkten zur Pflege der Augenpartie eingesetzt

F

Faex (Hefen)
Wirkstoff, d
Hefe hat gute hautpflegende Eigenschaften; wirkt zellerneuernd

Fagus sylvatica (Buche)
Wirkstoff, p
Meist als Buchenöl oder Extrakt aus Buchenblättern eingesetzt

Farnesol
Desodorierungsmittel, d
Natürlicher Blütenalkohol; hemmt das Wachstum und die Vermehrung von Bakterien

Foeniculum vulgare (Fenchel)
Wirkstoff, Duftstoff, p
Hautstraffend, verbessert die Feuchtigkeitsaufnahme, krampflösend, entspannend; wird zumeist als ätherisches Öl verwendet

Folic Acid (Folsäure)
Wirkstoff, d
Wichtig für die Zellversorgung; in Kosmetika ist der Werbeeffekt größer als die tatsächlich nachweisbare Wirkung

Formaldehyde
Konservierungsmittel, c
Allergiekategorie A (bedeutendes Kontaktallergen); siehe Seite 118: Formaldehyd

Formic Acid (Ameisensäure)
Konservierungsmittel, c
Wird auch eingesetzt, um den pH-Wert zu regulieren

Fructose
Fruchtzucker, p
Zuckerersatz für Diabetiker; Süßstoff in Zahnpasten und Mundpflegemitteln

Fucus vesiculosus (Alge)
Wirkstoff, p
Algenextrakte sind gute Hautbefeuchter und schützen die Haut vor freien Radikalen; sie erhalten die Elastizität der Haut und beeinflussen die Tätigkeit der Talgdrüsen

Fumaric Acid (Fruchtsäure)
Wirkstoff, d
Gutes Antischuppenmittel

G

Gelatin (Gelatine)
Wirkstoff, t
Feuchtigkeitsbewahrend, glättend, heilungsfördernd; siehe Seite 114: tierische Inhaltsstoffe

Geranium (Geranie)
Wirkstoff, p
Das ätherische Öl der Geranienpflanze wirkt hautverfeinernd und bei gereizter Haut beruhigend

Glucamine (Aminozucker)
Alkalisiermittel, p
Hat gute hautpflegende Eigenschaften, feuchtigkeitsbewahrend

Glucose (Traubenzucker)
Wirkstoff, Lösungsmittel, p
Feuchtigkeitsspendend, hautberuhigend

Glucose Glutamate
Wirkstoff, Filmbildner, p
Hautberuhigend, feuchtigkeitsbewahrend, schützend, gibt Haaren Volumen und Glanz

Glucose Oxidase
Zusatzstoff, b
Antioxidanz; unterstützt die mikrobiologische Stabilität

Glutamic Acid
Wirkstoff, Aminosäure, d
Feuchtigkeitsspendend, schützend

Glutaral
Konservierungsmittel, c
Siehe Seite 118: Formaldehydabspalter

Glutathione
Biozusatzstoff, Wirkstoff, d
Kommt in fast allen lebenden Zellen vor, besonders in Hefe; kann entgiften und als Strahlenschutz (gegen Radium usw.) wirken

Glycereth-7
Wirkstoff, Lösungsmittel, c
Feuchtigkeitsspendend; siehe Seite 120: PEG, PPG

Glycereth-7 Benzoate
Emulgator, c
Siehe Seite 120: PEG, PPG

Glycereth-5 Lactate
Emulgator, c
Siehe Seite 120: PEG, PPG

Glycereth-26 Phosphate
Emulgator, c
Siehe Seite 120: PEG, PPG

Glycereth-20 Stearate
Emulgator, c
Siehe Seite 120: PEG, PPG

Glycereth-7 Triacetate
Hautpflegemittel, c
Siehe Seite 120: PEG, PPG

Glycerin
Wirkstoff, Lösungsmittel, d
Feuchtigkeitsbindend, hautglättend

Glyceryl Caprate
Hautpflegemittel (Fettkörper), p
Rückfettend, glättend

Glyceryl Caprylate
Hautpflegemittel (Fettkörper), Emulgator, p
Rückfettend, glättend

Glyceryl Citrate/Lactate/ Linoleate/Oleate
Emulgator, Konsistenzgeber, p
Rückfettend

Glyceryl Dioleate
Emulgator, p

Glyceryl Lanolate (künstliches Lanolin)
Hautpflegemittel (Fettkörper), Emulgator, d
Rückfettend, feuchtigkeitsbewahrend und -regulierend

Glyceryl Laurate
Konsistenzgeber, Koemulgator, p
Leicht antimikrobielle Wirkung; wird bevorzugt als Rückfetter in Badepräparaten eingesetzt

Glyceryl Myristate
Lösungsmittel, Koemulgator, p
Rückfettend

Glyceryl Oleate
Hautpflegemittel (Fettkörper), Emulgator, p
Glättend, feuchtigkeitsbewahrend

Glyceryl Polymethacrylate
Synthetischer Gelbildner, c
Umweltnote

Glyceryl Rosinate
Filmbildner, p
Erhöht Wasserfestigkeit und Temperaturstabilität; wird in der Regel in Stiften eingesetzt

Glyceryl Stearate
Hautpflegemittel, Emulgator, d
Feuchtigkeitsbewahrend, rückfettend, glättend

Glyceryl Stearate Citrate
Emulgator aus Stearinsäure, Zitronensäure und Glyzerin, d
Feuchtigkeitsbewahrend, glättend, rückfettend

Glyceryl Stearate SE
Emulgator (Lebensmittelstoff), d
Feuchtigkeitsbewahrend, rückfettend, glättend

Glyceryl Triundecanoate
Ölkomponente, c
Hautpflegend

Glycine
Wirkstoff, Puffersubstanz, d
Aminoessigsäure ist ein Wundheilmittel

Glycine Soja (Sojaöl)
Hautpflegemittel, p
Reich an Lezithin und Vitamin E; macht die Haut geschmeidig

Glycogen (Blutzucker)
Wirkstoff, Gelbildner, t
Tierische Stärke; feuchtigkeitsspendend, glättend, erhöht die Viskosität

Glycol
Lösungsmittel, Konservierungsmittel, c

Glycol Distearate
Trübungsmittel, d
In Shampoos und Duschgels

Glycol Stearate
Koemulgator, Trübungsmittel, c
Wird z.B. als Perlglanzbildner eingesetzt

Glycosaminoglycans
Wirkstoff, d
Gleiche Stoffgruppe wie Hyaluronsäure; tierischen oder biotechnologischen Ursprungs; ein gutes Hautschutzmittel

Glycyrrhetinic Acid
Wirkstoff, p
Aus Süßholz gewonnen

Glycyrrhiza glabra (Süßholz)
Wirkstoff, p
Hautberuhigend, reizlindernd

Glyoxal
Konservierungsmittel, c
Hochtoxisch, hat eine formaldehydähnliche Wirkung; siehe Seite 118: Formaldehyd

Guaiazulene
Wirkstoff, Farbstoff, p
Aus dem ätherischen Öl der Kamille; heilungsfördernd

Guanine
Trübungsmittel, Farbstoff, t
Auch Fischsilber genannt; ein Glanzmittel (Perlmuttglanzstoff) aus Fischschuppen; siehe Seite 114: tierische Inhaltsstoffe

Guanosine
Wirkstoff, Hautpflegemittel, d
Hautbestandteil, der eine wichtige Rolle beim Aufbau der Haut spielt; seine Wirkung als Bestandteil von Kosmetika ist eher fraglich bzw. noch nicht geklärt

Guar Hydroxypropyltrimonium Chloride (Guargummi)
Haarpflegemittel, Filmbildner, d
Weichspüler; verbessert die Kämmbarkeit der Haare

H

Hamamelis virginiana (Hamamelis)
Wirkstoff, p
Hautstraffend, verfeinert das Hautbild, entzündungshemmend; wird häufig in Pflegeprodukten gegen fettige, unreine Haut und in Gesichts- und Rasierwässern eingesetzt

Hectorite
Gelbildner, Emulsionsstabilisator, Verdickungsmittel, m
Als Lavaerde traditionelles marok-

kanisches Waschmittel für Gesicht, Körper und Haare

Hedera helix (Efeu)
Wirkstoff, p
Entspannend und stärkend, vor allem für die Kopfhaut; Efeuextrakte werden wegen der fettabbauenden Wirkung des Hederagenins auch in Antizellulitemitteln eingesetzt

Helianthus annuus (Sonnenblume)
Hautpflegemittel (Fettkörper), p
Das fette Öl aus den Kernen der Sonnenblume pflegt und reinigt

Henna
Wirkstoff, Farbstoff, p
Siehe Seite 158f.: Indigofera argentea, Indigofera tinctoria

Hexadimethrine Chloride
Antistatikum, c

Hexamethyldisiloxane
Entschäumer, Pflegemittel, c
Siehe Seite 41: Silikone
Umweltnote

Hexamidine Diisethionate
Konservierungsmittel, c
Siehe Seite 118: Formaldehyd

Hexetidine
Konservierungsmittel, c
Siehe Seite 118: Formaldehyd

Hexylene Glycol
Lösungsmittel, c
Antimikrobiell; wird beispielsweise in Transparentseifen eingesetzt; kann Kontaktallergien verursachen

Hexyl Laurate
Hautpflegemittel, Lösungsmittel, c
Rückfettend, glättend

Hibiscus sabdariffa (Hibiskus)
Wirkstoff, Färbemittel, p

Hippophae rhamnoides (Sanddorn)
Wirkstoff, p
Hautberuhigend, entzündungshemmend, wundheilend

Histidine
Wirkstoff, d
Halbessenzielle Aminosäure; wird z.B. auch zur Allergiebehandlung eingesetzt

Histidine Hydrochloride
Wirkstoff, c
Hydrochlorid einer halbessenziellen Aminosäure; wird in der Medizin als Wirkstoff zur Behandlung von Allergien eingesetzt

Hoplostethus
Öl, Zusatzstoff, p

Humulus lupulus (Hopfen)
Wirkstoff, p
Entspannend, beruhigend, entzündungshemmend; vor allem zur Pflege der trockenen, älteren Haut, um die Regenerationsfähigkeit der Haut zu verbessern

Hyaluronic Acid (Hyaluronsäure)
Antistatikum, Filmbildner, d
Stark feuchtigkeitsanreichernd, pflegend, straffend; bildet einen Film auf der Haut, der die Feuchtigkeit fixiert; wirkt auf der

Hautoberfläche, so dass die glättende Wirkung nachlässt, wenn Hyaluronsäureprodukte abgesetzt werden

👍👍 **Hydrated Silica (Kieselerde)**
Verdickungs-, Stabilisierungs-, Schleifmittel, d

👍 **Hydrochloric Acid (Salzsäure)**
pH-Stellmittel (in verdünnter Form), c
In hoher Konzentration ätzend

👍👍 **Hydrogenated Castor Oil**
Konsistenzgeber, p
Verbessert die Hautfeuchtigkeit; wird meist in Stiften verwendet

👍👍 **Hydrogenated Coco-Glycerides**
Konsistenzgeber, p
Meist in Stiften verwendet

👍👍 **Hydrogenated Coconut Oil**
Stiftgrundlage, Konsistenzgeber, p

👍👍 **Hydrogenated Glycerin**
Wirkstoff, Lösungsmittel, d

👍👍 **Hydrogenated Jojoba Oil**
Wachsgrundlage, Emulsionsstabilisator, Konsistenzgeber, p

👍👍 **Hydrogenated Lanolin**
Antistatikum, Hautpflegemittel, d

👍👍 **Hydrogenated Lecithin**
Koemulgator, p
Verbessert die Hautfeuchtigkeit

👍👍 **Hydrogenated Palm Glyceride**
Wachsgrundlage, Emulsionsstabilisator, Konsistenzgeber, p

👍👍 **Hydrogenated Palm Kernel Oil**
Konsistenzgeber (Wachskörper), Stiftgrundlage, p
Gehärtetes Palmkernöl

👍👍 **Hydrogenated Palm Oil**
Konsistenzgeber, p

👍 **Hydrogenated Polyisobutene (künstliches Bürzeldrüsenfett, vulgo Fluidum sybillii)**
Hautpflegemittel (Fettkörper), c
Hautglättend, imprägnierend, rückfettend

👍 **Hydrogenated Tallow Glyceride Citrate**
Emulgator, d

👍👍 **Hydrogen Peroxide**
Konservierungsmittel, Bleichmittel, c

👍👍 **Hydrolyzed Actin**
Wirkstoff, Hautpflegemittel, d
Protein aus Algen; feuchtigkeitsspendend

👍 **Hydrolyzed Collagen**
Antistatikum, Filmbildner, t
Feuchtigkeitsspendend, hautstraffend; verbessert die Kämmbarkeit der Haare; siehe Seite 114: tierische Inhaltsstoffe

👍 **Hydrolyzed Elastin**
Antistatikum, Hautpflegemittel, Filmbildner, t
Feuchtigkeitsspendend, hautstraffend; verbessert die Kämmbarkeit der Haare; siehe Seite 114: tierische Inhaltsstoffe

👍👍 **Hydrolyzed Keratin**
Antistatikum, Filmbildner, t
Feuchtigkeitsspendend, hautstraffend; verbessert die Kämmbarkeit der Haare

Hydrolyzed Milk Protein
Antistatikum, Filmbildner, t
Feuchtigkeitsspendend und -bewahrend, hautstraffend; verbessert die Kämmbarkeit der Haare

Hydrolyzed Silk (Seidenprotein)
Wirkstoff, Antistatikum, t
Verbessert den Feuchtigkeitshaushalt der Haut, gibt dem Haar Volumen und macht es leichter kämmbar; wird besonders bei trockenem, strapaziertem Haar empfohlen

Hydrolyzed Soy Protein
Hautpflegemittel, p
Feuchtigkeitsspendend

Hydrolyzed Wheat Protein (Weizenproteine)
Filmbildner, p
Feuchtigkeitsbewahrend, heilungsfördernd, hautstraffend; verbessert die Kämmbarkeit der Haare

Hydrolyzed Yeast Protein
Hautpflegewirkstoff, d
Wird aus Hefe gewonnen

Hydroquinone
Haarfarbe, Bleichmittel, c
Auch zur Pigmentfleckentfernung

4-Hydroxybenzoic Acid
Konservierungsmittel (Paraben), c

Hydroxyethylcellulose
Bindemittel, Stabilisator, Filmbildner, d

Hydroxylamine HCI
Antioxidanz, c
Hochgiftig; wurde früher bei Hautleiden eingesetzt

Hydroxyoctacosanylhydroxystearate
Hautpflegemittel, synthetisches Wachs zur Konsistenzregelung, c
Glättend, rückfettend

Hydroxypropyl BIS (N-Hydroxyethyl-P-Phenylendiamine) HCI
Haarfärbemittel, c
Siehe Seite 122: aromatische Amine

Hydroxypropyl Chitosan
Filmbildner, d
Festigt das Haar

Hydroxypropyl Methylcellulose
Bindemittel, Stabilisator, Filmbildner, p

Hydroxystearyl Cetyl Ether
Koemulgator, Emulsionsstabilisator, c

Hypericum perforatum (Johanniskraut)
Wirkstoff, p
Verfeinert das Hautbild, harmonisiert, beruhigt; erhöht jedoch die Lichtempfindlichkeit der Haut

I

Imidazolidinyl urea
Konservierungsmittel, c
Siehe Seite 118: Formaldehyd

Iodopropynyl Butylcarbamate
Konservierungsmittel, c
Siehe Seiten 117 und 118: halogenorganische Verbindungen, Formaldehydabspalter

👍👍 **Indigofera argentea (Henna)**
Farbstoff, p
Wird Henna der Farbstoff entzogen, gewinnt man ein helles Henna als Haarpflegemittel

👍 **Indigofera tinctoria**
Farbstoff, p
Indigofera argentea (siehe Seite 158) und Indigofera tinctoria werden aus Henna gewonnen; sie sind zwei Arten einer Familie, die identisch eingesetzt werden – in der Regel in Pflanzenhaarfarben – Indigofera tinctoria mit der Bezeichnung »Henna Schwarz«

👍👍 **Inositol**
Hautpflegemittel, Wirkstoff (Zuckeralkohol), d
Wurde früher zum Vitamin-B-Komplex gezählt; spendet der Haut Feuchtigkeit, wirkt außerdem hautglättend

👍👍 **Iron Hydroxide**
Farbstoff, m

👍 **Isoamyl p-Methoxycinnamate (Zimtsäureester)**
UV-B-Filter, c
Wird synthetisch hergestellt

👎 **Isobutane**
Treibgas, c
Gas aus der Erdölraffination; siehe Seite 113: VOC

👍 **Isocetyl Alcohol**
Konsistenzgeber, Emulsionsstabilisator, c

👎 **Isododecane**
Lösungsmittel, Ölkomponente, c
Spezielle Paraffinart
Hautpflegenote 👎

👎 **Isohexadecane (Paraffin)**
Hautpflegemittel, Lösungsmittel, c
Hautpflegenote 👎

👎 **Isopropane**
Treibgas, c
Gas aus der Erdölraffination; sogar ein HVOC (High volontile organic compund); siehe Seite 113: VOC

👍 **Isopropyl Alcohol**
Konservierungsmittel, Lösungsmittel, Entschäumer, c
Reinigend, desinfizierend

👎 **Isopropyl Dibenzoylmethane**
Lichtschutzfilter, c

👍 **Isopropyl Isostearate**
Hautpflegemittel (Wachs), c
Glättet die Haut und wirkt außerdem rückfettend

👍 **Isopropyl Lanolate**
Antistatikum, Hautpflegemittel, Emulgator, d
Rückfettend

👍 **Isopropyl Methoxycinnamate**
Lichtschutzfilter, c

👍 **Isopropyl Myristate**
Ölkörper, p
Hautglättend

👍 **Isopropyl Palmitate**
Ölgrundlage, c
Hat eine gute Spreitwirkung; kann hautirritierend wirken

👍 **Isopropylparaben**
Konservierungsmittel, c

👍 **Isopropyl Stearate**
Ölkomponente, d

Gut spreitend, glättend, rückfettend; wird als Überfettungsmittel für Seifen eingesetzt

Isopropyl Titanium Triisostearate
Weichmacher, Koemulgator, c

Isostearic Acid
Konsistenzgeber, Emulsionsstabilisator, c
Synthetische Fettsäure

Isostearyl Alcohol
Konsistenzgeber, Emulsionsstabilisator, c
Synthetischer Fettalkohol; Lippenstiftgrundlage

Isostearyl Diglyceryl Succinate
Emulgator, d
Reinigend, entfettend

Isostearyl Isostearate
Bindemittel, Hautpflegemittel, d

Isostearyl Neopentanoate
Synthetischer Ölkörper, c

J

Jasemine Wax
Wirkstoff, Konsistenzgeber, p

Jasminum officinale (Jasmin)
Duftstoff, p

Jojoba Wax
Hautpflegemittel (Wachs), p
Kein festes, sondern ein flüssiges Wachs; Jojobaöl verbessert raue, beanspruchte Haut, glättet und strafft; gut vor und nach dem Sonnenbaden und als Massageöl

Juglans regia (Walnuss)
Hautpflegemittel, Färbemittel, p
Walnussschalenextrakte werden vor allem zur Behandlung von fettiger Haut und fettigen Haaren eingesetzt; sie sind auch ein natürlicher Selbstbräuner

Juniper Tar (Wacholderteer)
Wirkstoff, Duftstoff, p
Antischuppenmittel

Juniperus communis (Wacholder)
Wirkstoff, Duftstoff, p
Wacholder ist ein fester Bestandteil der Kräuterkosmetik

K

Kaolin (Porzellanerde)
Absorptionsmittel, m
Besitzt gute, hautfettabsorbierende Eigenschaften und beugt dem Nachfetten vor; Porzellanerde ist eine geeignete Grundlage für Puder und Masken

Keratin
Wirkstoff, t
Feuchtigkeitsspendend; wird zur Pflege der Haare verwendet; siehe Seite 114: tierische Inhaltsstoffe

Krameria triandra (Ratanhia)
Farbstoff, Wirkstoff, p
Adstringierend (zusammenziehend), erfrischend, tonifizierend

L

Lac (Kuhmilch)
Wirkstoff, t
Milch enthält alle für die Haut

wichtigen Vitamine, Mineralstoffe und Spurenelemente

Lactamide MEA
Antistatikum, Wirkstoff, d
Feuchtigkeitsspendend

Lactic Acid (Milchsäure)
Puffersubstanz, konservierend, d
Feuchtigkeitsanreichernd, straffend

Lactis proteinum (Milchprotein)
Wirkstoff, Hautpflegemittel, t

Lactobazillus Ferment
Hautwirkstoff, b
Zellstimulierend, antimikrobiell; wird auch in Konservierungssystemen eingesetzt

Lactoperoxidase
Zusatzstoff, b
Dient als Antioxidanz und unterstützt die mikrobiologische Stabilität

Lactose (Milchzucker)
Hilfsstoff, t
Wird oft als Trägerstoff für Wirkstoffe oder als Pudergrundlage verwendet

Laminaria digitata
Wirkstoff, p
Algenextrakt; enthält Mineralien und Spurenelemente

Laneth-10, -5 sowie weitere angehängte Zahlen
Emulgatoren, t
Siehe Seite 120: PEG, PPG

Lanolin (Wollwachs)
Hautpflegemittel (Fettkörper), t
Glättend, rückfettend; gelbe Masse, die aus gereinigter Schafwolle hergestellt wird, einer der ältesten W/O-Emulgatoren

Lanolin Acid
Hautpflegemittel, Emulgator, t
Hautglättend, rückfettend

Lanolin Alcohol
Hautpflegemittel, Emulgator, t
Hautglättend, feuchtigkeitsspendend; gutes Haarpflegemittel

Lanolin cera
Hautpflegemittel, Emulgator, t
Lanolinalkohol (Wollwachsalkohol); besteht aus den hochwertigen unverseifbaren Anteilen des Wollfetts; ein natürlicher Emulgator und Hautpflegestoff

Lanolin liquida
Haut-, Haarpflegemittel, t
Lanolinöl wirkt rückfettend

Lard Glycerides (Schmalz)
Hautpflegemittel, Emulgator, t
Aus Schweinefett gewonnen; glättend, rückfettend; nur selten eingesetzt

Lauramide DEA
Antistatikum, Gelbildner, p
Siehe Seite 119: Bildung von Nitrosaminen

Lauramine Oxide
Haut-, Haarpflegemittel, c
Feuchtigkeitsspendend

Laureth-2, -3, -4, -7
Emulgatoren, Tenside, p
Siehe Seite 120: PEG, PPG

Laureth-5 Carboxylic Acid
Emulgator, d
Siehe Seite 120: PEG, PPG

Laureth-8 Phosphate
Emulgator, Tensid, c
Siehe Seite 120: PEG, PPG

Lauric Acid (Laurinsäure)
Konsistenzgeber, d

Lauroyl Lysine
Stabilisator, Pudergrundlage, d
Ölbindend; vermittelt ein sehr gutes Hautgefühl

Laurus nobilis (Lorbeer)
Filmbildner, p
Haarpflegemittel; hinterlässt einen schützenden Film

Lauryl Aminopropylglycine
Antistatikum, Tensid, p

Lauryl Betaine
Tensid, Emulgator, d

Lauryl Diethylenediaminoglycine
Tensid, Wirkstoff, d
Spendet der Haut Feuchtigkeit

Lauryldimonium Hydroxypropyl Hydrolyzed Collagen
Haut-, Haarpflegemittel, t
Pflegt und festigt das Haar, macht es gut kämmbar; wird vor allem als Weichspüler verwendet

Lauryl Glucoside
Tensid, d
Sehr hautverträglich

Lauryl Hydroxysultaine
Tensid, c

Lauryl Lactate
Glanzgeber, p
Macht die Haut weich und geschmeidig; wird vor allem in Cremes eingesetzt und verbessert deren Verteilbarkeit

Laurylmethicone Copolyol
Hautpflegemittel, Emulgator, c
Siehe Seite 41: Silikone
Umweltnote

Lauryl Methyl Gluceth-10 Hydroxypropyldimonium Chloride
Antistatikum, Haarweichspüler, d
Siehe Seite 120: PEG, PPG

Lauryl Octanoate
Ölkörper, p, c
Fettend, rückfettend

Lauryl PCA
Wirkstoff, Koemulgator, p
Feuchthaltemittel mit keimhemmenden Eigenschaften

Lauryl Polyglucose
Zuckertensid, p
Entspricht Lauryl Glucoside

Laurylpyridinium Chloride
Konservierungsmittel, c
Siehe Seiten 117 und 123: halogenorganische Verbindungen, Quats

Lauryl Pyrrolidone
Netzmittel mit komplexbildenden Eigenschaften, c
Wird als Conditioner in Haarpflegemitteln eingesetzt

Lavandula angustifolia (Lavendel)
Wirkstoff, Duftstoff, p
Desodorierend, zellerneuernd; ätherisches Lavendelöl; fördert die Durchblutung und beruhigt die Haut; ist eine häufige Duftkomponente in Kosmetika

Lawsonia inermis (Henna)
Farbstoff, p

Wird aus den Blättern des Zypernstrauchs gewonnen; bringt Glanz ins Haar

Lecithin
Hautpflegemittel, Emulgator, p
Feuchtigkeitsspendend, glättend, pflegend; gut als Pflege der trockenen Haut, da Lezithin hervorragend Wasser bindet

Leptospermum scoparium (Manuka)
Wirkstoff, Duftstoff, p
Manuka (aus Neuseeland) ist sehr hautverträglich und eignet sich besonders zur Pflege der problematischen, unreinen Haut; es wird zumeist als ätherisches Öl eingesetzt

Leucine
Antistatikum, Wirkstoff, c
Glättet und pflegt das Haar

Linoleamide DEA
Antistatikum, Fettkörper, p
Pflegt das Haar; siehe Seite 119: Bildung von Nitrosaminen

Linoleamide MEA
Antistatikum, Fettkörper, d
Heilungsfördernd, hautglättend

Linoleic Acid
Wirkstoff, Hautpflegemittel, p
Glättend, rückfettend

Linum usitatissimum (Leinsamen)
Hautpflegemittel, p
Feuchtigkeitsspendend, wirkt beruhigend auf die Haut

Lysine
Wirkstoff, d
Aminosäure mit entzündungshemmender Wirkung; auch ein guter Haarpflegewirkstoff

Lysine Hydrochloride
Hautpflegemittel, c
Leicht wasserlösliche Variante der Lysine; Wirkung über die Haut ist noch fraglich

M

Macadamia ternifolia (Macadamianuss)
Wirkstoff, p
Macadamianussöl ähnelt einem Bestandteil des menschlichen Hautfetts; das Öl glättet die Haut, macht sie weich und geschmeidig;

Fluoride – es kommt auf die Dosis an

Fluoride werden im Zahnpflegebereich zur Härtung des Zahnschmelzes eingesetzt. Besonders während der Wachstumsphase von Kindern können mit Fluoriden positive Effekte erzielt werden (insbesondere bei oraler Aufnahme).

- Da Fluoride in höherer Konzentration Zellgifte sind, ist ihre maximale Einsatzkonzentration auf 0,15 Prozent beschränkt. Aus diesem Grund sind sie mit Vorsicht zu betrachten und wurden mit der Note »befriedigend« (👎) bewertet.

enthält das seltene Palmitolein, eine Ölsäure, die trockene Haut besonders gut pflegt

👍 **Magnesium Aluminum Silicate**
Natürlicher Gelbildner, Verdickungsmittel, m
Anorganischer Ton; ein Grundstoff für Puder

👍👍 **Magnesium Ascorbyl Phosphate**
Wirkstoff, Antioxidanz, d
Stabiles Vitamin-C-Salz

👍👍 **Magnesium Carbonate**
Absorptionsmittel, m
Grundlage für Puder

👍 **Magnesium Chloride (Magnesiumsalz)**
Zusatzstoff, d
Hautstraffend

👎 **Magnesium Laureth Sulfate, Magnesium Laureth-8 Sulfate**
Tenside, d
Siehe Seite 120: PEG, PPG

👍 **Magnesium Lauryl Sulfate**
Tensid, d

👎 **Magnesium Oleth Sulfate**
Tensid, c
Siehe Seite 120: PEG, PPG

👍👍 **Magnesium Stearate**
Emulsionsstabilisator, d
Glättend, rückfettend

👍👍 **Magnesium Sulfate (Bittersalz)**
Stabilisierungsmittel, m
Strafft die Haut

👍👍 **Malic Acid (Apfelsäure)**
Wirkstoff, d
Die AHA-Säure soll Hornschuppen lösen und hautstraffend wirken

👍👍 **Maltodextrin (Malzzucker)**
Träger für Wirkstoffe, p

👍👍 **Malva sylvestris (Malve)**
Wirkstoff, p
Verfeinert das Hautbild und beruhigt die Haut

👍👍 **Mannitol**
Füll- und Bindemittel in Puderprodukten, p
Sechswertiger pflanzlicher Zuckeralkohol; Trägerstoff für gefriergetrocknete Materialien (z.B. Aloe vera)

👍👍 **Maris Sal (Meersalz)**
Wirkstoff und Verdickungsmittel für Tenside, m

👎 **MDM Hydantoin**
Konservierungsmittel, c
Siehe Seite 118: Formaldehyd

👎 **MEA-Lauryl Sulfate**
Tensid, d
Reinigende, aber auch entfettende Wirkung

👍👍 **Mel (Honig)**
Haut-, Haarpflegemittel, t
Honig ist besonders reich an Stoffen, die die Haut pflegen und sie geschmeidig erhalten, wirkt straffend und verbessert die Elastizität der Haut, spendet der Haut Feuchtigkeit

👍👍 **Melaleuca alternifolia (Teebaum)**
Wirkstoff, p
Das ätherische Öl der australischen Teebaumpflanze wirkt stark antimikrobiell; es wird vor allem in Shampoos, Conditionern, Hand-

und Körpercremes, Mundwässern und Seifen eingesetzt

Melia azadirachta (Niembaum)
Wirkstoff, p
Wirkt entzündungshemmend und antimikrobiell; zumeist als ätherisches Öl eingesetzt; wird vor allem in der Haarpflege gegen Schuppen oder in der Mundpflege als Zahnpasten gegen Zahnfleischentzündungen verwendet

Melissa officinalis (Melisse)
Wirkstoff, p
Wirkt schützend, beruhigend, stärkend und reizlindernd; wird vor allem wegen ihrer lindernden Wirkung in Cremes, Lotionen und Badezusätzen eingesetzt

Mentha piperita (Pfefferminze)
Wirkstoff, Duftstoff, p
Desodorierend, erfrischend, antiseptisch, durchblutungsfördernd; wird zumeist als ätherisches Öl eingesetzt

Menthol
Duftstoff, d
Menthol ist der Hauptbestandteil des ätherischen Öls der Pfefferminzpflanze

Meristem (Torfextrakt)
Wirkstoff, p
Wird als Fänger freier Radikale eingestuft; kann bei Sonnenallergie Erleichterung verschaffen

Methicone
Fettkörper, Ölersatz, c
Siehe Seite 41: Silikone
Umweltnote

Methionine
Wirkstoff, d
Essenzielle Aminosäure

4-Methylbenzylidene Camphor
UV-B-Lichtschutzfilter, c

Methylcellulose
Gelbildner, p

Methylchloroisothiazolinone
Konservierungsmittel, c
Siehe Seite 117: halogenorganische Verbindungen

Methyldibromo Glutaronitrile
Konservierungsmittel, c
Siehe Seite 117: halogenorganische Verbindungen

Methyl Gluceth-10 und -20
Gelbildner, p
Feuchtigkeitsspendend; siehe Seite 120: PEG, PPG

Methyl Glucose Dioleate
Zuckeremulgator, p

Methyl Glucose Sesquiisostearate
Hautpflegemittel, Emulgator, p

Methyl Hydroxyethylcellulose
Gelbildner, Verdickungsmittel, d

Methylisothiazolinone
Konservierungsmittel, c
Kann allergische Reaktionen verursachen sowie stark haut- und schleimhautreizend wirken

Methylparaben
Konservierungsmittel, c

2-Methylresorcinol
Haarfärbemittel, c
Zählt zu den Phenolen und dient als

»Kuppler«; siehe Seite 122: aromatische Amine

Mica
Farbstoff, m
Pudergrundlage, Sonnenschutz

Micrococcus Lysate
Wirkstoff, p
Unschädliche Bakterienart, die im Erdboden und in Salzseen vorkommt; Wirkung fraglich

Mimosa tenuiflora (Mimose)
Wirkstoff, p
Antibakteriell; wird als natürliches Mittel gegen Akne eingesetzt

Mortierella isabellina
Hautwirkstoff, p

Muscle Extract
Wirkstoff (aus Muskeln), t
Feuchtigkeitsbewahrend; siehe Seite 114: tierische Inhaltsstoffe

Myreth-4
Emulgator, p
Siehe Seite 120: PEG, PPG

Myreth-3 Myristate
Hautpflegemittel, Gelbildner, p
Siehe Seite 120: PEG, PPG

Myristic Acid
Hautpflegemittel, Koemulgator, p
Glättend, rückfettend, reinigend

Myristyl Alcohol
Hautpflegemittel, Koemulgator, Wirkstoff, p
Feuchtigkeitsspendend, glättend

Myristoyl Hydrolyzed Collagen
Antistatikum, Hautpflegemittel, t
Siehe Seite 114: tierische Inhaltsstoffe

Myristyl Lactate
Hautpflegemittel, p
Macht die Haut geschmeidig

Myristyl Myristate
Hautpflegemittel, Gelbildner, p
Glättend, rückfettend

Myristyl Octanoate
Hautpflegewirkstoff, d

N

1-Naphthol, 2-Naphthol
Haarfärbemittel, c
Haarfärbemittel mit allergisierender Wirkung; 2-Naphthol kann von der Haut resorbiert werden und Vergiftungen auslösen

Nasturtium officinale (Brunnenkresse)
Wirkstoff, p
Kann Altersflecken der Haut aufhellen; wird vor allem in Peelingprodukten und Reinigungspräparaten eingesetzt

Niacin (Nikotinsäure)
Wirkstoff, d
Anregend, durchblutungsfördernd

Niacinamide
Wirkstoff, d
Gehört zur Gruppe der B-Vitamine; ernährungsbedingte Mangelerscheinungen führen zu Fehlpigmentierungen der Haut

Nicotiana tabacum (Tabak)
Wirkstoff, p
Tabakextrakte haben eine durchblutungsfördernde Wirkung

Nonoxynol-2, -4, -10
Emulgatoren, c
Siehe Seite 120: PEG, PPG

Nonoxynol-12 Iodine
Konservierungsmittel, c
Wirkt antimikrobiell; kann Allergien auslösen; siehe Seite 120: PEG, PPG

Nordihydroguaiaretic Acid
Antioxidanz, c
Kann Ekzeme und Dermatosen bewirken

NTA
Nach Datenlage keine abschließende Beurteilung möglich

Nylon 6, 11, 12, 66
Peelingkörper, Pudergrundlage, c

Nymphaea odorata (Seerose)
Wirkstoff, p

O

Octocrylene
UV-B-Lichtschutzfilter, c

Octoxyglycerin
Lösungsmittel, c
Hilfsstoff mit antimikrobiellen Eigenschaften

Octylacrylamide/Acrylates/ Butylaminoethyl Methacrylate Copolymer
Antistatikum, Filmbildner, c

Octyl Cocoate
Hautpflegemittel, Ölkörper, d

Octyl Dimethyl PABA
UV-B-Lichtschutzfilter, c

Octyldodecanol
Hautpflegemittel, Lösungsmittel, c
Glättend, rückfettend

Octyldodecyl Lanolate
Hautpflegemittel, d

Octyldodecyl Octanoate
Hautpflegemittel, d
Fettend

Octyldodecyl Stearoyl Stearate
Emolliens, c
U.a. Bindemittel für Puder und Lippenstifte

Octyl Hydroxystearate
Hautpflegemittel, Ölkomponente, d

Octyl Methoxycinnamate
UV-B-Lichtschutzfilter, c

Octyl Octanoate
Ölkomponente (Esteröl), d

Octyl Palmitate
Ölkomponente, d
Glättend, rückfettend

Octyl Salicylate
UV-B-Lichtschutzfilter, c

Octyl Stearate
Hautpflegemittel, d
Glättend, rückfettend

Oenothera biennis (Nachtkerze)
Wirkstoff, p
Nachtkerze verbessert die Elastizität der Haut und verringert den Wasserverlust, da es ihre schützende Barriere kräftigt; wird in der Regel als Öl eingesetzt; gut zur Behandlung von Neurodermitis

Olea europaea (Olive)
Hautpflegemittel, Lösungsmittel, p
Olivenöl ist eine klassische Kosmetikzutat; enthält außer Ölsäure auch die hautpflegende Linol- und Palmitinsäure; macht die Haut weich und geschmeidig

Oleamide DEA
Antistatikum, Gelbildner, c
Glättend, rückfettend;
siehe Seite 119: Bildung von Nitrosaminen

2-Oleamido-1,3-Octadecanediol
Lösungsmittel, Haarpflegemittel, c

Oleic Acid (Ölsäure)
Hautpflegemittel, Grundstoff, p
Wirkt reinigend und rückfettend, glättet die Haut

Oleth-4
Emulgator, p
Siehe Seite 120: PEG, PPG

Oleth-3 Phosphate
Tensid, d
Siehe Seite 120: PEG, PPG

Oleyl Alcohol
Hautpflegemittel, Emulgator, d
Feuchtigkeitsspendend

Oleyl Erucate
Wirkstoff, p
Glättend, rückfettend

Oleyl Linoleate
Hautpflegemittel, p
Glättend, rückfettend

Oleyl Oleate
Hautpflegemittel, c
Glättend, rückfettend; verbessert die Spreitfähigkeit; gute Gleitschiene für Wirkstoffe

Olus
Hautpflegemittel, p

Orbignya oleifera
Wirkstoff, p
Das Öl oder Fett stammt aus den Nüssen der Babassupalme; reich an ungesättigten Fettsäuren; zeichnet sich durch eine hohe Oxidationsstabilität aus; glättend, rückfettend

Origanum majorana (Majoran)
Wirkstoff, p
Majoranpflanzenextrakte wirken antiseptisch und adstringierend

Ornithine
Wirkstoff, d

Oryza sativa (Reis)
Konsistenzgeber, Ölkörper, Pudergrundlage, p
Pflegt die Haut; wird in der Regel als Reiskeimöl oder als Reispuder eingesetzt

Ovum (Ei)
Hautpflegemittel, t
Wird in der Regel als getrocknetes, pulverisiertes Eigelb eingesetzt; es kann auch ein Eieröl sein

Oxidised Polyethylene
Peelingkörper, c

Ozokerite (Erdwachs)
Emulsionsstabilisator, m
Zählt zu den Mineralwachsen; rückfettend, verschließt die Haut in höherer Konzentration
Hautpflegenote

P

PABA
Lichtschutzfilter, UV-Absorber, c
Sonnenschutz

Palm Glyceride
Hautpflegemittel, Konsistenzgeber, p
Glättend, rückfettend

Palmitic Acid
Hautpflegemittel, Konsistenzgeber, p
Glättend, rückfettend

Palmitoyl Oligopeptide
Hautpflegemittel, d
Glättend, rückfettend

Palm Kernel Acid
Hautpflegemittel, Konsistenzgeber, p
Fettsäure aus Palmkernöl

Panthenol (Provitamin B5)
Wirkstoff, c
Fördert den Erneuerungsprozess und die Regenerationsfähigkeit bei Hautschäden; macht die Haut weich; kräftigt die Haare

Panthenyl Ethyl Ether
Haut-, Haarwirkstoff, c
Flüssige Form von Panthenol; ist leichter zu verarbeiten als das zähe (hochviskose) Panthenol

Panthenyl Triacetate
Antistatikum, Wirkstoff, c
Heilungsfördernd

Paraben
Konservierungsmittel, c
Kann allergisieren

Paraffin
Wachs, c
Wird aus Erdöl gewonnen; hautfremd, okklusiv (hautverschließend); Hautpflegenote

Paraffinum liquidum (Paraffinöl)
Hautpflegemittel, Lösungsmittel, c
Hautfremd, okklusiv (hautverschließend); Hautpflegenote

Passiflora incarnata
Wirkstoff, p
Wird aus der Passionsblume gewonnen; wirkt hautberuhigend

PCA
Wirkstoff, d
Feuchtigkeitsspendend

Pectin
Gelbildner, Wirkstoff, p
Pflanzlicher Inhaltsstoff aus Früchten und Zitrusschalen; heilungsfördernd, entgiftend

PEG-Inhaltsstoffe
Siehe Kasten Seite 170

PEI-7
Viskositätskontrollierender Stoff, c
In höherer Konzentration irritierend; nur schwer abbaubar

Pentaerythrityl Tetraisostearate
Emulgator für Öl-in-Wasser-Emulsionen, d

Pentane
Treibgas, Lösungsmittel, c
Siehe Seite 113: VOC

Pentasodium Ethylenediamine Tetramethylene Phosphate
Chelatbildner, c
Siehe Seite 120: EDTA

PEG – giftiger Ausgangsstoff, gefährliche chemische Verfahren

PEG, zumeist als Emulgatoren, Lösemittel oder Perlglanzbildner eingesetzt, werden aus giftigen Gasen gewonnen (siehe Seite 120). Sie sind leider, trotz guter Alternativen, eine immer noch häufig eingesetzte Kosmetikzutat.

- PEG-4, -17, -8
- PEG-350
- PEG Castor Oil
- PEG-2 Castor Oil
- PEG-35 Castor Oil
- PEG-22 Cetylstearyl Alcohol
- PEG-4 Cocoamido MIPA Sulfosuccinate
- PEG-10 Cocoate
- PEG-3 Distearate
- PEG-150 Distearate
- PEG-22/Dodecyl Glycol Copolymer
- PEG-45/Dodecyl Glycol Copolymer
- PEG-7 Glyceryl Cocoate
- PEG-8 Glyceryl Laurate
- PEG-30 Glyceryl Monococoate
- PEG-5 Glyceryl Stearate
- PEG-30 Glyceryl Stearate
- PEG-32
- PEG-200 Glyceryl Tallowate
- PEG-40 Hydrogenated Castor Oil
- PEG-200 Hydrogenated Glyceryl Palmate
- PEG-75 Lanolin
- PEG-2 Laurate
- PEG-10M
- PEG-14M
- PEG-45M
- PEG-20 Methyl Glucose Sesquistearate
- PEG-120 Methyl Glucose Dioleate
- PEG-5 Octanoate
- PEG-6 Oleamide
- PEG-25 PABA
- PEG-4 Polyglyceryl-2 Stearate
- PEG-40 Sorbitan Peroleate
- PEG-60 Sorbitan Stearate
- PEG-160 Sorbitan Triisostearate
- PEG-5 Soya Sterol
- PEG-2 Stearate
- PEG-6 Stearate
- PEG-8 Stearate
- PEG-20 Stearate
- PEG-40 Stearate
- PEG-100 Stearate
- PEG-5 Stearyl Ammonium Lactate

Pentasodium Pentetate
Komplexbildner, c
EDTA-Ersatz; siehe Seite 120: EDTA

Penetic Acid
Chelatbildner, Konservierungsmittel, c
Ähnliche Wirkung wie EDTA; siehe Seite 120: EDTA

Pentylene Glycol
Feuchthalte-, Lösungsmittel, c
Feuchtigkeitsspendend, antimikrobiell

Perfluoropolymethylisopropyl Ether
Hautschutz, c
Farb-, geruch- und geschmacklose, flüssige Polymere; vollsynthetische Verbindung, deren Wirkung noch nicht endgültig geklärt ist (FCKW-ähnlich)

Persea gratissima (Avocado)
Hautpflegemittel, p
Dem Hautfett sehr ähnlich; vitamin- und mineralstoffreich; bewahrt die Haut vor dem Austrocknen; wird in der Regel als Öl eingesetzt

Petrolatum
Antistatikum, Hautpflegemittel, c
Glättend, rückfettend; verschließt die Haut in höherer Konzentration
Hautpflegenote

Phenethyl Alcohol
Desodorierungsmittel, Duftstoff, d
Hauptbestandteil des ätherischen Rosenöls; wirkt desinfizierend und beruhigend auf die Haut

Phenol
Konservierungsmittel, c
Toxisches Antiseptikum; gesundheitsschädlich

Phenoxyethanol
Konservierungsmittel, c

Phenoxyisopropanol
Konservierungs-, Lösungsmittel, c
Kann hautirritierend wirken

Phenylalanine
Antistatikum, d
Feuchtigkeitsbewahrend

Phenylbenzimidazole Sulfonic Acid
UV-B-Lichtschutzfilter, c

Phenyl Mercuric Acetate
Konservierungsmittel, c
Toxische Quecksilberverbindung; hochgiftig

Phenyl Mercuric Borate
Konservierungsmittel, c
Toxische Quecksilberverbindung; hochgiftig, kann zu schweren Hautreizungen und Sensibilisierungen führen

Phenyl Methyl Pyrazolone
Oxidationshaarfärbemittel, c
Toxikologisch bedenklich

Phenylparaben
Konservierungsmittel, c

Phenylpropanol
Lösungsmittel, Duftstoff, d
Wirkt antimikrobiell

Phenyl Trimethicone
Entschäumer, Antistatikum, Hautpflegemittel, c
Siehe Seite 41: Silikone
Umweltnote

Phospholipids
Wirkstoffe, d
Bauelemente der Körperzellen, spielen auch in der Haut eine wichtige Rolle; reich an ungesättigten Fettsäuren; Verbesserung des Feuchthaltevermögens

Phosphoric Acid
Säuerungsmittel, d

Phytantriol
Wirkstoff, Haarpflegemittel, c
Erhöht in Hautpflegeprodukten das Feuchthaltevermögen; verleiht den Haaren Glanz

Phytic Acid
Komplexbildner, p
Wird aus Reis gewonnen

Piper methysticum (Kava-Kava)
Hautpflegemittel, p
Hochwertiger Hautpflegewirkstoff; wirkt beruhigend, heilungsfördernd, antiseptisch

Piroctone Olamine
Konservierungsmittel, Wirkstoff, c
Der bekannteste und häufigste Antischuppenwirkstoff; wird auch in Reinigungspräparaten für unreine Haut eingesetzt

Pisces
Wirkstoff, t
Bezeichnet alle Arten von Fischextrakten; siehe Seite 114: tierische Inhaltsstoffe

Pistacia lentiscus
Wirkstoff, Filmbildner, p
Wird in Mundwässern und Zahnpflegemitteln verwendet

Pisum sativum (Erbse)
Wirkstoff, p
Erbsenproteine haben hohe Hautaffinität; bewirken eine Straffung und Filmbildung auf der Haut

Placental Protein
Wirkstoff, t
Feuchtigkeitsspendend, heilungsfördernd; siehe Seite 114: tierische Inhaltsstoffe

Plancton Extract
Hautpflegewirkstoff, p
Extraktmischung aus mariner Biomasse; reich an Mineralien

Pogostemon Cablin (Patschuli)
Wirk-, Duftstoff, p
Antiseptisch, wundheilend

Poloxamer 124, Poloxamer 184, 188, Poloxamer 407
Emulgatoren, Tenside, c
Siehe Seite 120: PEG, PPG

Poloxamine
Netzmittel, Lösungsvermittler, teils Gelbildner, c
Siehe Seite 120: PEG, PPG

Polyacrylamide
Antistatikum, Filmbildner, c
Umweltnote

Polyacrylic Acid
Bindemittel, Filmbildner, c
Umweltnote

Polyamidopropyl Biguanide
Konservierungsmittel, c

Polybutene, Polybutylene
Synthetisches Öl, c
Hautpflegenote
Umweltnote

👎 **Polycaprolacetone**
Kunststoff, c
Polyamidähnliche Substanz
Umweltnote 👎

👎 **Polyethylene**
Peelingkörper, Pudergrundlage, c
Umweltnote 👎

👍👍 **Polyglyceryl-3 Beeswax**
Emulgator, d

👍👍 **Polyglyceryl-2 Caprate**
Emulgator, d

👍👍 **Polyglyceryl-3 Caprate**
Verdicker, Emulgator, d

👍👍 **Polyglyceryl-4 Caprate**
Lösungsvermittler, Emulgator, d
Rückfettend

👍 **Polyglyceryl-3 Diisostearate**
Emulgator, d

👍👍 **Polyglyceryl-2 Dipolyhydroxystearate**
Emulgator für O/W-Emulsionen, p

👍 **Polyglyceryl-4 Isostearate**
Emulgator, d

👍👍 **Polyglyceryl-3 Laurate**
Verdicker, Konsistenzgeber, d
Rückfettend für Haut und Kopfhaut

👎 **Polyglycerylmethacrylate**
Gelbildner, c
Umweltnote 👎

👍👍 **Polyglyceryl-3 Oleate**
Emulgator, p

👎 **Polyglyceryl-2-PEG-4 Stearate**
Emulgator, d
Siehe Seite 120: PEG, PPG

👍👍 **Polyglyceryl-2 Polyhydroxystearate**
Emulgator, d

👍👍 **Polyglyceryl-3 Ricinoleate**
Emulgator, d

👍 **Polyglyceryl- 2 Sesquiisostearate**
Emulgator, d

👍👍 **Polyglyceryl-2 Stearate**
Emulgator, d

👎 **Polyisobutene**
Bindemittel, Filmbildner, c
Wirkt glättend, rückfettend;
ist biologisch schlecht abbaubar

👍👍 **Polyisoprene (Gummi)**
Hautpflegemittel, p
Wirkt rückfettend und imprägnierend; wird in der Regel für Masken verwendet

👎 **Polymethyl Methacrylate**
Stabilisator für Perlglanzmittel, Filmbildner, c
Gefahr der Verunreinigung mit toxischen Monomeren
Umweltnote 👎

👎 **Polyquaternium -1, -2, -4, -5, -6, -7, -8, -9, -10, -11, -12, -13, -37**
Haarweichspüler, c
Verbessern die Kämmbarkeit; siehe Seite 123: Quats

👎 **Polysorbate 20**
Emulgator, d
Siehe Seite 120: PEG, PPG

👎 **Polysorbate 60**
Emulgator, d
Siehe Seite 120: PEG, PPG

👎 **Polysorbate 80**
Emulgator, d
Siehe Seite 120:
PEG, PPG

👍👍 **Populus nigra (Pappel)**
Hautpflegemittel, p
Verfeinert das Hautbild; entzündungshemmend, feuchthaltend

👍 **Potassium Ascorbyl Tocopheryl Phosphate**
Antioxidanz, Wirkstoff, d

👍👍 **Potassium Aspartate**
Wirkstoff, c
Feuchtigkeitsbewahrend

👍👍 **Potassium Behenate**
Fettsäure, p
Ungesättigte Fettsäure mit sehr guten hautpflegenden Eigenschaften

👍👍 **Potassium Carbonate (Pottasche)**
Zusatzstoff, m
Entfettend, reinigend

👍 **Potassium Cetyl Phosphate**
Tensid, d

👍👍 **Potassium Chlorate**
Oxidationsmittel, m
Zum Bleichen der Zähne

👍👍 **Potassium Chloride**
Salz, Verdicker für waschaktive Substanzen, m

👍👍 **Potassium Cocoate (Kokosseife)**
Konsistenzregler, Koemulgator, p
Reinigend, entfettend

👍 **Potassium Cocyl Hydrolyzed Collagen**
Wirkstoff, t
Pflegt die Haut; siehe Seite 114: tierische Inhaltsstoffe

👍👍 **Potassium Hydroxide**
Alkalisiermittel, m
Quillt die Haut auf

👍 **Potassium Isostearate**
Koemulgator, Konsistenzgeber, c

👍 **Potassium Iodide (Kaliumjodid)**
Wirkstoff, m
Gegen Hautunreinheiten

👍👍 **Potassium Laurate (Schmierseife)**
Emulgator, Tensid, p

👍 **Potassium Lauroyl Wheat Amino Acids**
Mildes Tensid, p

👍👍 **Potassium Persulfate**
Oxidations-, Bleichmittel, m

👍 **Potassium Sorbate**
Konservierungsmittel, d

👍👍 **Potassium Stearate**
Emulgator, Konsistenzgeber, d

👍 **Potassium Sulfide**
Enthaarungsmittel, m
Schwefelsalz; wird auch gegen Hautunreinheiten eingesetzt

👎 **Potassium Troclosene**
Konservierungsmittel, c
Siehe Seite 117: halogenorganische Verbindungen

👍 **Potassium Undecylenoyl Hydrolyzed Collagen**
Antistatikum, d
Guter Antischuppenwirkstoff

👎 **PPG-9, -30**
Hautpflegemittel, Emulgator, c
Siehe Seite 120: PEG, PPG

👎 **PPG-26-Buteth 26**
Emulgator, c
Siehe Seite 120: PEG, PPG

👎 **PPG-5 Lanolin Wax**
Hautpflegemittel, Emulgator
Siehe Seite 120: PEG, PPG

PPG-5-Laureth-5
Hautpflegemittel, Emulgator, c
Siehe Seite 120: PEG, PPG

PPG-3 Methyl Ether
Lösungsmittel, c
Siehe Seite 120: PEG, PPG

PPG-4 Myristyl Ether
Hautpflegemittel, Emulgator, c
Siehe Seite 120: PEG, PPG

PPG-2 Myristyl Ether Propionate
Hautpflegemittel, c

PPG-51/SMDI Copolymer
Filmbildner, c
Siehe Seiten 41 und 120: Silikone, PEG, PPG

PPG-15 Stearyl Ether
Ölkörper, c
Siehe Seite 120: PEG, PPG

p-Phenylenediamine
Haarfärbemittel, c
Stark allergisierend

Pristane
Hautpflegemittel, t
Glättend, rückfettend

Proline
Aminosäure, d

Propane
Treibgas, c
Siehe Seite 113: VOC

Propionic Acid
Konservierungsmittel, d

Propolis Cera (Bienenkittharz)
Hautpflegestoff, t
Biologische Grundzutat und Wirkstoff (Harz aus dem Bienenstock); enthält Flavonoide; wirkt auch antibakteriell und konservierend

Propylene Carbonate
Lösungsmittel, c
Zusatz in Aerosolen; auch konservierende Wirkung

Propylene Glycol
Hautpflege-, Lösungsmittel, c
Feuchtigkeitsspendend, hautaufweichend

Propylene Glycol Alginate
Bindemittel, Gelbildner, p
Feuchtigkeitsspendend, straffend; wird in Masken eingesetzt

Propylene Glycol Dicaproate
Hautpflegemittel, Emulgator, d

Propylene Glycol Dicaprylate
Hautpflegemittel, Emulgator, d

Propylene Glycol Stearate
Hautpflegemittel, Emulgator, c

Propylparaben
Konservierungsmittel, c

Prunus armeniaca (Aprikose)
Hautpflege-, Schleifmittel, p
Öl zur Hautpflege oder Kernprodukt z. B. für Peelingmittel

Prunus dulcis (Mandel, süß)
Hautpflegemittel, p
Glättend, zieht gut in die Haut ein; wird in der Regel als Öl verwendet

Prunus persica (Pfirsich)
Schleifmittel, p
Kernpulver in Peelingprodukten

PTFE
Pudergrundlage, Filmbildner in Haarpflegeprodukten, c
Gefahr der Anlagerung im Organismus
Umweltnote

Pumice (Bimsstein)
Schleifmittel, m
Reinigend; zur Hornhautentfernung; wird in Peelingmitteln und Reinigungspräparaten eingesetzt

PVP
Antistatikum, Bindemittel, Filmbildner, c
In Haarfestigern

PVP/Eicosene Copolymer
Antistatikum, Bindemittel, Filmbildner, c
Verbessert die Kämmbarkeit der Haare

PVP/Hexadecene Copolymer
Haarfestiger, c
Umweltnote 👎

PVP Iodine
Wirkstoff, Konservierungsmittel, c
Desinfizierend

PVP/VA Copolymer
Antistatikum, Filmbildner, c
Haarfestiger

Pyredinedicarboxylic Acid
Wirkstoff, d
Hautpflegestoff; hat Vitamin-B-Charakter

Pyridoxine (Vitamin B6)
Wirkstoff, d
Essenzielles Vitamin; wird in der Regel aus Hefe gewonnen; ist wichtig für den Gewebestoffwechsel; wirkt anregend und heilungsfördernd

Die Quats – nicht empfehlenswerte Haarpflegemittel

Quaternäre Amoniumverbindungen werden in Haarpflegeprodukten eingesetzt, um die Kämmbarkeit der Haare zu verbessern. Nur Quaternium 18 Hectorite wird anders, und zwar als Verdickungsmittel in der Ölphase von Emulsionen, verwendet. Quats sind gesundheitlich wie ökologisch bedenklich. Da es mit den Esterquats zudem gute Alternativen gibt, wurden sie mit »mangelhaft« (👎) bewertet.

- **Quaternium-8**
- **Quaternium-14**
- **Quaternium-15**
- **Quaternium-16**
- **Quaternium-18 (DSDMAC)**
- **Quaternium-18 Hectorite**
- **Quaternium-22**
- **Quaternium-24**
- **Quaternium-26**
- **Quaternium-27**
- **Quaternium-30**
- **Quaternium-33**
- **Quaternium-43**
- **Quaternium-45**
- **Quaternium-51**
- **Quaternium-52**
- **Quaternium-53**
- **Quaternium-56**
- **Quaternium-60**
- **Quaternium-61**
- **Quaternium-62**
- **Quaternium-63**
- **Quaternium-70**
- **Quaternium-71**
- **Quaternium-72**
- **Quaternium-73**
- **Quaternium-75**
- **Quaternium-80**

👍👍 **Pyrus malus (Apfel)**
Wirkstoff, p
Apfelwachs; wird z. B. zur Haarpflege eingesetzt

Q

👍👍 **Quercus (Eiche)**
Wirkstoff, p
Rinde liefert Extrakte mit hohem Gerbstoffgehalt, die als adstringierendes Mittel in Haarpflege, Mundwässern, Fußpflegeprodukten und als Zusatz in Pflanzenhaarfarben eingesetzt werden

👍👍 **Quercus alba (Weißeiche)**
Wirkstoff, p

👍👍 **Quillaia saponaria**
Waschaktiver Naturstoff, p
Aus Quillajarinde, der Panamarinde, wird eine waschaktive Substanz gewonnen; milder Tensidersatz

👎 **Quinine (Chinin)**
Wirkstoff, d
Alkaloid aus Chinarinde; allergisierend, irritierend (Protoplasmagift)

R

👍 **Rayon (Kunstseide)**
Rubbelmittel, c
Reinigend, abdeckend; wird in Masken und Puder eingesetzt

👎 **Resorcinol**
Antiseptikum, Farbstoff, c
Sensibilisierend, Gefahr von Kontaktdermatitis

👍👍 **Retinyl Acetate (Vitamin A)**
Antioxidanz, Wirkstoff, d
Wirksam gegen freie Radikale: Schutz vor UV-Licht, heilungsfördernd

👍👍 **Retinyl Palchis Hypogaea**
Hautpflegewirkstoff, d
Vitamin-A-Derivat

👍👍 **Retinyl Palmitate (Vitamin-A-Palmitat)**
Wirkstoff, Antioxidanz, d
Reguliert die Verhornung der Haut, wirkt zellregenerierend

👍👍 **Rhamnus purshiana (Faulbaum)**
Färbemittel, p
Aus der vermahlenen Rinde des Faulbaums

👍👍 **Rheum palmatum (Rhabarber)**
Färbemittel, p
Wird aus gemahlenen Rhabarberwurzeln gewonnen

👍👍 **Riboflavin (Vitamin B2)**
Farbstoff, Wirkstoff, c
Heilungsfördernd

👍 **Ricinoleamidopropyl Betaine**
Antistatikum, Tensid, p
Wirkt reinigend; verbessert die Kämmbarkeit der Haare

👎 **Ricinoleamidopropyltrimonium Methosulfate**
Antistatikum, Tensid, p
Wirkt reinigend; wird in der Haarpflege oft zur Verbesserung der Kämmbarkeit der Haare verwendet; Vorsicht: darf nicht mit den Schleimhäuten in Berührung kommen

Ricinus communis (Rizinus)
Ölkörper, p
Wird in der Regel als Öl, vorrangig in Stiften, eingesetzt

Rosa canina (Hagebutte)
Hautpflegemittel, p
Verfeinert das Hautbild, heilungsfördernd; wird als Öl eingesetzt

Rosa centifolia
Hautpflegemittel, p
Verfeinert das Hautbild, beruhigend, ausgleichend, reinigend, klärend, erfrischend; wird in der Regel als Öl verwendet

Rosa gallica (Damaszenerrose)
Hautpflegemittel, p
Verfeinert das Hautbild, beruhigend, ausgleichend, reinigend, klärend, erfrischend

Rosmarinus officinalis (Rosmarin)
Wirkstoff, p
Anregend; vor allem in Badezusätzen und Fitnesspräparaten

S

Saccharin
Mundpflegestoff-, Süßstoff, c

Saccharum officinarum (Zuckerrohr)
Wirkstoff, p
Hautpflegend, -straffend

Salicylic Acid
Konservierungsmittel, c, p
Salizylsäure wirkt abschuppend und lockert Mitesser

Salix alba (Weide)
Hautpflegemittel, Wirkstoff, p
Weidenrindenextrakt; verfeinert das Hautbild und wirkt antiseptisch

Salvia officinalis (Salbei)
Hautpflegemittel, Wirkstoff, p
Verfeinert das Hautbild, entzündungs- und schweißhemmend

Sambucus nigra (Holunderbeere)
Farbstoff, p
Wird aus getrockneten und gemahlenen Holunderbeeren gewonnen

Saxifraga sermentosa (Judenbart)
Wirkstoff, p
»Judenbart« ist die Bezeichnung für verschiedene Hängepflanzen; sie liefern eine gerbstoffreiche Substanz mit adstringierender und antiseptischer Wirkung

Sea Salt (Meersalz)
Wirkstoff, m

Selenium Sulfide
Wirkstoff, d
Gegen Schuppen und Pilzflechte; gesundheitsbedenklich

Sericin
Haarpflegemittel, t
Seidenprotein; wird auch in Sonnenschutzprodukten eingesetzt, weil es lichtschutzerhöhende Wirkung hat

Serine
Wirkstoff, d
Feuchtigkeitsspendend

Serum Protein (Blutplasmaprotein)
Wirkstoff, t
Feuchtigkeitsbewahrend, glättend; siehe Seite 114: tierische Inhaltsstoffe

Biotechnologische Stoffe – das Resultat produktiver Mikroorganismen

Biotechnologische Inhaltsstoffe werden von Mikroorganismen produziert. Und zwar nach einem einfachen natürlichen Prinzip: Die Organismen werden gefüttert und scheiden Stoffwechselprodukte aus, die abzentrifugiert, gewaschen und weiterverarbeitet werden. Welche Art Mikroorganismen womit gefüttert werden, hängt von dem biologischen Inhaltsstoff ab, den sie produzieren sollen.

👍👍 **Sesamum indicum (Sesam)**
Hautpflegemittel, p
Glättend, rückfettend; Sesamöl ist ein mildes, hautpflegendes Öl, das z. B. Augencremes zugesetzt wird

👍👍 **Shellac (Schellack)**
Filmbildner, Festigerharz, t
Wird aus einem Sekret der weiblichen Lackschildlaus gewonnen

👍👍 **Shorea stenoptera**
Hautpflegemittel, p
Wird aus der Frucht des Shoreabaums gewonnen; hat einen hohen Anteil Unverseifbares; wirkt sehr hautpflegend

👍👍 **Silica (Kieselsäure)**
Schleifmittel, Gelbildner, d
Wird für Puder, Peelingmittel und Zahnpasten verwendet

👍👍 **Silt**
Schaum aus dem Toten Meer, d

👍👍 **Silver**
Farbstoff, Wirkstoff, m
Antimikrobielle Wirkung

👎 **Silver Nitrate**
Haarfärbemittel, m
Wird auch als Antiseptikum eingesetzt; bis vier Prozent erlaubt

👍👍 **Silver Sulfate**
Technischer Hilfsstoff, m
Emulsionsstabilisator, antimikrobielle und adstringierende Wirkung

👍👍 **Silybum marianum (Mariendistel)**
Hautpflegemittel, p
Ölreiche Distelpflanze; wird in der Regel als Öl eingesetzt

👎 **Simethicone**
Hautpflegemittel, c
Siehe Seite 41: Silikone
Umweltnote 👎

👍👍 **Sodium Ascorbyl Phosphate**
Wirkstoff, d
Vitamin-C-Phosphat, ein stabiles Vitamin-C-Derivat mit hautschützenden Eigenschaften; fängt freie Radikale, hemmt die Entstehung Krebs erregender Nitrosamine

👍 **Sodium Benzoate**
Konservierungsmittel, d

👍👍 **Sodium Bicarbonate (Soda)**
Zusatzstoff, m
Reguliert den pH-Wert

👎 **Sodium C14-16 Olefin Sulfonate**
Oberflächenaktive Substanz, Aniontensid, c
Haupteinsatzgebiet sind Spülmittel

👎 **Sodium Carbomer**
Verdickungsmittel, synthetischer Gelbildner, c
Acrylsäure; Umweltnote 👎

👍 **Sodium Cetearyl Sulfate**
Emulgator, p

👍👍 **Sodium Chloride (Kochsalz)**
Steigert die Viskosität in bestimmten tensidischen Produkten, m

👍 **Sodium Chondroitin Sulfate**
Wirkstoff, t
Aus Knorpelsubstanz; siehe Seite 114: tierische Inhaltsstoffe

👍👍 **Sodium Citrate**
Puffersubstanz, Wirkstoff, c
Reguliert den pH-Wert

👍 **Sodium Cocoamphoacetate**
Mildes Tensid, c

👍 **Sodium Cocoamphopropionate**
Tensid, c

👍👍 **Sodium Cocoate (Kernseife)**
Emulgator, Tensid, p

👍👍 **Sodium Cocoyl Glutamate**
Anionisches Tensid, p
Speziell für Babypflegeprodukte und Allergiker geeignet

👍👍 **Sodium Dehydroacetate**
Konservierungsmittel, d

👎 **Sodium Diethylenetriamine Pentamethylene Phosphonate**
Chelat-, Komplexbildner, c
Siehe Seite 120: EDTA

👍👍 **Sodium Formate**
Konservierungsmittel, Säuerungsmittel, c

👍👍 **Sodium Gluconate**
Koemulgator, Hautpflegestoff, d

👍👍 **Sodium Glutamate**
Anionisches Tensid, p

👍👍 **Sodium Hyaluronate (Hyaluronsäure)**
Zusatzstoff, Filmbildner, b
Natriumsalz der Hyaluronsäure; wirkt wie Hyaluronic Acid; hautstraffend und feuchtigkeitsspendend

👍 **Sodium Hydrogenated Tallow Glutamate**
Anionisches Tensid, p

👍👍 **Sodium Hydroxide**
pH-Stellmittel, d

👎 **Sodium Hydroxymethyl Glycinate**
Konservierungsmittel, c
Siehe Seite 118: Formaldehydabspalter

👍 **Sodium Isostearoyl Lactylate**
Pflegestoff, d
Gibt dem Haar Volumen; ist ein gutes Feuchthaltemittel

👍👍 **Sodium Lactate**
Feuchtigkeitsspendender Stoff, d
Natriumsalz der Milchsäure; wird meist in Verbindung mit Milchsäure eingesetzt; feuchtigkeitsbewahrend, glättend

👍👍 **Sodium Lanolate**
Hautpflegemittel, Koemulgator, d

👎 **Sodium Laureth Sulfate**
Tensid, d
Entfettend, reinigend; siehe Seite 120: PEG, PPG

👍👍 **Sodium Lauroyl Glutamate**
Anionisches Tensid, p

Sodium Lauroyl Sarcosinate
Anionisches Tensid, d

Sodium Lauryl Sulfate
Tensid, c
Reinigend, entfettend; irritierend

Sodium Myreth Sulfate
Emulgator, Tensid, p
Entfettend, reinigend; siehe Seite 120: PEG, PPG

Sodium Palmitate
Konsistenzgeber, Seife, p

Sodium Palm Kernelate
Koemulgator, Konsistenzgeber, Seife, p

Sodium PCA
Feuchthaltemittel, p
Aus Aminosäuren gewonnen; wird auch als Conditioner in Haarpflegemitteln eingesetzt

Sodium Phosphate
Puffersubstanz, Wirkstoff, m
Antikariesmittel; kann die Zahnsteinbildung fördern

Sodium Polyacrylate
Gelbildner, c
Umweltnote

Sodium Polymethacrylate
Bindemittel, Stabilisator, Filmbildner, c
Umweltnote

Sodium Propionate
Konservierungsmittel, c

Sodium Salicylate
Konservierungsmittel, d

Sodium Stannate
Verdickungsmittel, Gelbildner für Ölphase, Emulsionsstabilisator, d

Sodium Stearate
Konsistenzgeber, Koemulgator, d

Die erste Generation milder Emulgatoren

Emulgatoren werden benötigt, um Wasser und Öl zu einer Emulsion zusammenzubringen. Diese erste Generation milder Emulgatoren auf pflanzlicher Basis haben Stärke (z.B. aus Mais oder Kartoffeln) als Ausgangsprodukt. Aus der Stärke gewinnt man Glukose, daraus Sorbitol, einen sechswertigen Alkohol, und schließlich – auf chemisch sanftem Weg (durch Veresterung) – einen relativ milden Emulgator.

Sorbitan Caprylate
Sorbitan Cocoate
Sorbitan Diisostearate
Sorbitan Dioleate
Sorbitan Distearate
Sorbitan Isostearate
Sorbitan Laurate
Sorbitan Oleate
Sorbitan Palmitate
Sorbitan Sesquiisostearate
Sorbitan Sesquistearate
Sorbitan Stearate
Sorbitan Triisostearate
Sorbitan Trioleate
Sorbitan Tristearate

Sodium Sulfate (Glaubersalz)
Hilfsstoff, d

Sodium Sulfite
Konservierungsmittel, m

Sodium Tallowate
Emulgator, t
Reinigend, entfettend; siehe Seite 114: tierische Inhaltsstoffe

Sodium Thiosulfate
Antioxidanz, m

Sorbic Acid
Konservierungsmittel, c

Sorbitan-Inhaltsstoffe
Siehe Kasten Seite 181

Sorbitol (Zuckeralkohol)
Wirkstoff, p
Feuchtigkeitsspendend, glättend

Soy Acid
Hautpflegemittel, p
Glättend, rückfettend

Soy Amide DEA
Gelbildner, Emulgator, p
Siehe Seite 119: Bildung von Nitrosaminen

Soy Sterol
Koemulgator, Konsistenzgeber, Weichmacher, p
Feuchtigkeitsspendend, glättend

Sphingolipids
Hautpflegemittel, Wirkstoff, d
Bewahrt die Feuchtigkeit

Spirulina maxima (Blaualge)
Wirkstoff, p

Spleen Extract (Milzextrakt)
Wirkstoff, t
Siehe Seite 114: tierische Inhaltsstoffe

Squalane (Haifischleberöl)
Ölkomponente, d
Kommt im Hautfett und auch in pflanzlichen Ölen vor; verteilt sich gut; bewirkt ein gutes Hautgefühl

Squalene
Ölkomponente, d
Wird vorwiegend synthetisch, aber auch aus Fischleberöl gewonnen; fördert die Vitaminaufnahme in die Haut; wird durch Hydrierung stabilisiert und zu Squalan (ein guter Paraffinölersatz) umgewandelt

Stannous Fluoride
Mundpflegestoff, c
Wird zur Kariesprophylaxe eingesetzt; siehe Seite 163: Fluoride

Stannous Pyrophosphate
Putzkörper, c

Stearamide MEA
Konsistenzgeber, Hilfsstoff, d
Wird in Zahnpasten eingesetzt; siehe Seite 119: Bildung von Nitrosaminen

Stearamide MEA-Stearate
Trübungsmittel, d
Siehe Seite 119: Bildung von Nitrosaminen

Stearamine
Antistatikum, d
Haarweichspüler

Steareth-2, -21 etc.
Emulgatoren, c
Siehe Seite 120: PEG, PPG

Stearic Acid
Emulgator, d
Glättend, rückfettend

👍👍 **Stearyl Alcohol**
Hautpflegemittel, Stabilisator, d
Glättend, rückfettend

👍👍 **Stearyl Caprylate**
Hautpflegemittel, Fettkörper, d
Weichmachend, glättend, rückfettend

👍👍 **Stearyl Citrate**
Hautpflegemittel, Emulgator, d
Bewahrt Feuchtigkeit, glättend

👎 **Stearyl Dimethicone**
Hautpflegemittel, c
Siehe Seite 41: Silikon
Umweltnote 👎

👍 **Stearyl Ether**
Ölkörper, d

👍👍 **Stearyl Glycyrrhetinate**
Wirkstoff, p
Aus der Süßholzwurzel; verbessert deutlich diverse Hautprobleme (Ekzeme, Schuppungen)

👍👍 **Stearyl Heptanoate**
Hautpflegemittel, c
Glättend, rückfettend

👍👍 **Stearyl Stearate**
Hautpflegemittel, Konsistenzgeber, d

👎 **Steramidopropyl Dimethylamine**
Koemulgator, c
Hat durchaus gute haarpflegende Eigenschaften; siehe jedoch Seite 123: Quats

👍 **Strontium Sulfide**
Enthaarungsmittel, m

👎 **Styrene/Acrylates Copolymer**
Gel-, Perlglanzbildner, c
Umweltnote 👎

👎 **Styrene/PVP Copolymer**
Trübungsmittel, c
Umweltnote 👎

👍👍 **Sucrose (Zucker)**
Wirkstoff, p
Feuchtigkeitsspendend

👎 **Sulfated Castor Oil**
Tensid, Emulgator, c
Synthetisches Tensid; erhöhtes Allergiepotenzial; feuchtigkeitsspendend

Die zweite Generation milder Emulgatoren

Zuckerester sind hautfreundliche, milde, pflanzliche Emulgatoren, die mit Hilfe einer sanften Chemie aus Holzzucker gewonnen werden und gut abbaubar sind.

- 👍👍 **Sucrose Cocoate**
- 👍👍 **Sucrose Dilaurate**
- 👍👍 **Sucrose Distearate**
- 👍👍 **Sucrose Laurate**
- 👍👍 **Sucrose Myristate**
- 👍👍 **Sucrose Oleate**
- 👍👍 **Sucrose Palmitate**
- 👍👍 **Sucrose Polylaurate**
- 👍👍 **Sucrose Polylinoleate**
- 👍👍 **Sucrose Polyoleate**
- 👍👍 **Sucrose Polystearate**
- 👍👍 **Sucrose Stearate**
- 👍👍 **Sucrose Tetrastearate Triacetate**
- 👍👍 **Sucrose Tribehenate**
- 👍👍 **Sucrose Tristearate**

Sulfur (Schwefel)
Wirkstoff, m
Antischuppenmittel

Synthetic Beeswax
Bindemittel, d
Fettend, rückfettend

Synthetic Jojoba Oil
Hautpflegemittel, d
Glättend, rückfettend

Synthetic Wax (Paraffinwachs)
Antistatikum, Hautpflegemittel, c
Wirkt hautfremd und okklusiv (verschließt die Haut); Hautpflegenote

T

Talc (Talkum)
Puder, m
Glättend, abdeckend

Tallow Acid
Hautpflegemittel, Koemulgator, Emulsionsstabilisator, t
Siehe Seite 114: tierische Inhaltsstoffe

Tallow Alcohol
Hautpflegemittel, Emulgator, t
Glättend, rückfettend; siehe Seite 114: tierische Inhaltsstoffe

Tallow Glyceride
Hautpflegemittel, Emulgator, t
Glättend; siehe Seite 114: tierische Inhaltsstoffe

Tannic Acid (Gerbsäure)
Wirkstoff, p
Adstringierend (zusammenziehend), schweißhemmend, glättend

Tartaric Acid (Weinsäure)
Puffersubstanz, p
AHA-Fruchtsäure

TEA-Carbomer
Verdickungsmittel, c
Umweltnote

TEA-Cocoate
Emulgator, d

TEA-Dodecylbenzenesulfonate
Tensid, c
Stark irritierend; schlecht abbaubar; siehe Seite 119: Bildung von Nitrosaminen

TEA-EDTA
Chelatbildner, Konservierungsmittel, c
Siehe Seite 120: EDTA

TEA-Lactate
Wirkstoff, d
Feuchtigkeitsspendend, straffend

TEA-Lauryl Sulfate
Anionisches Tensid, d
Reinigend; kann irritieren

TEA-Stearate
Emulgator, d
Stark irritierend

TEA-Tallate
Konsistenzgeber, Koemulgator, d

Terephthal Ylidene Dicamphor Sulfonic Acid
UV-A-Lichtschutzfilter, c
Maximale Konzentration bis zehn Prozent in Sonnenschutzmitteln

2-4-5-6-Tetraaminopyramidine
Haarfärbemittel, c
Siehe Seite 122: aromatische Amine

Tetrahydroxypropylethylene-diamine
Chelatbildner, c
Siehe Seite 120: EDTA

Tetrapotassium Pyrophosphate
Puffersubstanz, Chelatbildner, c

Tetrasodium EDTA
Chelatbildner, c
Siehe Seite 120: EDTA

Tetrasodium Etidronate
Chelatbildner, Stabilisator, c
Siehe Seite 120: EDTA

Tetrasodium Pyrophosphate
Puffer, Komplexbildner, m
Umweltnote

Theobroma Cacao (Kakaobutter)
Hautpflegemittel, Konsistenzgeber, p

Theophylline
Wirkstoff, d
Wird gegen Zellulite eingesetzt

Thiamine Nitrate (Vitamin B1)
Wirkstoff, b
Sinnvoll, wenn es eingenommen wird; in kosmetischen Präparaten eher als verkaufsfördernde Maßnahme zu betrachten

Thiodiglycolic Acid
Reduktionsmittel, c
Dauerwellenmittel; muss mit Gebrauchs- und Warnhinweisen versehen werden

Thiolanediol
Lösungsmittel, c

Threonine
Aminosäure, Wirkstoff, d
Feuchtigkeitsspendend

Thymol
Farb-, Duftstoff, Konservierungsmittel, p, c
Desinfizierend; hohes Allergiepotenzial

Thymus vulgaris (Thymian)
Wirkstoff, p
Pflegend und leicht desinfizierend; wird vor allem in Mundpflegemitteln und Deos eingesetzt

Tilia vulgaris (Linde)
Hautpflegemittel, p
Lindenblüten wirken hautberuhigend

Tin Oxide
Trübungsmittel, m

Titanium Dioxide (CI 77891)
Farbstoff und mineralischer UV-Filter, d

Tocopherol (Vitamin E)
Antioxidanz, Wirkstoff, p
Heilungsfördernd

Tocopheryl Acetate
Antioxidanz, Wirkstoff, p
Heilungsfördernd

Tocopheryl Linoleate
Antioxidanz, Wirkstoff, p
Heilungsfördernd

Tocopheryl Nicotinate
Antioxidanz, Wirkstoff, d
Durchblutungsfördernd

Toluene
Lösungsmittel, c
Gefährlicher Hilfsstoff; gesundheitsschädlich; nur beschränkter Einsatz in Kosmetika erlaubt

Toluene-2,5-Diamine
Haarfärbemittel, c
Siehe Seite 122: aromatische Amine

Tranexamic Acid
Antioxidanz, c
Medizinischer Wirkstoff; wegen fehlender Daten keine abschließende Bewertung möglich

Triacetin
Lösungsmittel, Weichmacher, d
Glättend, rückfettend

Tricalcium Phosphate
Schleifmittel, Mundpflegestoff, m
Kariesschutz

Triceteareth-4 Phosphate
Emulgator, c
Siehe Seite 120: PEG, PPG

Trichloro Ethane
Lösungsmittel, c
Siehe Seite 117: halogenorganische Verbindungen

Triclosan
Desodorierungs-, Konservierungsmittel, c
Siehe Seite 122

Trideceth-12 etc.
Emulgatoren
Siehe Seite 120: PEG, PPG

Triethanolamine
Puffersubstanz, c
Siehe Seite 119: Bildung von Nitrosaminen

Triethyl Citrate
Antioxidanz, Desodorierungsmittel, c
Schweißhemmend, zur pH-Wert-Regulation

Triethylene Glycol
Lösungsmittel, d
Desinfizierend

Trihydroxystearin
Hautpflege-, Verdickungsmittel, p
Glättend und rückfettend

Triisostearin
Koemulgator, Konsistenzgeber, d
Viskositätsregelnd

Trilaureth-4 Phosphate
Emulgator, Tensid, d
Siehe Seite 120: PEG, PPG

Trilaurin
Konsistenzgeber, Koemulgator, p
Viskositätsregelnd

Trilinoleic Acid
Emulgator, Hautpflegemittel, d
Glättend, rückfettend

Trimethylsiloxysilicate
Entschäumer, Haarpflegemittel, c

Trisodium EDTA
Chelatbildner, c
Siehe Seite 120: EDTA

Trisodium Phosphate
Wasserenthärtungsmittel, Komplexbildner, m
Vor allem in Seifen, aber auch als Antikariesmittel in Zahnpasten eingesetzt

Tristearin
Emulsionsstabilisator, Viskositätsgeber, Koemulgator, d

Triticum vulgare (Weizen)
Hautpflegemittel, p
Enthält Magnesium, Kalium und Vitamine des B-Komplexes; glättet und schützt die Haut

Tromethamine
Puffersubstanzen, c
Siehe Seite 119: Bildung von Nitrosaminen

U

Ubiquinone
Wirkstoff, d
Koenzym Q10; vitaminähnlicher Aufbau; wird vor allem als Nahrungsergänzungsmittel eingesetzt

Undecylenamide DEA
Wirkstoff, p
Wird in der Regel als Antischuppenmittel eingesetzt; siehe Seite 119: Bildung von Nitrosaminen

Undecylenic Acid
Konservierungsmittel, Wirkstoff, p
Antischuppenmittel

Urea (Harnstoff)
Hautpflegemittel, Wirkstoff, c
Feuchtigkeitsbewahrend, heilungsfördernd

Urocanic Acid
UV-Absorber, Lichtschutz, c
Kommt im menschlichen Schweiß vor und hat UV-absorbierende Eigenschaften

Urtica dioica (Brennnessel)
Wirkstoff, p
Als Hautpflege vor allem Produkten für normale und fettige Haut beigegeben; als Haarpflegemittel sorgt Brennnessel für eine gute Durchblutung des Haarbodens

Usnic Acid
Wirkstoff, p
Schweißhemmend, antimikrobiell

V

VA/Crotonates/Vinyl Neodecanoate Copolymer
Haarpflegemittel, Filmbildner, c
In Haarsprays und Haarpflegeprodukten
Umweltnote

Vaccinium myrtillus (Heidelbeere)
Wirkstoff, p
Wirkt wegen des hohen Gerbstoffgehalts adstringierend

Valine
Aminosäure, Wirkstoff, d
Feuchtigkeitsbewahrend

Vanilla planifolia
Duftstoff, p
Desinfizierend; wird in der Regel als ätherisches Öl eingesetzt

VA/Vinyl Butyl Benzoate/Crotonates Copolymer
Haarpflegemittel, Filmbildner, c
In Haarsprays und Haarpflegeprodukten
Umweltnote

Vitis vinifera (Trauben)
Hautpflegemittel, p
Öl aus den Samenkernen von Trauben hat einen hohen Anteil an essenziellen Fettsäuren; Traubenkernöl wirkt positiv auf eine gestörte Hautbarriere ein

W

👍👍 **Wheat Germ Acid (Weizenkeimfettsäure)**
Hautpflegemittel, p

👍👍 **Wheat Germ Glycerides**
Hautpflegemittel, Wirkstoff, p

X

👍👍 **Xanthan Gum**
Bindemittel, Gelbildner, c
Hautstraffend, steigert die Viskosität

👎 **Xylene**
Lösungsmittel, c
Gesundheitsschädlich

👍👍 **Xylitol**
Lösungsmittel, Feuchthaltemittel, p
Holzzucker, der auch in Zahnpasten eingesetzt wird (verursacht keine Karies)

Y

👍👍 **Yeast Betaglucan (Hefe)**
Hautpflegemittel, p
Glättend, feuchtigkeitsspendend

👍👍 **Yogurt (Joghurt)**
Hautpflegemittel, t

Z

👍👍 **Zea Mays (Mais)**
Ölkörper, Puder, p
Pflanzlicher Wirkstoff, der aus Mais gewonnen wird

👍👍 **Zein**
Haarpflegemittel, Filmbildner, p
Feuchtigkeitsbewahrend, glättend

👍👍 **Zinc Acetate**
Adstringenz, Hautpflegemittel, d

👎 **Zinc Borate (Borsäure)**
Antimikrobieller Stoff, c
Präparate mit Borsäure müssen mit Warnhinweis »Nicht zur Babypflege verwenden« versehen sein

👎 **Zinc Chloride**
Antiseptikum, Konservierungsmittel, c
Wird z. B. auch als Holzschutzmittel verwendet

👍 **Zinc Gluconate**
Desodorierungsmittel, d

👍 **Zinc Glutamate**
Desodorierungsmittel, d

👍👍 **Zinc Lactate**
Desodorierungsmittel, Adstringenz, d
Hautstraffend

👍👍 **Zink Laurate**
Koemulgator, Stabilisator, d

👍👍 **Zinc Oxide**
Als Mikropigment ein Lichtschutzmittel, sonst Wundheilpulver, m
Schweißhemmend, Sonnenschutz

👍👍 **Zinc Palmitate**
Zinkseife, d
Zinkseifen (Metallseifen) sind adstringierende weiße Pulver; werden sehr häufig in Pudern zur Steigerung der Haftfähigkeit und Verbesserung der Gleitfähigkeit eingesetzt

Zinc Phenolsulfonate
Desodorierungsmittel, c
Gefahr von Kontaktdermatitis

Zinc Pyrithione
Konservierungsmittel, Antischuppenwirkstoff, c
Hemmt die überschießende Zellteilung, Gefahr von Kontaktdermatitis; darf als Konservierung nur in Produkten eingesetzt werden, die sofort abgewaschen werden

Zinc Ricinoleate
Siehe Seite 188: Zink Palmitate

Zinc Stearate
Siehe Seite 188: Zink Palmitate

Zinc Sulfate
Adstringenz, Antiseptikum, d
In höherer Konzentration eiweißverändernd

Zinc Sulfide
Enthaarungsmittel, c

Zinc Undecylenate
Antimikrobieller Stoff, Desodorierungsmittel, d
Wird häufig als Antischuppenmittel eingesetzt

Zingiber officinalis (Ingwer)
Wirkstoff, p
Wird in der Regel als ätherisches Öl eingesetzt

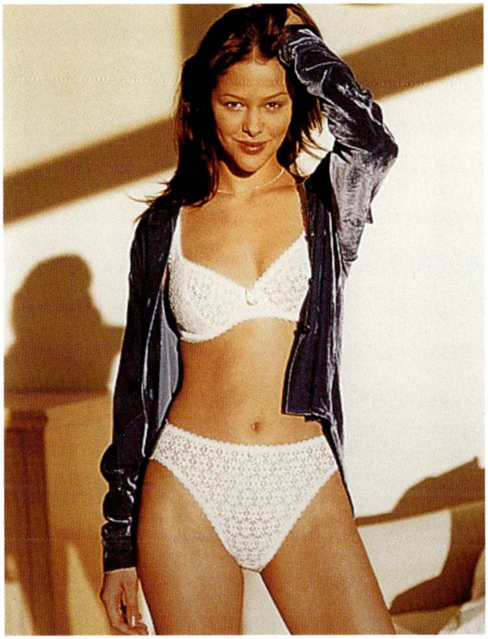

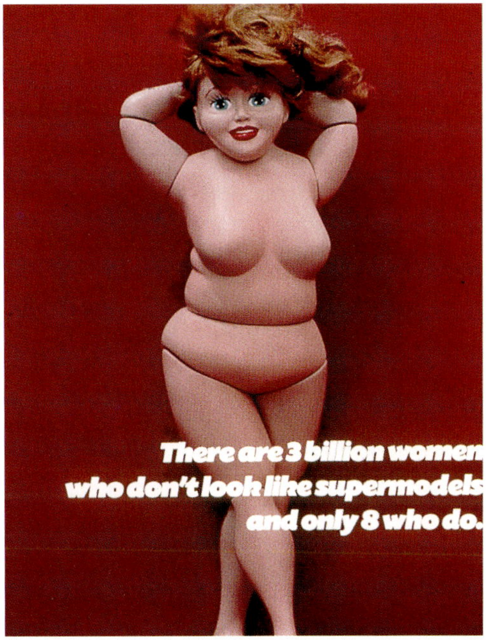
There are 3 billion women
who don't look like supermodels
and only 8 who do.

Modelschönheit durch raffinierte Kosmetikzutaten? The Body Shop nahm in einer Werbekampagne den Beautywahn geschickt aufs Korn.

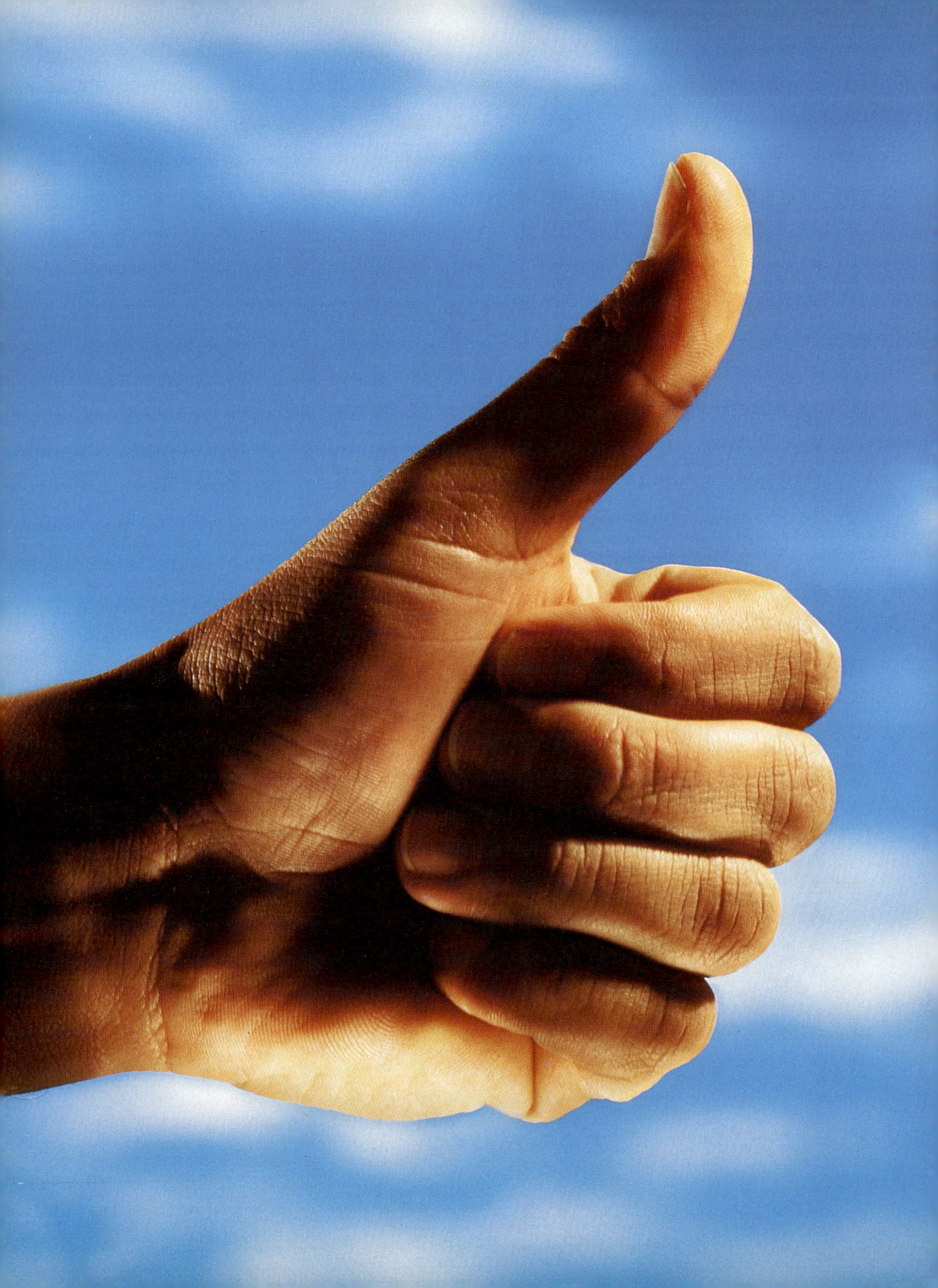

KÖRPERPFLEGE-PRODUKTE IM TEST

Welchen Nutzen die Beschäftigung mit Kosmetikinhaltsstoffen hat, zeigen die Analysen der folgenden Produkte, die quer durch alle Segmente kosmetischer Pflege – von der Reinigungsmilch über dekorative Kosmetika, Haarshampoos und Duschbäder bis hin zu Sonnenschutzmitteln – ausgewählt wurden.

»Die großen Marken, die sich am aufwändigsten präsentieren, sind oft in der Qualität nur einfaches Mittelmaß«, diese Feststellung von Stiftung Warentest bestätigen die Produktanalysen ab Seite 194. Preiswertere Kosmetika pflegen die Haut mindestens ebenso gut, wenn nicht besser.

Qualität, Wirkung und Preise unter die Lupe genommen

Wie hautpflegend ist ein kosmetisches Produkt? Die Analyse der folgenden Produkte zeigt, dass die INCI-Deklaration von großem Vorteil für den Verbraucher ist: Er kann sich ein sehr genaues Bild von der Qualität eines Produkts machen und Qualitäten vergleichen.

Gesichtspflege

Bei Reinigungsemulsionen, Tages- und Nachtcremes wie auch bei Körperlotionen zeigt bereits der Blick auf das erste halbe Dutzend Zutaten, ob in der Hauptsache minderwertige oder hochwertige Substanzen eingesetzt wurden (siehe Kasten Seite 205). Auch bei den Wirkstoffen sind Unterschiede und Ähnlichkeiten deutlich auszumachen: Es wird z.B. evident, dass einige Produkte im mittleren Preissegment nicht weniger wirkungsstark sind als manche hochpreisigen.

Dekorative Kosmetika

Auch bei Make-ups, Lidschatten und Lippenstiften zeigen sich signifikante Unterschiede. Der Trend bei Make-ups: Es wird mit Wirkstoffen geworben. Doch eingearbeitet sind sie vielfach in eine minderwertige Grundlage. Zwar wird ein Make-up über die Tagescreme gegeben, dennoch sollte es pflegend und kein Fremdkörper auf der Haut sein. Das ist es aber nur, wenn die Grundlage hochwertig ist.

Körper- und Haarpflege

Tenside, also die waschaktiven Substanzen, entscheiden bei Shampoos und Duschgels über die hautpflegende Qualität eines Produkts. Wie wenig sich die Zubereitungen im Wesentlichen unterscheiden, fällt vor allem bei Duschpräparaten (siehe Seite 229f.) ins Auge: Sie setzen, bei großen Preisunterschieden, auf dieselben beiden Grundzutaten: Sodium Laureth Sulfate und Cocamidopropyl Betaine. Auch die Wirkstoffe können die Preisunterschiede nicht ausmachen – das zweitteuerste Duschpräparat enthält keinerlei Wirkstoffe.

Naturkosmetik im Geist der Anthroposophie: Das 1921 in der Schweiz gegründete Unternehmen Weleda ist in fast 30 Ländern vertreten und erreicht einen Umsatz von ca. 160 Millionen Schweizer Franken. Bei der Wala Heilmittel GmbH machen Kosmetika 50 Prozent des Umsatzes aus. Exportiert wird hauptsächlich in die Niederlande, nach Frankreich und Österreich.

Kosmetika kritisch geprüft

Jeder Inhaltsstoff der folgenden Produkte wurde anhand der INCI-Deklaration der Hersteller nach den Kriterien des Lexikons »Inhaltsstoffe von A bis Z« bewertet (👍👍 = sehr gut, 👍 = gut, 👎 = befriedigend, 👎👎 = ausreichend, 👎 = mangelhaft, 👎👎 = ungenügend).

- Darüber hinaus wurden sämtliche Inhaltsstoffe vier Kategorien zugeordnet, um das Produkt transparenter zu machen: den Kategorien Grundlage (G), Wirkstoffe (W), Konservierung (K) und Hilfsstoffe. Doppelnennungen wie (G) (W) weisen darauf hin, dass die Zutat zur Grundlage gehört und zugleich als Wirkstoff fungiert (wie z. B. Glycerin oder Propylene Glycol als Befeuchtungsmittel).
- Bei Produkten, die aufgrund ihrer Zusammensetzung z.B. keine Konservierung brauchen oder die keine Wirkstoffe enthalten, entfällt die entsprechende Kategorie.
- Farben zählen eigentlich zu den Hilfsstoffen. Da jedoch der Farbanteil bei Make-ups, Lidschatten und Lippenstiften sehr hoch ist und eine Reihe von Farbstoffen als bedenklich einzustufen sind, kommt den Färbemitteln (CI-Nummern) bei dekorativen Kosmetika eine besondere Bedeutung zu. Sie wurden darum mit zur Grundlage gezählt.

- Die Zutaten wurden pro Kategorie mit jeweils maximal drei Sternchen (***) bewertet, Zwischennoten sind in Ziffern ausgedrückt. Ein Minuszeichen (–) stuft die verwendeten Inhaltsstoffe als nicht empfehlenswert ein.
- Die Abkürzung LSF bedeutet Lichtschutzfaktor.

Beurteilung der Hautpflegequalität

Den Abschluss der Bewertung bildet die Hautpflegenote, für die nur die Kategorien Grundlage und Wirkstoffe herangezogen wurden.

- Die Beurteilung der Konservierungsmittel hatte keinen Einfluss auf diese Note, weil unerwünschte Reaktionen auf die verwendeten Substanzen sehr individuell sind. Im Einzelfall kann es zu allergischen Reaktionen kommen, so dass das Produkt abgesetzt werden muss. Grundsätzlich gilt: Je mehr Sterne ein Produkt in allen Kategorien für sich verbuchen kann, desto unbedenklicher ist es.
- Bei den verwendeten Hilfsstoffen zeigen die positiven Beispiele, dass es durchaus möglich ist, auf bedenkliche Substanzen zu verzichten. Gerade in dieser Kategorie schwanken die Bewertungen besonders häufig zwischen drei Sternen und einer Minusnote – ein Hinweis darauf, dass bei entsprechender Aufmerksamkeit der Hersteller auf kritische Hilfsstoffe verzichtet werden kann.

Inhaltsstoffe, die nur verschlüsselt angegeben sind, konnten naturgemäß nicht in die Bewertung mit einbezogen werden. Aus Verbrauchersicht wäre wünschenswert, dass der deutlich erkennbare Hang zur Kodierung sich nicht bezahlt macht.

Beurteilung der Hautpflegequalität

Etwa 80 Prozent der Wirkung eines Produkts, so der Beiersdorf-Entwicklungschef Dr. Klaus-Peter Wittern, gehen auf das Konto Grundlage, um die 20 Prozent machen die Wirkstoffe aus. Entsprechend dieser Bedeutung der Grundlage wurde folgender Punkteschlüssel für die Berechnung der Hautpflegenote zugrunde gelegt: acht Punkte pro Stern für die Grundlage, vier Punkte für einen Wirkstoffstern (maximal 36 Punkte). Auf die Noten »sehr gut« bis »nicht befriedigend« verteilen sich die Punktzahlen wie folgt:

- 36 Punkte bis 31 Punkte: sehr gut
- 30 Punkte bis 25 Punkte: gut
- 24 Punkte bis 18 Punkte: befriedigend
- Unter 18 Punkte: nicht befriedigend
- Bei einem Punkteergebnis an der obersten Grenze der Punktzahl wurde mit einem (+) differenziert.

👍👍 Sehr gut	👍 Gut	🖓 Befriedigend	
🖓🖓 Ausreichend	👎 Mangelhaft	👎👎 Ungenügend	
G = Grundlage	W = Wirkstoffe	H = Hilfsstoffe	K = Konservierung

Reinigungsprodukte

»AOK Feuchte Kosmetiktücher, Kräuter Aktiv«;
Preis: ca. 5 DM für 25 Stück
(Preis pro Stück: 0,20 DM)

Inhaltsstoffe

- Aqua (G)
- 🖓 Alcohol denat. (G) (K)
- 👍👍 Hamamelis virginiana (W)
- 👍👍 Salvia officinalis (W)
- 👍👍 Glycerin (G) (W)
- 👎 PEG-8 (G)
- 👍👍 Panthenol (W)
- 👍👍 Hydrolyzed Yeast Protein (W)
- 👍👍 Pyridoxine (W)
- 👍 Propylene Glycol (G) (W)
- 👍👍 Niacinamide (W)
- 👍👍 Allantoin (W)
- 👍👍 Biotin (W)
- 👎 Trideceth-9 (G)
- 👎 PEG-40 Hydrogenated Castor Oil (G)
- 👍👍 Lactic Acid (H)
- 👍👍 Aniba rosaeodora (W)
- 👍👍 Mimosa tenuiflora (W)
- 👍👍 Pistacia lentiscus (W)

Beurteilung

Konservierung: *** Hilfsstoffe: ***
Grundlage: ** Wirkstoffe: ***
Hautpflegenote: Gut

»Jade Hydro-Active Sanfte Reinigungsmilch«; Preis: ca. 7,80 DM für 200 ml (10 ml = 0,39 DM)

Inhaltsstoffe

- Aqua (G)
- 👎 Paraffinum liquidum (G)
- 👍 Isopropyl Myristate (G)
- 👎 Trilaureth-4 Phosphate (G)
- 👍 Propylene Glycol (G) (W)
- 🖓 Carbomer (G)
- 👎 Imidazolidinyl Urea (K)
- 👍👍 Sodium Hydroxide (G)
- 👍👍 Rosa canina (W)
- 👍 Methylparaben (K)
- 👍👍 Sodium Lactate (W)
- 👎 EDTA (H)
- 👍 Propylparaben (K)
- 👍👍 Sorbitol (H)
- 👍👍 Glycerin (G) (W)
- 👎 Benzophenone-4 (W), LSF
- 👍👍 Urea (W)
- 👍👍 Serine (W)
- 👍👍 Lactic Acid (W)
- 👍👍 Glycine (W)

👍👍 Glucose (W)
👍👍 Allantoin (W)
Parfum

Beurteilung
Konservierung: – Hilfsstoffe: –
Grundlage: * Wirkstoffe: ***
Hautpflegenote: Nicht befriedigend

»Lancaster Skin Care Gentle Cream Exfoliant«; Preis: ca. 36 DM für 125 ml (10 ml = 2,88 DM)

Inhaltsstoffe
👍👍 Glycerin (G) (W)
Aqua (G)
👍👍 Sodium Lauroyl Glutamate (G)
👎 PEG-8 (G)
👍👍 Sorbitol (G)
👎 Polyethylene (H)
👍 Sodium Hydrogenated Tallow Glutamate (G)
👍👍 Glyceryl Stearate (G)
👍 Magnesium Aluminum Silicate (H)
👎 Methyl Gluceth-10 (G)
👍👍 Sodium Hydroxide (H)
👍 Phenoxyethanol (K)
👍👍 Stearic Acid (G)
👍 Disodium Cocoamphodiacetate (G)
Parfum
👍👍 Sodium Cocoyl Glutamate (G)
👍👍 Mel (W)
👍👍 Hydrogenated Jojoba Oil (W)
👍 Methylparaben (K)
👍 Butylparaben (K)
👍 Ethylparaben (K)
👍 Propylparaben (K)
👍👍 CI 77007 (H)

Beurteilung
Konservierung: ** Hilfsstoffe: **
Grundlage: ** Wirkstoffe: **
Hautpflegenote: Befriedigend

»Logona Reinigungsgel Malve/ Cleansing Gel Mallow«; Preis: ca. 10 DM für 100 ml (10 ml = 1 DM)

Inhaltsstoffe
Aqua (G)
👍 Alcohol (G) (K)
👍👍 Glycerin (G) (W)
👍👍 Coco-Glucoside (G)
👍👍 Disodium Cocoyl Glutamate (G)
👍👍 Cellulose Gum (G)
👍👍 Malva silvestris (W)
👍👍 Essential Oils (W) (Duft)
👍👍 Citric Acid (G)

Beurteilung
Konservierung: ***
Grundlage: *** Wirkstoffe: **
Hautpflegenote: Sehr gut

»Margaret Astor Botana Reinigungsmilch«; Preis: ca. 8 DM für 200 ml (10 ml = 0,40 DM)

Inhaltsstoffe
Aqua (G)
👎 Paraffinum liquidum (G)

Triceteareth-4 Phosphate (G)
Ceteareth-3 (G)
Propylene Glycol (G) (W)
Lanolin (G)
Parfum
Ethoxydiglycol (G)
Methylparaben (K)
Butylparaben (K)
2-Bromo-2-Nitro-propane-1,3-Diol (K)
Ethylparaben (K)
Propylparaben (K)
Urtica dioica (W)
Hamamelis virginiana (W)
Humulus lupulus (W)
Equisetum arvense (W)
Cinchona anthemis nobilis (W)
Betula alba (W)
Achillea millefolium (W)
Althea officinalis (W)

Beurteilung
Konservierung: –
Grundlage: – Wirkstoffe: ***
Hautpflegenote: Nicht befriedigend

»Oil of Olaz, Hautaktivierendes Waschgel«; Preis: ca. 13 DM für 150 ml (10 ml = 0,87 DM)

Inhaltsstoffe
Aqua (G)
PPG-15 Stearyl Ether (G)
Glycerin (G) (W)
Stearyl Alcohol (G)
Salicylic Acid (K) (W)
Cetyl Betaine (G)
Distearyldimonium Chloride (G)
Sodium Lauryl Sulfate (G)
Oxidised Polyethylene (W)
Parfum
Cetyl Alcohol (W)
Behenyl Alcohol (W)
Steareth-21 (G)
Steareth-2 (G)
PPG-30 (G)
Disodium EDTA (H)
BHT (H)

Beurteilung
Konservierung: *** Hilfsstoffe: –
Grundlage: * Wirkstoffe: **
Hautpflegenote: Nicht befriedigend

»Revlon Absolutes Clarifying Cleansing Cream«; Preis: ca. 20 DM für 100 ml (10 ml = 2 DM)

Inhaltsstoffe
Aqua (G)
Glycerin (G) (W)
Myristic Acid (G)
Palmitic Acid (G)
Stearic Acid (G)
Triethanolamine (H)
Potassium Hydroxide (H)
Stearamide MEA-Stearate (W)
Prunus dulcis (W)
Magnesium Aluminum Silicate (G)
Phenoxyethanol (K)

👍 Methylparaben (K)
Parfum
👍👍 Rosmarinus officinalis (W)
👍 Propylparaben (K)

Beurteilung
Konservierung: ** Hilfsstoffe: *
Grundlage: 2,5 Wirkstoffe: **
Hautpflegenote: Gut

»Sans Soucis Cleansing Line Reinigungsmilch«; Preis: ca. 19 DM für 200 ml (10 ml = 0,95 DM)

Inhaltsstoffe
Aqua (G)
👍 Propylene Glycol (G) (W)
👎 Ceteareth-3 (G)
👍👍 Caprylic/Capric Triglyceride (G)
👍👍 Macadamia ternifolia (G) (W)
👎 Triceteareth-4 Phosphate (G)
👍 C12-15 Alkyl Benzoate (G)
👍 Phenoxyethanol (K)
Parfum
☟ Carbomer (G)
👍 Potassium Sorbate (W)
👍👍 Sodium Hydroxide (G)
👍 Methylparaben (K)
👍 Ethylparaben (K)
👍 Butylparaben (K)
👍 Propylparaben (K)

Beurteilung
Konservierung: **
Grundlage: ** Wirkstoffe: *
Hautpflegenote: Befriedigend

Tagescremes

»AOK Kräuter Aktiv Mattierender Pflegebalsam«; Preis: ca. 11 DM für 40 ml (10 ml = 2,75 DM)

Inhaltsstoffe
Aqua (G)
👍👍 Caprylic/Capric Triglyceride (G)
👎 Paraffinum liquidum (G)
👎 PEG-20 Methyl Glucose Sesquistearate (G)
👍👍 Glyceryl Stearate (G)
👎 PEG-9 Stearate (G)
👍 Propylene Glycol (G) (W)
👍👍 Glycerin (G) (W)
👍👍 Cetearyl Alcohol (G)
👍👍 Hamamelis virginiana (W)
👍👍 Salvia officinalis (W)
👍 4-Methylbenzylidene Camphor (W)
👎 Benzophenone-3* (W), LSF
👍👍 Sorbitol (H)
👍👍 Panthenol (W)
👍👍 Hydrolyzed Yeast Protein (W)
👍👍 Pyridoxine (W)
👍👍 Niacinamide (W)
👍👍 Allantoin (W)
☟ Disodium Azelate (W)
👍👍 Biotin (W)
👍👍 Bisabolol (W)
☟ Dimethicone (G)
☟☟ TEA-Carbomer (H)
👍 Hydroxypropyl Methylcellulose (H)
👍👍 Aniba rosaeodora (W)
👍👍 Mimosa tenuiflora (W)
👍👍 Pistacia lentiscus (W)
👍 Phenoxyethanol (K)

👎👎 Chlorhexidine Digluconate (K)
*Enthält Oxybenzol

Beurteilung
Konservierung: – Hilfsstoffe: *
Grundlage: * Wirkstoffe: ***
Hautpflegenote: Befriedigend

»Biotherm 01 Climatic Getönte Tagescreme«; Preis: ca. 22 DM für 50 ml (10 ml = 4,40 DM)

Inhaltsstoffe
Aqua (G)
☟ Cyclomethicone (G)
👍 Hydrogenated Polyisobutene (G)
👍 Sorbitan Isostearate (G)
👍 Propylene Glycol (G) (W)
👎 Ozokerite (G)
☟ Octyl Dimethyl PABA (W), LSF
☟ Hexylene Glycol (G)
👍👍 Mel (W)
☟ Acrylates Copolymer (G)
👍👍 Magnesium Sulfate (H)
👎 Quaternium-18 Hectorite (H)
Parfum
👎 Diazolidinyl Urea (K)
👍 Methylparaben (K)
👍 Propylparaben (K)
👎 Disodium EDTA (H)
👍👍 Urea (W)
👍👍 Glycosaminoglycans (W)
👍👍 [+/- CI 77891 (H)
👍👍 CI 77492 (H)
👍👍 CI 77491 (H)
👍👍 CI 77499 (H)]

Beurteilung
Konservierung: – Hilfsstoffe: –
Grundlage: * Wirkstoffe: **
Hautpflegenote: Nicht befriedigend

»Helena Rubinstein Face Sculptor Line Lift Concentrated Serum Line Lift Cream«; Preis: ca. 120 DM für 30 ml Serum und 15 ml Cream (10 ml = 26,60 DM)

Inhaltsstoffe
Line Lift Serum:
Aqua (G)
👍👍 Glycerin (G) (W)
☟ Cyclomethicone (G)
👍👍 Glycine Soja (G)
☟ Polyacrylamide (G)
👍 Octyl Methoxycinnamate (W), LSF
👍 Lactobacillus Ferment (W)
👍👍 Caffeine (W)
👍👍 Hydrolyzed Wheat Protein (W)
👍👍 Arginine (W)
👍👍 Glycine (W)
👍👍 Methionine (W)
👎 C13-14 Isoparaffin (G)
👍👍 Xanthan Gum (G)
👍👍 Citric Acid (H)
☟ Dimethiconol (G)
👎 Laureth-7 (G)
👎 PEG-60 Hydrogenated Castor Oil (G)
👍 Phenoxyethanol (K)
👎 Chlorphenesin (K)
👍 Methylparaben (K)
Parfum

Beurteilung
Konservierung: * Hilfsstoffe: ***
Grundlage: 1,5 Wirkstoffe: ***
Hautpflegenote: Befriedigend (+)

Line Lift Cream:

Aqua (G)
🖓 Cyclomethicone (G)
👍👍 Glycerin (G) (W)
👍👍 Stearic Acic (G)
👎 Paraffinum liquidum (G)
👍 Octyl Methoxy-cinnamate (W), LSF
👍👍 Myristyl Myristate (G)
👍👍 Shorea Stenoptera (W)
👎 PEG-100 Stearate (G)
👍👍 Cera alba (G)
👍👍 Glyceryl Stearate (G)
👍👍 Octyl Palmitate (G)
👍 Lactobacillus Ferment (W)
👍👍 Glycine Soja (G)
👍👍 Retinyl Palmitate (W)
👍👍 Hydrolyzed Wheat Protein (W)
👍👍 Arginine (W)
👍👍 Glycine (W)
👍👍 Methionine (W)
👍👍 Mannitol (W)
👍👍 Serine (W)
👍👍 PCA (W)
👍 Glycogen (W)
👍👍 Alanine (W)
👍👍 Glutamic Acid (W)
👍👍 Citrulline (W)
👍👍 Threonine (W)
👍👍 Sucrose (W)
👍 Histidine Hydro-chloride (W)
👍👍 Lysine Hydrochloride (W)
👍👍 Pisum sativum (W)
👍👍 Arachis hypogea (W)
🖓 Acrylates Copolymer (G)
👎 C13-C14 Isoparaffin (G)
👍👍 Cetyl Alcohol (G)
👎 Disodium EDTA (H)
👎 Laureth-7 (G)
👎 PEG-20 Stearate (G)
🖓 Polyacrylamide (G)
👍👍 Stearyl Alcohol (G)
👍👍 Tocopheryl Acetate (W)
👎 Triethanolamine (H)
👍 Butylparaben (K)
👎 Diazolidinyl Urea (K)
👍 Methylparaben (K)
Parfum

Beurteilung
Konservierung: – Hilfsstoffe: –
Grundlage: 1,5 Wirkstoffe: ***
Hautpflegenote: Befriedigend (+)

»Jade Hautaktiv«; Preis: ca. 12 DM für 50 ml (10 ml = 2,40 DM)

Inhaltsstoffe

Aqua (G)
🖓 Cyclomethicone (G)
👍👍 Glycerin (G) (W)
👍 Hydrogenated Poly-isobutene (G)
👍👍 Cetyl Alcohol (G)
👍👍 Glyceryl Stearate SE (G)
👍👍 Aluminum Starch Octenylsuccinate (G)

- PEG-40 Stearate (G)
- Myristyl Myristate (G)
- Prunus armeniaca (G) (W)
- Petrolatum (G)
- Shorea stenoptera (W)
- Stearic Acid (G)
- Olea europaea (G)
- Cera alba (G)
- Persea gratissima (G) (W)
- Oryza sativa (W)
- Algae (W)
- Octyl Methoxycinnamate (W), LSF
- Terephtal Ylidine Dicamphor Sulfonic Acid (W), LSF
- C12-14 Isoparaffin (G)
- Disodium EDTA (H)
- Glycine Soya (G)
- Laureth-7 (G)
- Methylparaben (K)
- Niacinamide (W)
- Panthenol (W)
- Parfum
- Pisum sativum (W)
- Polyacrylamide (G)
- Propylparaben (K)
- Sorbitan Tristearate (G)
- Tocopherol (W)
- Triethanolamine (H)
- Diazolidinyl Urea (K)
- 600355 D (verschlüsselter Inhaltsstoff)

Beurteilung

Konservierung: – Hilfsstoffe: –
Grundlage: * Wirkstoffe: ***
Hautpflegenote: Befriedigend

»Juvena Rejuven Q 10 Feuchtigkeitsschutz Anti-Falten«; Preis: ca. 59 DM für 50 ml (10 ml = 11,80 DM)

Inhaltsstoffe

- Aqua (G)
- Ricinus communis (G)
- Caprylic/Capric Triglyceride (G)
- Glyceryl Stearate (G)
- Glycerin (G) (W)
- Cyclomethicone (G)
- Cetyl Alcohol (G)
- Octyl Methoxycinnamate (W), LSF
- C12-15 Alkyl Benzoate (G)
- Sodium Chloride (H)
- PEG-40 Stearate (G)
- Tocopheryl Acetate (W)
- Octyldodecanol (G)
- Panthenol (W)
- Phenoxyethanol (K)
- Ubiquinone (W)
- Citric Acid (H)
- Mannitol (W)
- Titanium Dioxide (W), LSF
- Lactic Acid (W)
- Arginine (W)
- Serine (W)
- Sucrose (W)
- PCA (W)
- Magnesium Ascorbyl Phosphate (W)
- Methylparaben (K)
- Citrulline (W)
- Histidine (W)
- Glycogen (W)
- Biotin (W)
- Alanine (W)

Sodium Hyaluronate (W)
Butylparaben (K)
Threonine (W)
Ethylparaben (K)
Methyldibromo Glutaronitrile (K)
Lysine (W)
Glutamic Acid (W)
Propylparaben (K)

Beurteilung
Konservierung: – Hilfsstoffe: ***
Grundlage: 2,5 Wirkstoffe: ***
Hautpflegenote: Sehr gut

»Juvena Skinmarine Ultra Hydration Cream-Gel«; Preis: ca. 49 DM für 50 ml (10 ml = 9,80 DM)

Inhaltsstoffe
Aqua (G)
Glycerin (G) (W)
Isostearyl Isostearate (G)
Cyclomethicone (G)
Glyceryl Polymethacrylate (G) (H)
Propylene Glycol (G) (W)
Octyl Methoxycinnamate (W), LSF
TEA-Carbomer (G)
Squalane (W)
Carboxymethyl Chitin (H)
Phenoxyethanol (K)
Poloxamer 188 (H)
Perfluoropolymethylisopropyl Ether (W)
Farnesol (W)
Parfum
Imidazolidinyl Urea (K)
Sorbitol (H)
Hydrolyzed Actin (W)
Benzophenone-9 (W), LSF
Methylparaben (K)
Algae Extract (W)
Butylparaben (K)
Ethylparaben (K)
Glycosaminoglycans (W)
Glycogen (W)
Propylparaben (K)
Sodium Gluconate (W)
CI 42090 (H)
CI 47005 (H)

Beurteilung
Konservierung: – Hilfsstoffe: *
Grundlage: ** Wirkstoffe: **
Hautpflegenote: Befriedigend (+)

»Logona Plegecreme Avocado mit Vitamin A + E/Treatment Cream Avocado with Vitamins A+E«; Preis: ca. 18 DM für 50 ml (10 ml = 3,60 DM)

Inhaltsstoffe
Aqua (G)
Persea gratissima (W)
Prunus dulcis (W)
Lanolin liquida (G)
Cera alba (G)
Glycerin (G) (W)
Tocopheryl Acetate (W)
Olea europaea (G)
Essential Oils (W) (Duft)
Retinyl Acetate (W)
Arachis Hypogea (W)

Chamomilla recutita (W)
Tocopherol (W) (H)
Citric Acid (H)
Bisabolol (W)
Alcohol (H)

Beurteilung
Konservierung: *** Hilfsstoffe: ***
Grundlage: *** Wirkstoffe: ***
Hautpflegenote: Sehr gut

»L'Oréal Plénitude Future Feuchtigkeitscreme«; Preis: ca. 17 DM für 50 ml (10 ml = 3,50 DM)

Inhaltsstoffe
Aqua (G)
Glycerin (G) (W)
Prunus armeniaca (G)
Cyclomethicone (G)
Ammonium Polyacryldimethyltauramide (G)
Hydrogenated Lecithin (G)
Polyacrylamide (G)
Cetearyl Octanoate (G)
PEG-5 Soja Sterol (G)
Glycine Soja (G)
Tocopherol (W)
Terephthal Ylidene Dicamphor Sulfonic Acid (W), LSF
C13-C14 Isoparaffin (G)
Triethanolamine (H)
Capryloyl Salicylic Acid (W) (K)
Acrylates Copolymer (G)
Tocopheryl Acetate (W)
Laureth-7 (G)
Isopropyl Myristate (G)
Disodium EDTA (H)
Polycaprolactone (H)
Pentasodium Ethylenediamine Tetramethylene Phosphonate (H)
Guanosine (W)
Mannitol (W)
Arginine (W)
Serine (W)
PCA (W)
Sucrose (W)
Citrulline (W)
Glycogen (W)
Histidine Hydrochloride (W)
Alanine (W)
Threonine (W)
Glutamic Acid (W)
Lysine Hydrochloride (W)
Methylparaben (K)
Chlorphenesin (K)
Sodium Dehydroacetate (K)
Propylparaben (K)
Parfum

Beurteilung
Konservierung: * Hilfsstoffe: –
Grundlage: ** Wirkstoffe: ***
Hautpflegenote: Gut

»Nivea Visage Optimale 3«; Preis: ca. 25 DM für 50 ml (10 ml = 5 DM)

Inhaltsstoffe
Aqua (G)
Ricinus communis (G)
Caprylic/Capric Triglyceride (G)

- 👍👍 Glyceryl Stearate (G)
- ☟ Cyclomethicone (G)
- 👍👍 Glycerin (G) (W)
- 👍👍 Cetyl Alcohol (G)
- 👍 C12-15 Alkyl Benzoate (G)
- 👍 Octyl Methoxycinnamate (W), LSF
- 👎 PEG-40 Stearate (G)
- 👍👍 Sodium Chloride (H)
- 👍👍 Tocopheryl Acetate (W)
- 👍 Octyldodecanol (G)
- 👍👍 Biotin (W)
- 👍👍 Panthenol (W)
- 👍👍 Magnesium Ascorbyl Phosphate (W)
- 👍👍 Sodium Hyaluronate (W)
- 👍👍 Citric Acid (H)
- 👍👍 Lactic Acid (W)
- 👍👍 Glutamic Acid (W)
- 👍👍 PCA (W)
- 👍👍 Mannitol (W)
- 👍👍 Arginine (W)
- 👍👍 Serine (W)
- 👍👍 Sucrose (W)
- 👍👍 Citrulline (W)
- 👍 Glycogen (W)
- 👍👍 Histidine (W)
- 👍👍 Alanine (W)
- 👍👍 Threonine (W)
- 👍👍 Lysine (W)
- 👍👍 Titanium Dioxide (W), LSF
- 👍 Phenoxyethanol (K)
- 👍 Methylparaben (K)
- 👍 Ethylparaben (K)
- 👍 Propylparaben (K)
- 👍 Butylparaben (K)
- 👎👎 Methyldibromo Glutaronitrile (K)
- Parfum

Beurteilung
Konservierung: – Hilfsstoffe: ***
Grundlage: 2,5 Wirkstoffe: ***
Hautpflegenote: Sehr gut

»Quenty Balancé Reichhaltige Aufbaucreme«; Preis: ca. 25 DM für 50 ml (10 ml = 5 DM)

Inhaltsstoffe

- Aqua (G)
- 👎 Isohexadecane (G)
- 👍👍 Glycerin (G) (W)
- 👎 Petrolatum (G)
- 👎 Cera microcristallina (G)
- 👍 Hydrogenated Polyisobutene (G)
- 👍 Polyglyceryl-2 Sesquiisostearate (G)
- 👎 Paraffinum liquidum (G)
- 👍 Octyl Methoxycinnamate (W), LSF
- 👍👍 Passiflora incarnata (W)
- 👍👍 Magnesium Stearate
- 👍👍 Cera alba (G)
- 👍👍 Tocopheryl Acetate (W)
- 👍👍 Sodium Ascorbyl Phosphate (W)
- 👍👍 Phytantriol (G)
- 👍👍 Sodium Hyaluronate (W)
- ☟ Aluminum Stearate (H)
- 👍👍 Magnesium Sulfate (H)
- 👎 Disodium EDTA (H)
- 👍 Phenoxyethanol (K)
- 👎👎 Methyldibromo Glutaronitrile (K)

Beurteilung
Konservierung: – Hilfsstoffe: –
Grundlage: – Wirkstoffe: **
Hautpflegenote: Nicht befriedigend

»Shiseido Bio-Performance«; Preis: ca. 125 DM für 50 ml (10 ml = 25 DM)

Inhaltsstoffe

Aqua (G)
Glycerin (G) (W)
Cyclomethicone (G)
Dimethicone (G)
Cetyl Octanoate (G)
Butylene Glycol (G) (W)
Squalane (W)
Quaternium-18 Hectorite (H) (W)
Dimethicone Copolyol (G)
Petrolatum (G)
PEG-150 (G)
Ethylparaben (K)
Octyl Methoxycinnamate (W), LSF
Mortierella isabellina (W)
Cholesteryl Hydroxystearate (G)
Benzophenone-3 (W), LSF
Gelatin (G)
Butylparaben (K), Parfum
Tocopheryl Acetate (W)
Stearyl Glycyrrhetinate (W)
Trisodium EDTA (H)
Sodium Glutamate (W)
Serine (W)
Disodium Adenosine Triphosphate (W)
Sodium Hyaluronate (W)
Hydrolyzed Keratin (W)
CI 77491 (H)

Beurteilung

Konservierung: ** Hilfsstoffe: *
Grundlage: 1,5 Wirkstoffe: **
Hautpflegenote: Befriedigend

»Tagescreme Rose«, alverde/dm Markt; Preis: 10 DM für 50 ml (10 ml = 2 DM)

Inhaltsstoffe

Aqua (G)
Glycine Soja (G) (W)
Glyceryl Stearate (G)
Triticum vulgare (G) (W)
Cera alba (G)
Lecithin (G)
Essential Oils (W), Duft
Glycerin (G) (W)
Alcohol (H)
Tocopherol (W)
Equisetum arvense (W)

Beurteilung

Hilfsstoffe: **
Wirkstoffe: ** Grundlage: ***
Hautpflegenote: Sehr gut

»Vichy Lift Activ«; Preis: ca. 35 DM für 50 ml (10 ml = 7 DM)

Inhaltsstoffe

Aqua (G)
Cyclomethicone (G)
Zea Mays (G)
Hydrogenated Polyisobutene (G)
Stearic Acid (G)
Glycerin (G) (W)
Butyrospermum parkii (G) (W)
Cera alba (G)
PEG-100 Stearate (G)
Glyceryl Stearate (G)
PEG-20 Stearate (G)

- Prunus armeniaca (G) (W)
- Hydrolyzed Soy Protein (W)
- Glycine Soja (G)
- Retinyl Palmitate (W)
- C13-C14 Isoparaffin (G)
- Stearyl Alcohol (G)
- Titanium Dioxide (W), LSF
- Arachis Hypogea (G) (W)
- Terephthal Ylidene Dicamphor Sulfonic Acid (W), LSF
- Triethanolamine (H)
- Caffeine (W)
- Methylparaben (K)
- Arginine PCA (W)
- Aluminum Hydroxide (H)
- Phenoxyethanol (K)
- Chlorphenesin (K)
- Tocopherol (W)
- Laureth-7 (G)
- Octyl Methoxycinnamate (W), LSF
- Polyacrylamide (G)
- Cetyl Alcohol (G)
- CI 77492 (H)
- CI 77491 (H), Parfum

Beurteilung
Konservierung: * Hilfsstoffe: *
Grundlage: 1,5 Wirkstoffe: **
Hauptpflegenote: Befriedigend

»Yves Rocher Beauté Nature Extra-pflege-Creme«; Preis: ca. 29 DM für 50 ml (10 ml = 5,80 DM)

Inhaltsstoffe

- Aqua (G)
- Glyceryl Stearate (G)
- Paraffinum liquidum (G)
- Octyl Octonate (G)
- Urea (W)
- Dimethicone (G)
- Hydrogenated Palm Kernel Oil (G)
- PEG-40 Stearate (G)
- Propylene Glycol (G) (W)
- Glycerin (G) (W)
- Stearyl Alcohol (G)
- Althea officinalis (W)
- Petrolatum (G)

So erkennen Sie Qualitätsunterschiede

Die ersten drei bis fünf Zutaten machen über 90 Prozent des Produkts aus.

- Eine Creme, bei der z. B. Ricinus communis (Rizinusöl), Glycerin, Persea gratissima (Avocadoöl), Beeswax, Sodium Stearate oder Caprylic/Capric Triglyceride (auch ein pflanzliches Hautpflegemittel) an den ersten Stellen nach Aqua (Wasser) stehen, kann wesentliche Pluspunkte für sich verbuchen.
- Negativ zu Buche schlagen Paraffinum liquidum, Petrolatum oder Hydrogenated Polyisobutene an den ersten Stellen nach Aqua (Wasser).
- Cyclomethicone (Silikonöl) und andere Silikone wie z. B. Dimethicone sind unter Hautpflegegesichtspunkten akzeptabel, aber wenig umweltverträglich.

👍👍 Butyrospermum parkii (W) (G)
👍👍 Helianthus annuus (W)
👍👍 Cetyl Palmitate (G)
👍👍 Stearic Acid (G)
👍 Hydrogenated Polyisobutene (G)
👍👍 Malva silvestris (W)
👍👍 Talc (H)
👍👍 Titanium Dioxide (W), LSF
Parfum
👍 Methylparaben (K)
👍👍 Panthenol (W)
👍👍 Xanthan Gum (G)
👍👍 Allantoin (W)
👍 Ethylparaben (K)
👍👍 Tocopheryl Acetate (W)
👍 Butylparaben (K)
👍 Propylparaben (K)
👍👍 Sorbic Acid (K)
👎 Tetrasodium EDTA (H)
👍👍 Retinyl Palmitate (W)
👍👍 Ascorbyl Palmitate (W)

Beurteilung
Konservierung: ** Hilfsstoffe: *
Grundlage: 1,5 Wirkstoffe: ***
Hautpflegenote: Befriedigend (+)

Nachtcremes

»Ellen Betrix Biomoist«; Preis: ca. 22 DM für 50 ml (10 ml = 4,40 DM)

Inhaltsstoffe
Aqua (G)
👎 Paraffinum liquidum (G)
👍👍 Glycerin (G) (W)
👍 Polyglyceryl-2 Sesquiisostearate (G)
👍 Cetearyl Isononanoate (G)
👍 Squalane (G) (W)
👎 Ozokerite (G)
👍 Propylene Glycol (G) (W)
👎 PEG-22/Dodecyl Glycol Copolymer (G)
👍👍 Cetearyl Alcohol (G)
👍👍 Octyldodecyl Lanolate (G)
👎 Petrolatum (G)
👎 Quaternium-18 Hectorite (H)
👍👍 Retinyl Palmitate (W)
👍👍 Algae (W)
👍👍 Arachis hypogea (W)
👍👍 Algin (W)
👍👍 Lecithin (G)
👍👍 Magnesium Sulfate (H)
👎 Aluminum Stearate (G)
👎 PEG-7 Hydrogenated Castor Oil (G)
👎 Propylene Carbonate (G)
Parfum
👍👍 Caprylic/Capric/Stearic Triglyceride (G)
👍 Phenoxyethanol (K)
👍 Methylparaben (K)
👍 Propylparaben (K)
👎 Imidazolidinyl Urea (K)
👎👎 BHA (H)
👎👎 BHT (H)

Beurteilung
Konservierung: – Hilfsstoffe: –
Grundlage: * Wirkstoffe: **
Hautpflegenote: Nicht befriedigend

»Lancôme Primordiale Nuit«; Preis: ca. 98 DM für 50 ml (10 ml = 19,60 DM)

Inhaltsstoffe

- Aqua (G)
- 👍 Hydrogenated Polyisobutene (G)
- 👎 Cyclomethicone (G)
- **👎** Paraffinum liquidum (G)
- 👍👍 Glycerin (G) (W)
- 👍👍 Glyceryl Stearate (G)
- 👍👍 Cetyl Alcohol (G)
- 👎 Dimethicone (G)
- 👎 Butylene Glycol (G) (W)
- 👍👍 Oryza sativa (W)
- **👎** PEG-40 Stearate (G)
- 👍👍 ZEA Mays (W)
- 👍👍 Tocopheryl Acetate (W)
- **👎** Petrolatum (G)
- **👎** C13-C14 Isoparaffin (G)
- 👍👍 Fagus sylvatica (W)
- 👍👍 Algae (W)
- 👍👍 Triticum vulgare (W)
- 👎 Polyacrylamide (G)
- 👎 Polycaprolactone (G)
- **👎👎** Chlorhexedine Digluconate (K)
- 👍👍 Sorbitan Tristearate (G)
- 👍👍 Sesamum indicum (W)
- 👍 Methylparaben (K)
- 👍👍 Retinyl Palmitate (W)
- **👎** Laureth-7 (G)
- Parfum
- **👎** CI 14700 (H)

Beurteilung

Konservierung: – Hilfsstoffe: –
Grundlage: * Wirkstoffe: ***
Hautpflegenote: Befriedigend

»Nivea Vital Regenerierende Nachtcreme«; Preis: ca. 22 DM für 50 ml (10 ml = 4,40 DM)

Inhaltsstoffe

- Aqua (G)
- 👍👍 Glycerin (G) (W)
- 👍 Octyl Cocoate (G)
- 👎 Cyclomethicone (G)
- 👍 Butylene Glycol (G) (W)
- 👍 Isopropyl Stearate
- 👍👍 Caprylic/Capric Triglyceride (G)
- 👍👍 Polyglyceryl-2 Dipolyhydroxystearate (G)
- 👎 Polyisobutene (G)
- 👍 Hydroxyoctacosanyl-hydroxystearate (G)
- 👍 Polyglyceryl-3 Diisostearate (G)
- 👍👍 Tocopheryl Acetate (W)
- 👍👍 Hydrogenated Castor Oil (G)
- 👍👍 Retinyl Palmitate (W)
- 👍 Atelocollagen (W)
- 👍 Sodium Chondroitin Sulfate (W)
- 👍👍 Vitis vinifera (W)
- 👍👍 Sodium Hyaluronate (W)
- 👍 Propylene Glycol (G) (W)
- 👎 Sodium Carbomer (G)
- 👍👍 Sorbitan Trioleate (G)
- 👍👍 Magnesium Sulfate (H)
- 👍 Methylparaben (K)
- 👍 Ethylparaben (K)
- 👍 Propylparaben (K)
- 👍 Butylparaben (K)
- 👍 Phenoxyethanol (K)
- **👎👎** Methyldibromo Glutaronitrile (K)
- Parfum

Beurteilung
Konservierung: – Hilfsstoffe: ***
Grundlage: ** Wirkstoffe: ***
Hautpflegenote: Gut

»Oil of Olaz Pro-Vital Linie Regenerierende Nachtcreme«; Preis: ca. 18 DM für 50 ml (10 ml = 3,60 DM)

Inhaltsstoffe

- Aqua (G)
- Paraffinum liquidum (G)
- Propylene Glycol (G) (W)
- Glycerin (G) (W)
- Cyclomethicone (G)
- Polyglyceryl-2 Sesquiisostearate (G)
- Ozokerite (G)
- Macadamia ternifolia (G) (W)
- Cetearyl Isononanoate (G)
- Panthenol (G)
- Quaternium-18 Hectorite (H)
- Octyldodecyl Lanolate (G)
- Cetearyl Alkohol (G)
- Petrolatum (G)
- PEG-22/Dodecyl Glycol Copolymer (G)
- Tocopheryl Acetate (W)
- PEG-7 Hydrogenated Castor Oil (G)
- Dimethicone (G)
- Magnesium Sulfate (H)
- Propylene Carbonate (G)
- Phenoxyethanol (K)
- Parfum
- Imidazolidinyl Urea (K)
- Aluminum Stearate (G)
- Allantoin (W)
- Methylparaben (W)
- Retinyl Palmitate (W)
- Propylparaben (W)
- Tocopherol (W)
- Ascorbyl Palmitate (W)
- Octyl Stearate (G)
- Arachis hypogea (W)
- Olus (G)
- Lecithin (G)
- Beta-Carotene (W)
- Citric Acid (H)
- BHA (H)
- BHT (H)

Beurteilung
Konservierung: – Hilfsstoffe: –
Grundlage: – Wirkstoffe: ***
Hautpflegenote: Nicht befriedigend

»Pond's Regenerierende Nachtcreme«; Preis: ca. 16 DM für 50 ml (10 ml = 3,20 DM)

Inhaltsstoffe
(Bei diesem Produkt waren die Inhaltsstoffe noch nicht nach INCI, sondern nach CFTA deklariert; INCI-Begriffe sind – wo erforderlich – hinzugefügt)

- Water/INCI: Aqua (G)
- Cyclomethicone (G)
- Polyisobutylene (G)
- Sorbitol (G)
- Isopropyl Palmitate (G)

Mineral Oil/INCI: Petrolatum (G)
Polyglyceryl-3 Diisostearate (G)
Polyethylene (H)
Glyceryl Triundecanoate (G)
Beeswax/INCI: Cera alba (G)
Propylene Glycol (G) (W)
Lanolin Alcohol (G)
Fragrance/INCI: Parfum
Panthenol (W)
Urea (W)
Quaternium-18 Hectorite (H)
Phenoxyethanol (K)
Allantoin (W)
Methylparaben (K)
Propylparaben (W)

Beurteilung
Konservierung: ** Hilfsstoffe: –
Grundlage: * Wirkstoffe: *
Hautpflegenote: Nicht befriedigend

»Sans Soucis Hydro Perfect Moisture Night Care«; Preis: ca 37,50 DM für 50 ml (10 ml = 7,50 DM)

Inhaltsstoffe
(Bei diesem Produkt waren die Inhaltsstoffe noch nicht nach INCI, sondern nach CFTA deklariert; INCI-Begriffe sind – wo erforderlich – hinzugefügt)
Water/INCI: Aqua (G)
Caprylic/Capric Triglyceride (G)
Cetearyl Glucoside (G)
C12-15 Alkyl Benzoate (G)
Propylene Glycol (G) (W)
Peach Kernel Oil INCI: Prunus persica (W)
Apricot Kernel Oil INCI: Prunus armeniaca (W)
Soy Protein/INCI: Glycine Soja (G)
Sericin (W)
Panthenol (W)
Lecithin (G)
Glycine (W)
Sorbitol (H)
Serine (W)
Proline (W)
PCA (W)
Ornithine (W)
Glutamic Acid (W)
Citrulline (W)
Alanine (W)
Palmitoyl Oligopeptide (W)
Glyceryl Polymethacrylate (G) (H)
Phenoxyethanol (K)
Glycerin (G) (W)
Potassium Sorbate (K)
Fragrance/INCI: Parfum
Butylene Glycol (G) (W) (K)
Methylparaben (K)
Ethylparaben (K)
Butylparaben (K)
Propylparaben (K)

Beurteilung
Konservierung: ** Hilfsstoffe: **
Grundlage: *** Wirkstoffe: ***
Hautpflegenote: Sehr gut

Augenpflegemittel

»Ellen Betrix Eye Contour Micro-Gel«; Preis: ca. 30 DM für 15 ml (10 ml = 20 DM)

Inhaltsstoffe

Aqua (G)
Glycerin (G) (W)
Panthenol (W)
Propylene Glycol (G) (W)
Sodium Carbomer (G)
Phenylbenzimidazole Sulfonic Acid (W), LSF
Hydrolyzed Elastin (W)
Sodium Hyaluronate (W)
Sodium Citrate (H)
Disodium EDTA (H)
Phenoxyethanol (K)
Methylparaben (K)
Imidazolidinyl Urea (K)

Beurteilung

Konservierung: – Hilfsstoffe: –
Grundlage: ** Wirkstoffe: **
Hautpflegenote: Befriedigend (+)

»Estée Lauder Re-Nutriv Intensive Lifting Eye Creme«; Preis: ca. 140 DM für 15 ml (10 ml = 93,30 DM)

Inhaltsstoffe

Aqua (G)
Pisces (W)
Butyrospermum parkii (G) (W)
Butylene Glycol (G) (W)
Polyethylene (G)
Hydrogenated Polyisobutene (G)
Cyclomethicone (G)
Cetyl Esters (G)
Cetearyl Alcohol (G)
Polybutene (G)
Isostearyl Neopentanoate (G)
Methyl Glucose Sesqiisostearate (G)
Lactis proteinum (W)
See Whip Extract (W)
Lecithin (G)
Malvacea Extract (W)
Silybum marianum (W)
Cholesterol (W)
Cholesteryl/Behenyl/Octododecyl Lauroyl Glutamate (G)
Micrococcus Lysate (W)
Dimethicone (G)
Lactose (W)
Linoleic Acid (G)
Acrylates/C10-30 Alcyl Acrylate Cross-polymer (G)
Cetearyl Glucoside (W)
Aminomethyl Propanol (W)
Carbomer (G)
Disodium EDTA (H)
Phenoxyethanol (K)
Sodium Dehydroacetate (K)
Methylparaben (K)
ILN 5760 (verschlüsselter Inhaltsstoff)

Beurteilung

Konservierung: *** Hilfsstoffe: –
Grundlage: ** Wirkstoffe: ***
Hautpflegenote: Gut

»Marbert Sensitive Skin Care Gentle Eye Care«; Preis: ca. 36 DM für 15 ml (10 ml = 24 DM)

Inhaltsstoffe

Aqua (G)
Caprylic/Capric Triglyceride (G)
Cetearyl Alcohol (G)
Oryza sativa (G)
Ricinus communis (G) (W)
Urea (W)
Sorbitol (G) (W)
PEG-8 (G)
Panthenol (W)
Buxus chinensis (W)
Butyrospermum parkii (W)
Tocopheryl Acetate (W)
Persea gratissima (W)
Macadamia ternifolia (W)
Glycerin (G) (W)
4-Methylbenzylidene Camphor (W), LSF
Potassium Cetyl Phosphate (H)
Acrylic Acid/Acrylonitrogens Copolymer (G)
Tromethamine (H)
Triacetin (G)
Perfluoropolymethylisopropyl Ether (G)
Methyl Hydroxyethylcellulose (H)
DMDM Hydantoin (K)
Sodium Carbomer (G)
Tetrasodium EDTA (H)
Citric Acid (H)
Phenoxyethanol (K)
Tocopherol (W)
Sodium Hyaluronate (W)
Methyldibromo Glutaronitrile (K)
Iodopropynyl Butylcarbamate (K)
Hydrogenated Palm Glyceride (G)

Beurteilung

Konservierung: – Hilfsstoffe: –
Grundlage: 2,5 Wirkstoffe: ***
Hauptpflegenote: Sehr gut

»Nivea Visage Antifalten Q10 Augenpflege«; Preis: ca. 19 DM für 15 ml (10 ml = 12,67 DM)

Inhaltsstoffe

Aqua (G)
Glycerin (G) (W)
Ricinus communis (G) (W)
Caprylic/Capric Triglyceride (G)
Cyclomethicone (G)
Glyceryl Stearate (G)
Butylene Glycol (G) (W)
Cetyl Alcohol (G)
C12–15 Alkyl Benzoate (G)
Tocopheryl Acetate (W)
Titanium Dioxide (H)
Biosaccharide Gum-1 (H)
Octyldodecanol (G)
Ubiquinone (W)
Magnesium Ascorbyl Phosphate (W)
Biotin (W)
Lanolin Alcohol (G)
Sodium Chloride (H)
Citric Acid (H)
Alumina (H)
Silica (G)
Sodium Polyacrylate (G)

PEG-40 Stearate (G)
Sodium Hydroxymethyl Glycinate (K)
Methylparaben (K)
Ethylparaben (K)
Propylparaben (K)
Butylparaben (K)
Phenoxyethanol (K)
DMDM Hydantoin (K)

Beurteilung
Konservierung: – Hilfsstoffe: ***
Grundlage: 2,5 Wirkstoffe: ***
Hautpflegenote: Sehr gut

Masken

»Apotheker Scheller Mineral Feuchtigkeitsmaske«; Preis: ca. 17 DM für 75 ml (10 ml = 2,26 DM)

Inhaltsstoffe
Aqua (G)
Butyrospermum parkii (G) (W)
Pentylene Glycol (G) (K)
Glycerin (G) (W)
Silt (W)
Hydrogenated Coco-Glycerides (G)
Buxus chinensis (G) (W)
Glycine Soja (G)
Alcohol denat. (H) (K)
Squalane (W)
Silica (W)
Kaolin (G)
Caprylic/Capric Triglyceride (G)
Hydrogenated Lecithin (G)
Tocopheryl Acetate (W)
Panthenol (W)
Allantoin (W)
Retinyl Palmitate (W)
Sodium Carbomer (H)
Bisabolol (W)
Melia azadirachta (W)
Propylene Glycol (G) (W)
Sodium Hyaluronate (W)
Laminaria digitata (W)
Biotin (W)
Ceramide 3 (W)
Tocopherol (W)
Ascorbyl Palmitate (W)
Ascorbic Acid (W)
Citric Acid (H)

Beurteilung
Konservierung: *** Hilfsstoffe: **
Grundlage: *** Wirkstoffe: ***
Hautpflegenote: Sehr gut

»Ellen Betrix Moisturizing Mask«; Preis: ca. 25 DM für 50 ml (10 ml = 5 DM)

Inhaltsstoffe
Aqua (G)
Aloe barbadensis (G) (W)
Glycerin (G) (W)
Alcohol denat. (G) (K)
Cetearyl Octanoate (G)
Propylene Glycol (G) (W)
Polyglycerylmethacrylate (G)
Buxus chinensis (W)
Algae (W)
Algin (W)

Xanthan Gum (G)
Sodium Carbomer (G)
Parfum
Sodium Hyaluronate (W)
PEG-40 Hydrogenated Castor Oil (G)
Methylparaben (K)

Beurteilung
Konservierung: ** Hilfsstoffe: *
Grundlage: 2,5 Wirkstoffe: ***
Hautpflegenote: Sehr gut

»Hormocenta Creme-Maske«; Preis: ca. 15,50 DM für 50 ml (10 ml = 3,10 DM)

Inhaltsstoffe
Aqua (G)
Petrolatum (G)
Glycerin (G) (W)
Palmitic Acid (G)
Stearic Acid (G)
Decyl Oleate (G)
Zinc Oxide (W), LSF
Macadamia ternifolia (W) (G)
Cocamidopropyl Betaine (G)
Tocopheryl Acetate (W)
Cetyl Alcohol (G)
Triethanolamine (H)
Buxus chinensis (W) (G)
Cetearyl Alcohol (G)
PEG-40 Castor Oil (G)
Sodium Cetearyl Sulfate (G)
Parfum
Panthenol (W)
Allantoin (W)
Ammonium Glycyrrhizate (W)
Phenoxyethanol (K)
Methylparaben (K)
Butylparaben (K)
Ethylparaben (K)
Propylparaben (K)
Methyldibromo Glutaronitrile (K)

Beurteilung
Konservierung: – Hilfsstoffe: –
Grundlage: * Wirkstoffe: **
Hautpflegenote: Nicht befriedigend

Make-ups

»Chicogo 1000 Caresses stay on Foundation«; Preis: ca. 12,50 DM für 30 ml (10 ml = 4,17 DM)

Inhaltsstoffe
Aqua (G)
Diisopropyl Dimer Dilinoleate (G)
Titanium Dioxide (CI 77891), (G)
Cyclomethicone (G)
Caprylic/Capric Triglyceride (G)
Octyl Stearate (G)
Polyglyceryl-4 Isostearate (G)
Cetyl Dimethicone Copolyl (G)
Hexyl Laurate (G)
Propylene Glycol (G) (W)
Cetyl Dimethicone (G)
Panthenol (W)
Tocopheryl Acetate (W)
Sodium Chloride (H)
C9-19 Fluoroalcohol Phosphates (G)
Cera alba (G)

Hydrogenated Castor Oil (G)
Phenoxyethanol (K)
Bisabolol (W)
Silica (W)
Methylparaben (K)
Butylparaben (K)
Ethylparaben (K)
Propylparaben (K)
Methyldibromo Glutaronitrile (K)
Aloe barbadensis (W)
Sodium PCA (W)
Kann Talc, Iron Oxide enthalten
CI 77491 (G)
CI 77492 (G)
CI 77499 (G)

Beurteilung
Konservierung: – Hilfsstoffe: ***
Grundlage: 2,5 Wirkstoffe: **
Hautpflegenote: Gut

»L'Oréal Perfection Colour Endure, sandbeige«; Preis: ca. 17 DM für 30 ml (10 ml = 5,60 DM)

Inhaltsstoffe
Aqua (G)
Cyclomethicone (G)
Nylon-12 (G)
Isododecane (G)
Alcohol denat. (H) (K)
VA/Vinyl Butyl Benzoate/ Crotonates Copolymer (G)
Polyglyceryl-4 Isostearate (G)
Cetyl Dimethicone Copolyl (G)
Hexyl Laurate (G)
Diisopropyl Adipate (G)
Diphenyl Dimethicone (G)
Magnesium Sulfate (H)
Parfum
Quaternium-18 Hectorite (H)
Acetylated Glycol Stearate (G)
Diazolidinyl Urea (K)
Propylparaben (K)
Tristearin (G)
[+/- CI 77891 (G)
CI 77492 (G)
CI 77491 (G)
CI 77499 (G)
Dimethicone (G)]
G 567497/4 (verschlüsselter Inhaltsstoff)

Beurteilung
Konservierung: – Hilfsstoffe: *
Grundlage: 1,5
Hautpflegenote: Nicht befriedigend

»Marbert Oil-Free-Plus Foundation 03 Warm Beige«; Preis: ca. 39 DM für 30 ml (10 ml = 13 DM)

Inhaltsstoffe
Aqua (G)
Cyclomethicone (G)
Titanium Dioxide (G)
Phenyl Trimethicone (G)
Butylene Glycol (G) (W)
Talc (G)
PEG-40 Hydrogenated Castor Oil (G)
Aluminum Starch Octenyl-succinate (G)

Glyceryl Stearate (G)
Cetearyl Alcohol (G)
Hamamelis virginiana (W)
PEG-5 Soya Sterol (G)
Palmitic Acid (G)
Dimethicone (G)
Algae (W)
Zinc Oxide (W)
Tocopheryl Acetate (W)
PVP/Hexadecene Copolymer (G)
Propylene Glycol (G) (W)
Lauroyl Lysine (W)
Acrylates Copolymer (G)
Alcohol (H)
Parfum
Retinyl Palmitate (W)
Mica (G)
Arachis Hypogea (W)
Imidazolidinyl Urea (H)
Glyceryl Laurate (G)
Dimethiconol (G)
Cellulose Gum (G)
Methylparaben (K)
Xanthan Gum (G)
Tetrasodium EDTA (H)
Sodium Cetearyl Sulfate (G)
PEG-100 Stearate (G)
Benzophenone-4 (W), LSF
Phenoxyethanol (K)
Propylparaben (K)
BHT (H)
Methyldibromo Glutaronitrile (K)
Ascorbyl Methylsilanol Pectinate (W)
CI 77491 (G)
CI 77492 (G)
CI 77499 (G)

Beurteilung
Konservierung: – Hilfsstoffe: –
Grundlage: ** Wirkstoffe: ***
Hautpflegenote: Gut

»Margaret Astor Cover & Care Make-up«; Preis: ca. 10 DM für 25 ml (10 ml = 4 DM)

Inhaltsstoffe
Aqua (G)
Glyceryl Stearate (G)
Propylene Glycol (G) (W)
Decyl Oleate (G)
Ceteareth-12 (G)
Paraffinum liquidum (G)
Isopropyl Myristate (G)
Polysorbate 60 (G)
Citric Acid (H)
Lanolin Alcohol (G)
Cetyl Alcohol (G)
Sodium Hydroxide (H)
Parfum
Methylparaben (K)
Dimethicone (G)
Butylparaben (K)
Triclosan (K)
2-Bromo-2-Nitropropane-1,3-Diol (K)
Ethylparaben (K)
Propylparaben (K)
Hydrochloric Acid (K)
Talc (G)
CI 77891 (G)
CI 77491 (G)
CI 77492 (G)
CI 77499 (G)

Beurteilung
Konservierung: – Hilfsstoffe: ***
Grundlage: 1,5
Hautpflegenote: Nicht befriedigend

Puder

»Ellen Betrix Puderstein Natural Teint Ivory«; Preis: ca. 20 DM für 10 g (1 g = 2,00 DM)

Inhaltsstoffe
Mica (G)
Talc (G)
Titanium Dioxide (G)
Dimethicone (G)
Polymethyl Methacrylate (G)
Trimethylsiloxysilicate (G)
Silica (G)
Squalane (G) (W)
Lanolin (G)
Octyl Methoxycinnamate (W), LSF
Methicone (G)
Butyl Methoxydibenzoylmethane (W), LSF
Octyl Dimethyl PABA (W), LSF
Nylon-6 (G)
Phenoxyethanol (K)
Methylparaben (K)
Imidazolidinyl Urea (K)
Propylparaben (K)
Collagen (W)
Aqua
Tocopherol (W)
[+/- CI 77491 (G)
CI 77492 (G)
CI 77499 (G)
CI 77891 (G)]

Beurteilung
Konservierung: –
Grundlage: 2,5 Wirkstoffe: **
Hautpflegenote: Gut

»Logona Puder 72 mittelbeige«; Preis: ca. 13 DM für 6 g (1 g = 2,16 DM)

Inhaltsstoffe
Talc (G)
Magnesium Stearate (G)
Essential Oils (W) (Duft)
[+/- CI 77019 (G)
CI 77491 (G)
CI 77492 (G)
CI 77499 (G)
CI 77007 (G)
CI 77742 (G)
CI 77288 (G)
CI 77289 (G)
CI 77891 (G)
CI 75470 (G)]

Beurteilung
Grundlage: ***
Hautpflegenote: Sehr gut

Lidschatten

»Jade Eye Shadow 52 Green«;
Preis: ca. 5,70 DM für 1,5 g

Inhaltsstoffe

Talc (G)
Paraffinum liquidum (G)
Nylon-12 (G)
Isopropyl Stearate (G)
Hydrogenated Polyisobutene (G)
Tocopheryl Acetate (W)
Perfluoropolymethylisopropyl Ether (G)
Imidazolidinyl Urea (K)
Methylparaben (K)
Propylparaben (K)
[+/- Mica (G)
Tin Oxide (G)
CI 77288 (G)
CI 77491 (G)
CI 77492 (G)
CI 77499 (G)
CI 77510 (G)
CI 77891 (G)]
G 5140/1 (verschlüsselter Inhaltsstoff)

Beurteilung
Konservierung: –
Grundlage: 1,5 Wirkstoffe: *
Hautpflegenote: Nicht befriedigend

»Lancôme Ombre Subtil Duo 23 Alliage bronze«;
Preis: ca. 47 DM für 2 x 1,5 g

Inhaltsstoffe

Mica (G)
CI 77891(G)
Nylon-12 (G)
Talc (G)
Paraffinum liquidum (G)
CI 77163 (G)
Ricinus communis (G)
Petrolatum (G)
Oleyl Alcohol (G)
Zinc Stearate (G)
Isopropyl Myristate (G)
Glyceryl Stearate (G)
Sodium Hyaluronate (W)
Lanolin liquida (G)
Tocopheryl Acetate (W)
Lauroyl Lysine (W)
Acrylates Copolymer (G)
Propylparaben (K)
BHA (H)
BHT (H)
CI 77974 (G)
[+/- CI 75470 (G)
CI 77510 (G)
CI 77491 (G)
CI 77499 (G)]

Beurteilung
Konservierung: **
Grundlage: ** Wirkstoffe: ***
Hautpflegenote: Gut

»Margaret Astor Eyeshadow Refill 31 (ocean blue)«;
Preis: ca. 7,50 DM für 2 g

Inhaltsstoffe

👍👍 Talc (G)
👍👍 Mica (G)
👍 Octyldodecyl Stearoyl Stearate (G)
👍👍 Zea Mays (G)
👍👍 Caprylic/Capric Triglyceride (G)
👍👍 Zinc Stearate (G)
🖓 Cyclomethicone (G)
👍👍 Aloe barbadensis (W)
👍👍 Tocopheryl Acetate (W)
🖓 Nylon-12 (G)
👍 Butylparaben (K)
👍 Methylparaben (K)
👍👍 Cellulose (G)
👍 Ethylparaben (K)
👍 Propylparaben (K)
👎👎 2-Bromo-2-Nitropropane-1,3-Diol (K)
🖓 Trimethylsiloxysilicate (H)
🖓 Dimethicone (G)
👍 [+/- CI 73360 (G)
👍👍 CI 75470 (G)
👍👍 CI 77007 (G)
👍 CI 77163 (G)
👍 CI 77288 (G)
👍 CI 77289 (G)
👍👍 CI 77491 (G)
👍👍 CI 77492 (G)
👍👍 CI 77499 (G)
👍 CI 77510 (G)
👍 CI 77742 (G)
👍👍 CI 77891 (G)
👍 CI 77163 (G)]

Beurteilung

Konservierung: – Hilfsstoffe: *
Grundlage: *** Wirkstoffe: **
Hautpflegenote: Sehr gut

Lippenstifte

»Jade Exklusiv Lippenstift«;
Preis: ca. 10 DM für 4,1 g

Inhaltsstoffe

👍👍 Ricinus communis (G)
👎 Cera microcristallina (G)
👍👍 Octyl Palmitate (G)
👍👍 Myristyl Lactate (G)
👎 Paraffinum liquidum (G)
👍 Butyl Stearate (G)
👍 Isostearyl Isostearate (G)
👎 Petrolatum (G)
👎 Ozokerite (G)
🖓 Polymethyl Methacrylate (G)
👍👍 Cera alba (G)
👎 PPG-51/SMDI Copolymer (G)
👍👍 Pentaerythrityl Tetraisostearate (G)
👍👍 Methyl Glucose Dioleate (G)
👍 Squalane (W)
👎 Ceresin (G)
🖓 Polybutene (G)
👍👍 Orbignya oleifera (W)
👍👍 Hydrogenated Coconut Oil (G)
👍👍 Aloe barbadensis (W)
👍👍 Carnauba (G)
👍👍 Candelilla cera (G)
Parfum
👍👍 Tocopheryl Acetate (W)
👍👍 Lauryl PCA (W)
👍👍 Sphingolipids (W)
👍 Propylparaben (K)
👍 Propylene Glycol (G)
👎👎 BHT (H)
👍👍 Ascorbyl Palmitate (W)

Glyceryl Distearate (G)
Citric Acid (H)
[+/- Mica (G)
CI 15850 (G)
CI 15985 (G)
CI 19140 (G)
CI 42090 (G)
CI 75470 (G)
CI 77491 (G)
CI 77492 (G)
CI 77891 (G)]
G 8601 (verschlüsselter Inhaltsstoff)

Beurteilung
Konservierung: ** Hilfsstoffe: *
Grundlage: * Wirkstoffe: ***
Hautpflegenote: Befriedigend

»Lancôme 114 Brilliant Crème«; Preis: ca. 34 DM

Inhaltsstoffe
Lanolin liquida (G)
Sesamum indicum (G) (W)
Oleyl Erucate (G)
Hoplostethus (W)
Cera microcristallina (G)
PEG-5 Lanolin Wax (G)
Acetylated Lanolin (G)
Polyglycerin-3 Beeswax (G)
Rosa canina (W)
Isopropyl Myristate (G)
Sodium Hyaluronate (W)
Tocopheryl Acetate (W)
Quaternium-18 Hectorite (H)
Octyl Methoxycinnamate (W), LSF
Octyldodecanol (G)
Parfum
BHA (H)
BHT (H)
[+/- Mica (G)
CI 15850 (G)
CI 15985 (G)
CI 12085 (G)
CI 45380 (G)
CI 42090 (G)
CI 45410 (G)
CI 77499 (G)
CI 77492 (G)
CI 77491 (G)
CI 77891 (G)
CI 75470 (G)
CI 19140 (G)]

Beurteilung
Hilfsstoffe: –
Grundlage: ** Wirkstoffe: ***
Hautpflegenote: Gut

»L'Oréal Perfection Colour Endure 605 (Wine Red)«; Preis: ca. 13 DM

Inhaltsstoffe
Cyclomethicone (G)
Phenyl Trimethicone (G)
Polyethylene (G)
Stearyl Dimethicone (G)
Behenic Ester Dimethicone (G)
Buxus chinensis (W)
BHT (H)
[+/- CI 77491 (G)

Mica (G)
CI 77891 (G)
CI 15850 (G)
CI 77492 (G)
CI 12085 (G)
CI 77499 (G)
CI 45410 (G)
CI 15985 (G)
CI 45380 (G)
CI 77163 (G)
CI 42090 (G)
CI 19140 (G)]
G 605513 (verschlüsselter Inhaltsstoff)

Beurteilung
Hilfsstoffe: –
Grundlage: * Wirkstoffe: *
Hautpflegenote: Nicht befriedigend

Seifen

»Buttermilch-Seife« von Walter Rau;
Preis: ca. 2 DM für 100 g

Inhaltsstoffe
Parfum
Aqua (G)
Cetearyl Alcohol (G)
Glyceryl Stearate (G)
Potassium Stearate (G)
Butyris lac (W)
Sodium Polyacrylate (G)
Sodium Diethylenetriamine Pentamethylene Phosphonate (H)
CI 77891 (H)

Beurteilung
Hilfsstoffe: *
Grundlage: ** Wirkstoffe: ***
Hautpflegenote: Gut

»Fa Refreshing Seife«;
Preis: ca. 1 DM für 125 g
(100 g = 0,80 DM)

Inhaltsstoffe
Sodium Tallowate (G)
Sodium Cocoate (G)
Aqua (G)
Parfum
Glycerin (G)
Tallow Acid (G)
Coconut Acid (G)
Sodium Lactate (W)
Cymbopogon schoenanthus (W)
PEG-350 (G)
Sodium Chloride (H)
Sodium Laureth Sulfate (G)
Tetrasodium Etidronate (H)
BHT (H)
Disodium Distryrylbiphenyl Disulfonate (H)
CI 74260 (H)
CI 77891 (H)

Beurteilung
Hilfsstoffe: –
Grundlage: 1,5 Wirkstoffe: **
Hautpflegenote: Befriedigend

»Lux Beauty Soap mit Feuchtigkeitskomplex«; Preis: ca. 1 DM für 125 g (100 g = 0,80 DM)

Inhaltsstoffe

Sodium Tallowate (G)
Sodium Palm Kernelate (G)
Aqua (G)
Parfum
Tallow Acid (G)
Palm Kernel Acid (G)
Sodium Lactate (W)
Glycerin (G)
Sodium Chloride (H)
Tetrasodium EDTA (H)
Tetrasodium Etidronate (H)
CI 77891 (H)

Beurteilung
Hilfsstoffe: –
Grundlage: 1,5 Wirkstoffe: *
Hautpflegenote: Nicht befriedigend

Shampoos

»Dralle Ultra Beauty Pflege-Shampoo Ultra Mild«; Preis: ca. 3,50 DM für 250 ml (100 ml = 1,40 DM)

Inhaltsstoffe

Aqua (G)
Sodium Laureth Sulfate (G)
Coco-Betaine (G)
Cocamide MIPA (G)
Dimethicone (G)
Cetyl Alcohol (G)
Hydroxystearyl Cetyl Ether (G)
Niacinamide (W)
Methylparaben (K)
Sodium Cetearyl Sulfate (G)
Actinidia chinensis (W)
DMDM Hydantoin (K)
Phenoxyethanol (K)
Propylene Glycol (G)
Propylparaben (K)
Panthenol (W)
Polyquaternium-10 (W)
Butylparaben (K)
Ethylparaben (K)
Parfum
216854 (verschlüsselter Inhaltsstoff)

Beurteilung
Konservierung: –
Grundlage: ** Wirkstoffe: *
Pflegenote: Befriedigend

»Guhl Shampoo-Konzentrat Mandelöl«; Preis: ca. 8,50 DM für 200 ml (100 ml = 4,25 DM)

Inhaltsstoffe

Aqua (G)
Disodium Laureth Sulfosuccinate (G)
Decyl Glucoside (G)
Sodium C14-16 Olefin Sulfonate (G)
PEG-3 Distearate (G)
Ethoxydiglycol (G)
Lauramine Oxide (W)

Glyceryl Caprate (G)
Prunus dulcis (G) (W)
PEG-160 Sorbitan Triisostearate (G)
Benzophenone-3 (W), LSF
Lauryl Hydroxysultaine (G)
Disodium EDTA (H)
Polyquaternium-7 (W)
Polyquaternium-10 (W)
Amodimethicone (W)
Trideceth-12 (G)
Cetrimonium Chloride (W)
Laurylmethicone Copolyl (W)
Dodecane
Isostearyl Alcohol (G)
Citric Acid (H)
Methylparaben (K)
Phenoxyethanol (K)
Methyldibromo Glutaronitrile (K)
Parfum
CI 14720 (H)
CI 15985 (H)
CI 47005 (H)

Beurteilung
Konservierung: – Hilfsstoffe –
Grundlage: * Wirkstoffe: –
Pflegenote: Nicht befriedigend

»Logona Shampoo Brennessel«; Preis: ca. 8,50 DM für 200 ml (100 ml = 4,25 DM)

Inhaltsstoffe
Aqua (G)
Ammonium Lauryl Sulfate (G)
Cocamidopropyl Betaine (G)
Coco-Glucoside (G)
Sodium Lauroyl Sarcosinate (G)
Glycerin (G)
Sodium Chloride (H)
Panthenol (W)
Alcohol (G)
Urtica dioica (W)
Hydrolyzed Wheat Protein (W)
Glucose (G)
Essential Oils (W) (Duft)
Citric Acid (H)
Glyceryl Laurate (H)
Phytic Acid (H)
Glucose Oxidase (H)
Lactoperoxidase (H)

Beurteilung
Konservierung: *** Hilfsstoffe: ***
Grundlage: 2,5 Wirkstoffe: **
Pflegenote: Gut

»Schauma Seidenglanz Shampoo mit Protein«; Preis: ca. 2,80 DM für 400 ml (100 ml = 0,70 DM)

Inhaltsstoffe
Aqua (G)
Sodium Laureth Sulfate (G)
Disodium Cocoamphodiacetate (G)
Sodium Chloride (H)
Triticum vulgare (W)
Panthenol (W)
Niacinamide (W)
Glycol Distearate (G)
Laureth-4 (G)

Cocamidopropyl Betaine (G)
Polyquaternium-10 (W)
Hydrogenated Castor Oil (W)
Citric Acid (H)
Propylene Glycol (G) (W)
Parfum
Benzophenone-1 (W), LSF
Sodium Benzoate (K)
Sodium Salicylate (K)
CI 16255 (H)

Beurteilung
Konservierung: *** Hilfsstoffe: **
Grundlage: 1,5 Wirkstoffe: **
Pflegenote: Befriedigend

»Wash & Go Shampoo & Pflegespülung normales Haar«; Preis: ca. 3,50 DM für 200 ml (100 ml = 1,75 DM)

Inhaltsstoffe

Aqua (G)
Ammonium Laureth Sulfate (G)
Ammonium Lauryl Sulfate (G)
Glycol Distearate (G)
Dimethicone (W)
Parfum
Cocamide MEA (W)
Dihydrogenated Tallowamidocetyl Hydroxyethylmonium Methosulfate (W)
Polyquaternium-16 (W)
Cetyl Alcohol (G)
Magnesium Sulfate (H)
Sodium Chloride (H)
Glycol Distearate (G)
Ammonium Xylenesulfonate (G)
Sodium Phosphate (H)
Sodium Benzoate (K)
Stearyl Alcohol (G) (W)
DMDM Hydantoin (K)
Disodium Phosphate (H)
Tetrasodium EDTA (H)
CI 47005 (H)
CI 42090 (H)

Beurteilung
Konservierung: – Hilfsstoffe: –
Grundlage: * Wirkstoffe: *
Pflegenote: Nicht befriedigend

Haarkuren

»L'Oréal El'Vital Pflegespülung mit Vitamin-Balsam«; Preis: ca. 4 DM für 250 ml (100 ml = 1,60 DM)

Inhaltsstoffe

Aqua (G)
Cetyl Alcohol (G)
PEG-150 (G)
Niacinamide (W)
Lactic Acid (W)
Tocopheryl Acetate (W)
Hydroxyethylcellulose (G)
Stearamidopropyl Dimethylamine (W)
Trideceth-12 (G)
Chlorhexidine Dihydrochloride (K)
Lanolin (G)

Panthenol (W)
Amodimethicone (G)
Cetrimonium Chloride (W)
Cetyl Esters (G)
Methylparaben (K)
Laurylmethicone Copolyol (G)
Parfum

Beurteilung
Konservierung: –
Grundlage: * Wirkstoffe: **
Pflegenote: Nicht befriedigend

»Organics Hair Repair Creme«; Preis: ca. 9,50 DM für 150 ml (10 ml = 0,63 DM)

Inhaltsstoffe
Aqua (G)
Cetearyl Alcohol (G)
Cetrimonium Chloride (W)
Sodium Glutamate (G)
Paraffin (G)
Glyceryl Stearate (G)
Panthenol (W)
Parfum
Tocopheryl Acetate (W)
Citric Acid (H)
Phenoxyethanol (K)
Methylparaben (K)

Beurteilung
Konservierung: ** Hilfsstoffe: ***
Grundlage: ** Wirkstoffe: 1,5
Pflegenote: Befriedigend

»Poly Kur Cocos & Mandel Sofort Kraft Haarmilch«; Preis: ca. 10 DM für 75 ml (10 ml = 1,33 DM)

Inhaltsstoffe
Aqua (G)
Alcohol denat. (G) (K)
PVP/VA Copolymer (G)
Stearamidopropyl Dimethylamine (G) (W)
Dipalmitoylethyldimonium Chloride (G) (W)
Polyquaternium-11 (W)
Lactic Acid (W)
Dimethicone (W)
Panthenol (W)
Styrene/PVP Copolymer (W)
Cetrimonium Chloride (W)
PEG-40 Hydrogenated Castor Oil (G)
Cocos nucifera (G) (W)
Prunus dulcis (G) (W)
Propylene Glycol (G) (W)
Parfum

Beurteilung
Konservierung: **
Grundlage: 1,5 Wirkstoffe: *
Pflegenote: Nicht befriedigend

»Sanara Repair Schaum«; Preis: ca. 7 DM für 150 ml (10 ml = 0,46 DM)

Inhaltsstoffe
Aqua (G)
Butane (G)
Propane (G)

Cyclomethicone (G)
Propylene Glycol (G) (W)
Quaternium-80 (W)
Cetrimonium Chloride (W)
Polyquaternium-11 (W)
PVP (W)
Dimethiconol (G)
Buxus chinensis (W)
Citrus dulcis (W)
Pyrus malus (W)
Parfum

Beurteilung
Grundlage: * Wirkstoffe: **
Pflegenote: Nicht befriedigend

Haarsprays

»Gard Haarspray extra stark«; Preis: ca. 5 DM für 125 ml (100 ml = 4 DM)

Inhaltsstoffe
Alcohol denat. (G)
Aqua (G)
VA/Crotonates/Vinyl Neodecanoate Copolymer (W)
PVP/VA Copolymer (W)
Isopropyl Alcohol (G) (K)
Aminomethyl Propanol (G)
Parfum
Bambusodea (W)

Beurteilung
Grundlage: ** Wirkstoffe: *
Pflegenote: Befriedigend

»Gliss Kur Hair Repair Haarspray Strong«; Preis: ca. 5 DM für 250 ml (100 ml = 2 DM)

Inhaltsstoffe
Dimethyl Ether (G)
Alcohol denat. (G)
Butane (G)
PVP/VA Copolymer (W)
Isopropyl Alcohol (G)
Aqua (G)
Panthenol (W)
Cyclomethicone (G)

Haarsprays – viel Styling, wenig Pflege

Bei Haarsprays gehören die Treibgase (z. B. Butane, Propane), die den größten Teil des Produkts ausmachen, zur Grundlage. Von Pflegeleistung kann bei den meisten Sprays allerdings nicht die Rede sein. Entsprechende Hinweise stehen in der Regel in keinem Verhältnis zur Wirkung. Folgt man den Werbebotschaften, müsste ein Mehr an Haarspray dem Haar besonders gut tun – doch dem ist ganz und gar nicht so, denn die Pflegewirkung von Haarstylingprodukten ist minimal.

Isopropyl Myristate (G)
Parfum

Beurteilung
Grundlage: * Wirkstoffe: *
Pflegenote: Nicht befriedigend

»Pantene Pro-V starker Halt«; Preis: ca. 5,50 DM für 250 ml (100 ml = 2,20 DM)

Inhaltsstoffe
Alcohol denat. (G)
Butane (G)
Propane (G)
Isopropane (G)
Octylacrylamide/Butylaminoethyl Methacrylate Copolymer (G) (W)
Cyclomethicone (G) (W)
Aminomethyl Propanol (G)
Dimethicone Copolyol (G)
Panthenol (W)
Panthenyl Ethyl Ether (W)
Myristoyl Hydrolized Collagen (W)
Parfum
Octyl Salicylate (W), LSF

Beurteilung
Grundlage: ** Wirkstoffe: 1,5
Pflegenote: Befriedigend

»Wellaflex Starker Halt für feines Haar«; Preis: ca. 5,50 DM für 250 ml (100 ml = 2,20 DM)

Inhaltsstoffe
Alcohol denat. (G)
Dimethyl Ether (G)
Butane (G)
PVP/VA Copolymer (W)
Isopropyl Alcohol (G)
Betaine (W)
Parfum
Triethyl Citrate (W)
Aminomethyl Propanol (G)

Beurteilung
Grundlage: 1,5 Wirkstoffe: *
Pflegenote: Befriedigend

Haarfärbemittel

» L'Oréal Récital Les Blondissimes Blondiergel«; Preis: ca. 16 DM für 1 Anwendung

Inhaltsstoffe
Aufhelleremulsion:
Oleic Acid (G)
Aqua (G)
Oleamide DEA (G)
Octyldodecanol (G)
Benzyl Alcohol (K)
Alcohol denat. (G) (K)
Ethanolamine (W)
Ammonium Hydroxide (H)
Oleth-30 (G)
Hexadimethrine Chloride (W)
TEA-Lauryl Sulfate (G)
Ammonium Thiolactate (W)
EDTA (H)

Phenyl Methyl Pyrazolone (W)
Toluene-2,5-Diamine (W)
Erythorbic Acid (W)
Resorcinol (W)
Hydroxypropyl BIS (N-Hydroxyethyl-P-Phenylenediamine) HCL (W)
2,4-Diamino Phenoxyethanol HCL (W)
Parfum (407628)

Beurteilung
Konservierung: ** Hilfsstoffe: **
Grundlage: ** Wirkstoffe: –
Pflegenote: Nicht befriedigend

Entwicklercreme:
Aqua (G)
Hydrogen Peroxide (W)
Cetearyl Alcohol (G)
Oleamide DEA (G)
Glycerin (G) (W)
Ceteareth-33 (G)
Sodium Stannate (H)
Tetrasodium Pyrophosphate (H)
Pentasodium Pentetate (175012) (H)

Beurteilung
Hilfsstoffe: *
Grundlage: 1,5 Wirkstoffe: **
Pflegenote: Befriedigend

Intensivpflegespülung:
Aqua (G)
Cetearyl Alcohol (G)
Behentrimonium Chloride (W)
Sodium Cocoamphopropionate (G)
Trideceth-12 (G)
Chlorhexidine Dihydrochloride (K)
Camphor Benzalkonium Methosulfate (W), LSF
Amodimethicone (W)
Methylparaben (K)
Cetrimonium Chloride (W)
Parfum (282343)

Beurteilung
Konservierung: –
Grundlage: * Wirkstoffe: –
Pflegenote: Nicht befriedigend (–)

»Poly Country Colours 68 Dunkel Mahagoni«; Preis: ca. 15 DM für 1 Anwendung

Inhaltsstoffe
Entwickleremulsion:
Aqua (G)
Hydrogen Peroxide (W)
Acrylates Copolymer (G)
Etidronic Acid (H)
Sodium Laureth Sulfate (G)
Pyredinedicarboxylic Acid (W)
Disodium Pyrophosphate (H)

Beurteilung
Hilfsstoffe: –
Grundlage: * Wirkstoffe: **
Pflegenote: Nicht befriedigend

Tönungsgel:

- Aqua (G)
- 👍 Isopropyl Alcohol (G) (K)
- 👎 Nonoxynol-4 (G)
- 👍 Propylene Glycol (G)
- 👍👍 Oleic Acid (G)
- 👍👍 Coconut Alcohol (G)
- 👍 Ethanolamine (H)
- 👎 2, 4, 5, 6-Tetraaminopyramidine (H)
- 👍👍 Arginine (W)
- 👎 Sodium Laureth Sulfate (G)
- 👎 2-Methyl Resorcinol (W)
- 👎 Resorcinol (W)
- 👍👍 Sodium Sulfite (K)
- 👍👍 Ascorbic Acid (W)
- 👍👍 Hydrolyzed Wheat Protein (W)
- 👎 4-Amino-2-Hydroxy-Toluene (W)
- 👎 Etidronic Acid (H)
- 👎 Toluene-2,5-Diamine (W)
- Parfum

Beurteilung
Konservierung: ** Hilfsstoffe: –
Grundlage: * Wirkstoffe: –
Pflegenote: Nicht befriedigend

Glanzlotion:

- Aqua (G)
- 👎 Paraffinum liquidum (G)
- 👍👍 Cetearyl Alcohol (G)
- 👍👍 Glucose (G)
- 👍👍 Cetyl Palmitate (G)
- 👎 Cetrimonium Chloride (W)
- 👍👍 Chamomilla recutita (W)
- 👍👍 Cera alba (G)
- 👍 Hydroxypropyl Methylcellulose (G)
- 👎 Laureth-10 (G)
- 👍 Phenoxyethanol (K)
- 👍 Methylparaben (K)
- 👍 Propylparaben (K)
- Parfum

Beurteilung
Konservierung: **
Grundlage: ** Wirkstoffe: *
Pflegenote: Befriedigend

»Sante Spirit of Nature Sand Blond«; Preis: ca. 10 DM für 100 g

Inhaltsstoffe

- 👍👍 Krameria triandara (W)
- 👍👍 Lawsonia inermis (W)
- 👍👍 Cassia obovata (W)
- 👍👍 Indigofera tinctoria (W)
- 👍👍 Juglans regia (W)
- 👍👍 Algin (W)
- 👍👍 Hydrolized Wheat Protein (W)
- 👍👍 Curcuma longa (W)
- 👍👍 Rhamus purshiana (W)
- 👍👍 Hibiscus sabdariffa (W)
- 👍👍 Beta vulgaris (W)
- 👍👍 Coffea arabica (W)
- 👍👍 Rheum palmatum (W)
- 👍👍 Anthemis nobilis (W)
- 👍👍 Betula alba (W)
- 👍👍 Malva sylvestris (W)

Beurteilung
Grundlage: *** Wirkstoffe: ***
Pflegenote: Sehr gut

Duschpräparate

»Axe Energy Vitalising Shower Gel«; Preis: ca. 4,45 DM für 250 ml (100 ml = 1,78 DM)

Inhaltsstoffe

Sodium Laureth Sulfate (G)
Cocamidopropyl Betaine (G)
Sodium Chloride (H)
Parfum
Menthol (W)
PEG-40 Hydrogenated Castor Oil (G)
Citric Acid (H)
Tocopheryl Acetate (W)
Zinc Chloride (H)
Magnesium Chloride (H)
Guar Hydroxypropyltrimonium Chloride (G)
Sodium Benzoate (K)
Potassium Sorbate (K)

Beurteilung

Konservierung: *** Hilfsstoffe: **
Grundlage: 1,5 Wirkstoffe: **
Hautpflegenote: Befriedigend

»Basis pH Duschbad für empfindliche Haut« (ohne Farb- und Konservierungsmittel); Preis: ca. 5,90 DM für 250 ml (100 ml = 2,36 DM)

Inhaltsstoffe

Aqua (G)
Sorbitol (G)
Glycerin (G)
Sodium Myreth Sulfate (G)
Sodium Cocoamphoacetate (G)
PEG-200 Hydrogenated Glyceryl Palmitate (G)
Decyl Glucoside (G)
Citric Acid (H)
Sodium Chloride (H)
PEG-7 Glyceryl Cocoate (G)
PEG-40 Hydrogenated Castor Oil (G)
Polyquaternium-10 (W)
Buxus chinensis (W), Parfum

Beurteilung

Hilfsstoffe: ***
Grundlage: ** Wirkstoffe: *
Hautpflegenote: Befriedigend

»Jil Sander JIL Perfumed Crystal Shower Gel«; Preis: ca 45 DM für 200 ml (100 ml = 22,50 DM)

Inhaltsstoffe

Aqua (G)
Sodium Laureth Sulfate (G)
Cocamidopropyl Betaine (G)
Parfum
PEG-40 Hydrogenated Castor Oil (G)
PEG-120 Methyl Glucose Dioleate (G)
Panthenol (W)
Polyquaternium-10 (W)
Propylene Glycol (K)
Phenoxyethanol (K)
Benzophenone-4 (W), LSF

👎 Benzophenone-9 (W), LSF
👎 Disodium EDTA (H)
👎👎 Methyldibromo Glutaronitrile (K)

Beurteilung
Konservierung: – Hilfsstoffe: –
Grundlage: * Wirkstoffe: –
Hautpflegenote: Nicht befriedigend

»Lagerfeld Sun, Moon, Stars Bath and Shower Gel«; Preis: ca. 39 DM für 200 ml (100 ml = 19,50 DM)

Inhaltsstoffe
Aqua (G)
👎 Sodium C14-16 Olefin Sufonate (G)
👎 Sodium Laureth Sulfate (G)
Parfum
👍 Cocamidopropyl Betaine (G)
👎 PEG-120 Methyl Glucose Dioleate (G)
👎 Trideceth-10 Phosphate (G)
👎 PEG-150 Distearate (G)
👎 Triethanolamine (H)
👎 Tetrasodium EDTA (H)
👍 Phenoxyethanol (K)
👍 Methylparaben (K)
👍 Butylparaben (K)
👍 Ethylparaben (K)
👍 Propylparaben (K)

Beurteilung
Konservierung: ** Hilfsstoffe: –
Grundlage: * Wirkstoffe: –
Hautpflegenote: Nicht befriedigend

»Palmolive Streichelsanft Mildes Duschgel«; Preis: ca. 5 DM für 250 ml (100 ml = 2 DM)

Inhaltsstoffe
Aqua (G)
👎 Sodium Laureth Sulfate (G)
👍 Cocamidopropyl Betaine (G)
Parfum
👍👍 Xanthan Gum (G)
👍 Hydroxyethylcellulose (G)
👎 Paraffinum liquidum (G)
👍👍 Glycine Soja (G) (W)
👍👍 Algae (W)
👍👍 Maris Sal (H)
👎 Dimethicone (G) (W)
👍 Gelatin (G)
👍👍 Acacia (W)
👍👍 Mica (H)
👎👎 2-Bromo-2-Nitropane-1,3-Diol (K)
👍 CI 19140 (H)
👍 CI 42090 (H)
👍👍 CI 77891 (H)

Beurteilung
Konservierung: – Hilfsstoffe: **
Grundlage: * Wirkstoffe: **
Hautpflegenote: Nicht befriedigend

»WISH Chopard Hair & Body Shampoo«; Preis: ca. 49 DM für 200 ml (100 ml = 24,50 DM)

Inhaltsstoffe

Aqua (G)
Sodium Laureth Sulfate (G)
Cocamidopropyl Betaine (G)
Parfum
PEG-40 Hydrogenated Castor Oil (G)
PEG-120 Methyl Glucose Dioleate (G)
Dimethicone Copolyol (W)
Polyquaternium-10 (W)
Panthenol (W)
Propylene Glycol (W)
Phenoxyethanol (K)
Benzophenone-4 (W), LSF
Benzophenone-9 (W), LSF
Methyldibromo Glutaronitrile (K)
Disodium EDTA (H)
CI 60730 (H)
CI 42090 (H)

Beurteilung

Konservierung: – Hilfsstoffe: –
Grundlage: * Wirkstoffe: *
Hautpflegenote: Nicht befriedigend

Deos

»bac Aktiv-Deo Classic«; Preis: ca. 2,70 DM für 150 ml (100 ml = 1,80 DM)

Inhaltsstoffe

Butane (G)
Alcohol denat. (G) (K)
Parfum
Isopropyl Myristate (G)
Aqua (G)
Phenoxyethanol (K)
Octoxyglycerin (G)
Panthenol (W)

Beurteilung

Konservierung: ***
Grundlage: * Wirkstoffe: **
Hautpflegenote: Nicht befriedigend

»Nivea Deodorant Deo Stick« (ohne Konservierungsmittel); Preis: ca. 4,50 DM für 50 ml (10 ml = 0,90 DM)

Inhaltsstoffe

Aqua (G)
PEG-8 (G)
Propylene Glycol (W)
Sodium Stearate (G)
Parfum
Octoxyglycerin (H)
Farnesol (W)
Distarch Phosphate (H)
Persea gratissima (W)
Octyldodecanol (G)
Cetearyl Octanoate (G)
Allantoin (W)
Isopropyl Myristate (G)

Beurteilung
Hilfsstoffe: ***
Grundlage: ** Wirkstoffe: ***
Hautpflegenote: Gut

»Rexona 24h-Intensiv«; Preis: ca. 4 DM für 150 ml (100 ml = 2,66 DM)

Inhaltsstoffe
Alcohol denat. (G) (K)
Dimethyl Ether (G)
Zinc Phenolsulfonate (W)
Parfum
Propylene Glycol (W)
Nymphaea odorata (W)
Calendula officinalis (W)

Beurteilung
Konservierung: **
Grundlage: * Wirkstoffe: **
Hautpflegenote: Nicht befriedigend

Körperlotionen

»Fenjala ISO Balance Ultra Sensitive Body Lotion«; Preis: ca. 9,90 DM für 400 ml (100 ml = 2,48 DM)

Inhaltsstoffe
Aqua (G)
Polyglyceryl-2-PEG-4 Stearate (G)
Isopropyl Palmitate (G)
Paraffinum liquidum (G)
Caprylic/Capric Triglyceride (G)
Trilaureth-4 Phosphate (G)
Panthenol (W)
Lanolin Alcohol (G)
Tocopheryl Acetate (W)
Glycerin (G)
Parfum
Allantoin (W)
Carbomer (G)
Methyldibromo Glutaronitrile (K)
Phenoxyethanol (K)
Cyanopsis tetragonoloba (W)

Beurteilung
Konservierung: –
Grundlage: * Wirkstoffe: ***
Hautpflegenote: Befriedigend

»Lancôme Re-Source Lait-en-Eau Spray Hydratant«; Preis: 29,50 DM für 150 ml (100 ml = 19,66 DM)

Inhaltsstoffe
Aqua (G)
Alcohol (H) (K)
Glycerin (G) (W)
Buxus chinensis (G) (W)
Persea gratissima (G) (W)
Cyclomethicone (G)
Polyglyceryl-2 Stearate (G)
Stearyl Heptanoate (G)
PEG-8 Stearate (G)
Cetyl Alcohol (G)
Tocopheryl Acetate (W)
Stearyl Caprylate (G)
TEA-Stearate (G)
2-Oleamido-1,3-Octadecanediol (G) (W)

Disodium Hydrogenated Tallow Glutamate (G)
Parfum
CI 17200 (H)
BHT (H)

Beurteilung
Konservierung: *** Hilfsstoffe: –
Grundlage: ** Wirkstoffe: ***
Hautpflegenote: Gut

»Yves Rocher Hydro Vegetal Feuchtigkeitspflege«; Preis: ca. 19,90 DM für 200 ml (100 ml = 9,95 DM)

Inhaltsstoffe
Aqua (G)
Cyclomethicone (G)
Octyl Stearate (G)
Urea (W)
Cetyl Palmitate (G)
Lauryl Octanoate (G)
Myristyl Octanoate (G)
Glycerin (G) (W)
Potassium Stearate (G)
Polysorbate 60 (G)
Sorbitan Stearate (G)
Butylene Glycol (G) (W)
TEA-Carbomer (G)
Cetyl Alcohol (G)
Sodium PCA (W)
Parfum
Sodium Lactate (W)
Macadamia ternifolia (W)
Serine (W)
Methylparaben (K)
Imidazolidenyl Urea (K)
Buxus chinensis (W) (G)
Citrulline (W)
Sucrose (W)
Helianthus annuus (W)
Phenoxyethanol (K)
Alanine (W)
Allantoin (W)
Tetrasodium EDTA (H)
Squalane (G)
Ethylparaben (K)
Threonine (W)
Propylparaben (K)
Butylparaben (K)
Propylene Glycol (W)
Glycine (W)
Lysine (W)
C10-30 Cholesterol/Lanosterol Esters (G)
Alcohol (H)
Phospholipids (W)
Hydrolized Wheat Protein (W)
Xanthan Gum (G)
Tocopheryl Acetate (W)

Beurteilung
Konservierung: – Hilfsstoffe: –
Grundlage: ** Wirkstoffe: ***
Hautpflegenote: Gut

Handcremes

»atrix Hand Aktiv Pflege Aufbau-Kur mit Liposomen«; Preis: ca. 6,98 DM für 75 ml (10 ml = 0,93 DM)

Inhaltsstoffe

- Aqua (G)
- 👍👍 Glycerin (G) (W)
- 👍 Myristyl Alcohol (G)
- 👍👍 Cetyl Palmitate (G)
- 👍👍 Stearic Acid (G)
- 👍👍 Myristyl Myristate (G)
- 👎 Cera microcristallina (G)
- 👍👍 Glyceryl Stearate SE (G)
- 👍👍 Hydrogenated Coco-Glycerides (G)
- 🖓 Dimethicone (G)
- 👎 Paraffinum liquidum (G)
- 👍👍 Lanolin Alcohol (G)
- 👍👍 Persea gratissima (G) (W)
- 👍👍 Tocopheryl Acetate (W)
- 🖓 Sodium Carbomer (G)
- 👍👍 Lecithin (G)
- 👍👍 Carthamus tinctorius (W)
- 👍 Alcohol (H) (K)
- 👍👍 Tocopherol (W)
- 👍👍 Glyceryl Stearate (G)
- 👍👍 Ascorbyl Palmitate (W)
- 👍👍 Glyceryl Oleate (G)
- 👍👍 Citric Acid (H)
- 👍 Phenoxyethanol (K)
- 👍 Methylparaben (K)
- 👍 Ethylparaben (K)
- 👍 Propylparaben (K)
- 👍 Butylparaben (K)
- Parfum

Beurteilung

Konservierung: ** Hilfsstoffe: **
Grundlage: ** Wirkstoffe: ***
Hautpflegenote: Gut

»Handsan Handcreme Parfümfrei«; Preis: ca. 3 DM für 75 ml (10 ml = 0,40 DM)

Inhaltsstoffe

- Aqua (G)
- 👍 Isopropyl Myristate (G)
- 👍👍 Glycerin (G) (W)
- 👍👍 Glyceryl Stearate (G)
- 👍👍 Cetyl Alcohol (G)
- 👍 Cetearyl Isononanoate (G)
- 👍👍 Hydrogenated Palm Oil (G)
- 🖓 Dimethicone (G)
- 👎 Ceteareth-30 (G)
- 👍👍 Cera alba (G)
- 👍 Phenoxyethanol (K)
- 👍 Methylparaben (K)
- 👍 Propylparaben (K)

Beurteilung

Konservierung: **
Grundlage: ** Wirkstoffe: *
Hautpflegenote: Befriedigend

»Shiseido Benefiance Protective Hand Revitalizer SPF 8«; Preis: ca. 70 DM für 75 ml (10 ml = 9,34 DM)

Inhaltsstoffe

- Aqua (G)
- 👍 Octyl Methoxycinnamate (W), LSF
- 👍 Dipropylene Glycol (G)
- 🖓 Dimethicone (G)
- 🖓 Phenyl Trimethicone (G)
- 👍 Butylene Glycol (G) (W)
- 👍👍 Stearyl Alcohol (G)

Hydrogenated Palm Oil (G)
PEG-5 Glyceryl Stearate (G)
Bentonite (G)
Tranexamic Acid
Squalane (G)
Glycerin (G) (W)
Benzophenone-3 (W), LSF
Stearic Acid (G)
Trimethylsiloxylicate (G)
Cyclomethicone (G)
Isostearic Acid (G)
Behenic Acid (G)
Phenoxyethanol (K)
Potassium Stearate (G)
Potassium Isostearate (G)
Potassium Behenate (G)
Trisodium EDTA (H)
Parfum
Ethylparaben (K)
Xanthan Gum (G)
Butylparaben (K)
Sodium Citrate (H)
Saxifrage sermentosa (W)
Cholesteryl/Octyldodecyl Lauroyl Glutamate (W)
Tocopheryl Acetate (W)
Potassium Ascorbyl Tocopheryl Phosphate (W)
Magnesium Ascorbyl Phosphate (W)
Sodium Hyaluronate (W)
CI 77492 (H)
CI 77491 (H)

Beurteilung
Konservierung: ** Hilfsstoffe: *
Grundlage: * Wirkstoffe: 2,5
Hautpflegenote: Befriedigend

Sonnenschutzmittel

»Ambre Solaire Intensivschutz Sonnenmilch 15 Filtersystem Fotostabil«; Preis: ca. 18 DM für 200 ml (100 ml = 9 DM)

Inhaltsstoffe
Aqua (G)
Octocrylene (W), LSF
Cyclomethicone (G)
Glycerin (G) (W)
Propylene Glycol (G) (W)
Isohexadecane (G)
Stearic Acid (G)
Octyl Palmitate (G)
Titanium Dioxide (W), LSF
Butyl Methoxydebenzoylmethane (W), LSF
Stearyl Heptanoate (G)
PVP/Eicosene Copolymer (W)
Potassium Cetyl Phosphate (G)
Buxus chinensis (G) (W)
Tocopheryl Acetate (W)
Hydroxypropyl Methylcellulose (G)
Phenoxyethanol (K)
Stearyl Caprylate (G)
PEG-100 Stearate (G)
Ethylparaben (K)
Triethanolamine (H)
Dimethiconol (G)

Dimethicone (G)
Propylparaben (K)
Terephthal Ydene Dicamphor Sulfonic Acid (W), LSF
Acrylates/C10-30 Alkyl Acrylate Crosspolymer (W)
Disodium EDTA (H)
Butyrospermum parkii (G) (W)
Cetyl Alcohol (G)
Methylparaben (K)
Butylparaben (K)
BHT (H)
Aluminum Hydroxide (H)
Glyceryl Stearate (G)
Parfum (410461)

Beurteilung
Konservierung: ** Hilfsstoffe: –
Grundlage: * Wirkstoffe: **
Hautpflegenote: Nicht befriedigend

»Delial Sonnenmilch 26«;
Preis: ca. 22 DM für 200 ml
(100 ml = 11 DM)

Inhaltsstoffe
Aqua (G)
C12-15 Alkyl Benzoate (G)
Caprylic/Capric Triglyceride (G)
4-Methylbenzylidene Camphor (W), LSF
Octyl Methoxycinnamate (W), LSF
Cetyl Dimethicone Copolyol (G)
Alcohol denat. (H) (K)
Glycerin (G) (W)
Titanium Dioxide (W), LSF
Butyl Methoxydebenzoylmethane (W), LSF
Tocopheryl Acetate (W)
Cetyl Dimethicone (G)
Allantoin (W)
Phytantriol (W)
Bisabolol (W)
Sodium Chloride (H)
Disodium EDTA (H)
Parfum

Beurteilung
Konservierung: *** Hilfsstoffe: –
Grundlage: ** Wirkstoffe: **
Hautpflegenote: Befriedigend (+)

»Piz Buin Allergy 20 UVA/UVB«;
Preis: ca. 23 DM für 200 ml
(100 ml = 11,50 DM)

Inhaltsstoffe
Aqua (G)
Octyl Methoxycinnamate (W), LSF
Titanium Dioxide (W), LSF
Isohexadecane (G)
Coco-Caprylate Caprate (G)
Propylene Glycol (G) (W)
Butyl Methoxydebenzoylmethane (W), LSF
Isopropyl Isostearate (G)
Potassium Cetyl Phosphate (G)
Glyceryl Myristate (G)
Isopropyl Myristate (G)

- Glyceryl Dioleate (G)
- 4-Methylbenzylidene Camphor (W), LSF
- PVP/Hexadecene Copolymer (G)
- Phenoxyethanol (K)
- Coco-Glycerides (G)
- Tetrahydroxypropyl-ethylenediamine (H)
- Tocopheryl Acetate (W)
- Parfum
- Bisabolol (W)
- Carbomer (H)
- Methylparaben (K)
- Tocopherol (W)
- Ethylparaben (K)
- Butylparaben (K)
- Propylparaben (K)
- Isopropylparaben (K)
- Hydrogenated Tallow Glycerides Citrate (G)

Beurteilung

Konservierung: ** Hilfsstoffe: –
Grundlage: ** Wirkstoffe: **
Hautpflegenote: Befriedigend (+)

»Sebamed Sonnenlotion 16«;
Preis: ca. 18,50 DM für 200 ml
(100 ml = 9,25 DM)

Inhaltsstoffe

- Aqua (G)
- PVP/Hexadecene Copolymer (W)
- C12-15 Alkyl Benzoate (G)
- Methylbenzylidene Camphor (W), LSF
- Octyl Methoxycinnamate (W), LSF
- Orbignya oleifera (W)
- Glycerin (G)
- Butyrospermum parkii (G) (W)
- Butyl Methoxy-debenzoylmethane (W), LSF
- Tocopheryl Acetate (W)
- Arachidyl Propionate (W)
- Benzophenon-4 (W), LSF
- Plancton Extract (W)
- Citric Acid (H)
- Acrylates/C10-30 Alkyl Acrylate Crosspolymer (G)
- Sodium Hydroxide (H)
- Parfum
- Phenoxyethanol (K)
- Methylparaben (K)
- Butylparaben (K)
- Ethylparaben (K)
- Propylparaben (K)

Beurteilung

Konservierung: ** Hilfsstoffe: ***
Grundlage: ** Wirkstoffe: **
Hautpflegenote: Befriedigend (+)

Bildnachweis

Bilderberg, Hamburg: 22 (Reinhart Wolf), 117 (Stefan Enders); Das Fotoarchiv, Essen: 17 (Martin Sasse); Kargl Christian, München: U1 (Einkl.); Lejaby, Paris: 189 li. (Hein Mode PR); Südwest Verlag, München: U1/Fond, 76 (Hans Seidenabel), 28 (Chr. Kargl/U. Schoenenburg), 45, 52 (Matthias Tunger), 66 (Nada Gotovac); The Body Shop, Neuss: 189 re.; The Image Bank, München: 84 (Dag Sundberg), 104 (G&V Chapman), 124 (Jeffrey Coolidge); Tony Stone, München: 2 (David Rigg), 12 (Andrew Brookes), 34, 63, 89 (James Darrel), 40 (Mark A. Leman), 48 (Charles Thatcher), 59 (Laurence Monneret), 69 (Christel Rosenfeld), 70 (Gay Bumgarner), 75 (Philip Habib), 80 (Rosemary Weller), 95 (Paul Harris), 98 (Nick Dolding), 112 (David Hanson), 190 (Sean Ellis)

Literatur

Damman, Rüdiger (Hrsg.): Öko-Test Ratgeber Kosmetik. Rowohlt Verlag. Reinbek bei Hamburg 1995

Heymann, Eberhard: Haut, Haar und Kosmetik. Hirzel Verlag. Stuttgart 1994

Guggenberger, Bernd: Einfach schön. Deutscher Taschenbuch Verlag. München 1997

Klopfleisch, Reinhard/Koch, Egmont R./Maywald, Armin: Mit Haut und Haaren. Ein kritischer Kosmetik-Ratgeber. Verlag Kiepenheuer und Witsch. Köln 1987

Kluge, Heidelore: Natürlich heilen und pflegen mit Teebaumöl. Südwest Verlag. 16. Auflage, München 1997

Kovács, Heike/Preuk, Monika: Kursbuch Haut. Hauterkrankungen sanft behandeln und natürlich heilen. Südwest Verlag. München 1997

»Medizin der Zukunft«. Befragung von 2000 Frauen durch das Münchner Institut für Rationelle Psychologie im Auftrag der Frauenzeitschrift *Für Sie*. Jahreszeiten Verlag

Oberbeil, Klaus: Fit durch Vitamine. Südwest Verlag. 14. Auflage, München 1998

Otterstedter, Gibert: Die Färbung von Lebensmitteln, Arzneimitteln und Kosmetika. Behr's Verlag. 2. Auflage, Hamburg 1995

Raab, Wolfgang/Kindl, Ursula: Pflegekosmetik. Gustav Fischer und Govi Verlag. 2. Auflage, Stuttgart und Frankfurt 1997

Stiftung Warentest: Kosmetik. Test Spezial. Berlin 1998

Träger, Lothar: Chemie in der Kosmetik heute. Hüting GmbH. Heidelberg 1995

Der Unternehmenstester. Rowohlt Verlag. Reinbek bei Hamburg 1997

Hinweis

Das vorliegende Buch ist sorgfältig erarbeitet worden. Dennoch erfolgen alle Angaben ohne Gewähr. Weder Autorin noch Verlag können für eventuelle Nachteile oder Schäden, die aus den im Buch gegebenen praktischen Hinweisen resultieren, eine Haftung übernehmen.

Impressum

Redaktion: Constanze Lüdicke
Projektleitung: Nicola von Otto
Redaktionsleitung und medizinische Fachberatung: Dr. med. Christiane Lentz
Bildredaktion: Sabine Kestler
Produktion: Manfred Metzger
Umschlag und Layout: Heinz Kraxenberger, München
DTP-Produktion: Mihriye Yücel

Printed in Italy

Gedruckt auf chlor- und säurearmem Papier

ISBN 3-517-07604-X

Register